U0595364

ZISHEN MIANYIXING
JIBING JI SHIYANSHI ZHENDUAN

自身免疫性
疾病及实验室诊断

张德娟 主 编

汕頭大學出版社

图书在版编目（CIP）数据

自身免疫性疾病及实验室诊断 / 张德娟主编. －汕头：汕
头大学出版社，2019.1
ISBN 978-7-5658-3840-8

Ⅰ．①自… Ⅱ．①张… Ⅲ．①自身免疫病－实验室诊
断 Ⅳ．①R593.204

中国版本图书馆CIP数据核字（2019）第029530号

自身免疫性疾病及实验室诊断
ZISHEN MIANYIXING JIBING JI SHIYANSHI ZHENDUAN

主　　编：张德娟
责任编辑：宋倩倩
责任技编：黄东生
封面设计：蒲文琪
出版发行：汕头大学出版社
　　　　　广东省汕头市大学路243号汕头大学校园内　　邮政编码：515063
电　　话：0754-82904613
印　　刷：北京市天河印刷厂
开　　本：880 mm×1230 mm　1/32
印　　张：9
字　　数：224千字
版　　次：2019年1月第1版
印　　次：2019年4月第1次印刷
定　　价：56.00元
ISBN 978-7-5658-3840-8

版权所有，翻版必究
如发现印装质量问题，请与承印厂联系退换

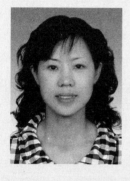

张德娟

女，江苏大学医学检验专业，医学学士学位，主管检验师。淄博市医学会血液免疫学专业会委员，淄博市中医医院临床研究实验室主任。曾于2006年至2007年在山东省立医院进修细胞学诊断。

近年来，主要从事血液病肿瘤、自身免疫性疾病的实验室诊断及临床发病机制研究等工作。在当地率先开展了妇科细胞学的TBS诊断，为当地妇女官颈癌的早期发现及预防做了大量工作。完善了自身免疫性疾病的筛查流程，提高了自身免性疾病的临床确诊率。以第一作者发表国家级论文3篇，以第二作者发表SCI论文1篇，在研课题3项。

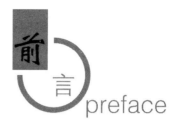

前言 preface

　　近年来，随着医疗科技的迅速发展，自身免疫病学得到了迅速发展，自身免疫疾病患者得到了及时的诊断和治疗，治愈率明显提高。但随之人民对高品质生活质量的需求也不断提高，这就要求临床医师和广大临床工作者不断提高自身的知识来适应这一变化。

　　本书改变了传统实验诊断以临床检验项目为主线的编写模式，主要以系统和疾病为中心，以疾病的病因及发病机制、临床表现、实验室检查和其他辅助检查、诊断和鉴别诊断、治疗及预后为重点，突出以常见疾病的实验诊断为模式精心编写而成。这种编写模式新颖、先进，更贴近临床，更适用于医学专业学生学习和临床医师参考。使读者看到相关项目实验结果能想到与之相关的疾病，要诊断或排除诊断某一疾病能考虑到相关的实验室诊断项目及其诊断效率，从而让临床和实验室紧密地联系到一起。

　　限于我们的水平，书中难免会有不足之处，恳请读者及专家惠予指正。

张德娟

淄博市中医医院

2018 年 10 月

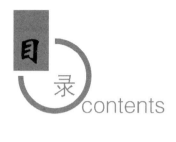

目录 contents

第一章

绪　论

机体能识别"自我"，对自身成分不产生免疫应答，或仅产生微弱的免疫应答，称为自身免疫耐受。自身免疫耐受是维持机体免疫平衡的重要因素。当自身耐受遭到破坏，机体免疫系统对自身成分发生免疫应答，这种现象称为自身免疫。自身免疫的发生是由于机体免疫系统产生了针对自身成分的自身抗体或自身反应性T淋巴细胞（autoreactive T lymphocyte），或致敏T淋巴细胞（以下简称致敏T细胞）。由自身免疫反应引起的疾病称为自身免疫性疾病（autoimmune disease，AID）。

第一节　自身免疫性疾病的概念与分类

自身免疫性疾病总体患病率占世界人口的3%，美国风湿免疫病发病率5%～8%，中国估计有30 000 000～40 000 000风湿免疫病患者。自身免疫性疾病危害人群极为广泛，常被称为"5D"疾病：残疾（disabled）、死亡（death）、痛苦（discomfort）、药物不良反应（drug toxity）及经济损失（dollar lost）。在我国表现为高发病率、高致残率、高致死率和低知晓率。

一、自身免疫疾病的概念

在正常情况下，机体可以识别"自我"，一般对自身组织成分不产生免疫应答或仅产生微弱的免疫应答，此为自身耐受。在某些情况下，自身耐受遭到破坏，机体免疫系统对自身成分发生了免疫应答，即产生了针对自身组织成分的自身抗体或自身反应性淋巴细胞,并与自身组织成分发生免疫反应。机体在正常时也有极微弱的自身免疫应答产生,但微弱的免疫应答无明显的组织细胞受损,也无临床表现。自身免疫性疾病(autoimmune disease,AID)则是自身免疫应答达到一定强度,机体组织和细胞发生病理损害,表现出一系列临床症状的一大类疾病。

在发达国家,自身免疫性疾病的患病率可高达 3%。发展中国家的一些常见自身免疫性疾病患病率也不低,如类风湿关节炎,每 10 万个一般个体中就有 350 例患者,在发达国家则多达 500 例。自身免疫性疾病的发病存在地区差异。自身免疫性疾病的患病率中相对较低的有原发性胆汁性肝硬化(1～40 例/10 万人)、特发性肌炎(9～32 例/10 万人)、系统性血管炎(4～18 例/10 万人)和抗磷脂抗体综合征(40～50 例/10 万人)。大部分自身免疫性疾病患者为女性,约占患者群的 85%。

二、自身免疫性疾病的分类与特征

目前自身免疫性疾病尚无统一的分类标准,一般按受累器官的范围将自身免疫性疾病分为器官特异性自身免疫性疾病和系统性自身免疫性疾病。器官特异性自身免疫性疾病指病变局限于某一特定器官或组织,可以检出对该组织器官成分特异的自身抗体或致敏淋巴细胞。系统性自身免疫性疾病又可称为非器官特异性自身免疫性疾病,可累及全身多个器官组织。常见的自身免疫性疾病如表 1-1 所示。

表 1-1　自身免疫性疾病分类及常见疾病

分类	系统/组织	疾病名称
系统特异性自身免疫性疾病	全身性	类风湿关节炎
		系统性红斑狼疮
		干燥综合征
		系统性硬化症
器官特异性自身免疫性疾病	消化系统	自身免疫性肝病
		炎症性肠病

续表

分类	系统/组织	疾病名称
		自身免疫性胃炎/恶性贫血
		麦胶性肠病
	内分泌系统	自身免疫性甲状腺炎
		Ⅰ型自身免疫性糖尿病
	神经系统	重症肌无力
		副肿瘤综合征
		自身免疫性脑炎
		中枢神经系统脱髓鞘疾病
		周围神经炎
	皮肤组织	自身免疫性大疱病
	生殖系统	自身免疫相关的不孕/不育

第二节　自身免疫性疾病的特点

自身免疫性疾病 AID 的发病机制目前仍不十分清楚。一般认为与自身耐受有关，当某种原因使自身耐受破坏时，机体免疫系统就会对某些自身组织成分产生免疫应答，短时的自身免疫应答是机体普遍存在的，通常不引起持续性的病理性损伤。AID 就是机体的免疫系统不能或不易清除自身的细胞或细胞间的成分，而持续不断地对机体进行免疫应答的结果。

AID 患者体内存在针对自身抗原的自身抗体和（或）自身反应性 T 细胞，某些自身抗体可直接和靶细胞结合导致疾病发生，另一些可通过形成免疫复合物导致组织损伤，病情的转归与自身免疫应答程度有密切关系。虽然对于启动 AID 的确切原因目前仍不清楚，但据多种研究证实其发病机制大致有以下几种。

一、自身抗原的出现

（一）隐蔽抗原的释放

隐蔽抗原是指某些与免疫系统在解剖位置上隔绝的抗原成分，如精子、眼内容物等。正常情况下，未致敏的淋巴细胞不能进入这些部位，但在手术、外伤、感染等情况下，免疫隔离部位的抗原性物质被释放入血流或淋巴液，得以与免疫系统接触，刺激可能存在自身反应性淋巴细胞发生免疫应答，导致 AID 的发生，如精子抗原释放可引起男性不育。

（二）自身抗原成分的改变

物理（如电离辐射）、化学（如药物）、生物因素（如细菌、病毒和寄生虫）可以使自身抗原性质发生改变，这种改变的自身抗原可诱导自身免疫应答引起 AID。例如变性 IgG 刺激机体，产生抗变性 IgG 抗体，引起类风湿关节炎（rheumatoid arthritis，RA）。

（三）共同抗原的诱导

多种病毒、细菌与正常人体某些组织细胞或细胞外成分有相类似的抗原决定基，感染人体后激发的免疫应答也能引起 AID，这种现象也称之为分子模拟。例如 A 群 β 溶血性链球菌与人的心肌间质或肾小球基底膜有共同抗原，所以在链球菌感染后容易发生风湿性心脏病或肾小球肾炎。

（四）表位扩展

依据抗原表位刺激机体免疫应答的强弱，可将其分为以下两类。

1. 优势表位

其具有强免疫原性，在抗原初始接触免疫细胞时，可首先激发免疫应答。

2. 隐蔽表位

其隐藏于抗原大分子内部或密度较低，在后续应答过程中才可激活免疫细胞。特定抗原刺激机体后，免疫系统首先针对优势表位产生应答，但往往尚不足以清除该抗原，随着免疫应答过程的持续，机体可相继针对更多抗原表位（包括隐蔽表位）产生应答，此现象称为表位扩展。由于此类表位并不暴露或低水平表达，相应针对自身抗原的特异性淋巴细胞克隆在中枢免疫器官发育过程中有可能逃逸阴性选择，并出现于成熟淋巴细胞库中。在 AID 发生过程中，APC 摄取组织损伤碎片，并可能将自身抗原的隐蔽表位呈递给机体自身反应性淋巴细胞克隆，从而诱发 AID。随着 AID 的进展，免疫系统不断扩大所识别的自身抗原表位的范围，使更多自身抗原遭受免疫攻击，导致疾病迁延不愈并不断加重。例如在系统性红斑狼疮（systemic lupus erythematosus，SLE）患者体内，可先出现组蛋白 H1 特异性体液免疫应答，继而出现针对 DNA 的特异性体液免疫应答。在其他 AID 如 RA、多发性硬化症和 I 型糖尿病患者中也观察到了表位扩展的现象。

二、免疫系统的异常

（一）调节性 T 细胞

调节性 T 细胞（regulatory T cell，Treg）是按照 T 细胞的功能进行的分类，顾名思义，Treg 的作用主要是参与免疫调节，使免疫应答维持在适宜的强度，抑制自身反应性淋巴细胞的增殖，预防和阻止 AID 的发生与发展，保证机体的免疫功能的稳定，减轻机体过度免疫应答引起的组织损伤。实验证明，$CD4^+CD25^+$ Treg 能对自身反应性 T 细胞发挥免疫抑制作用，在如 SLE 和 RA 中起着重要作用。$CD4^+CD25^+Foxp3+$ Treg 可能通过抑制自身反应性 T 细胞在 I 型糖尿病中起作用。

（二）多克隆刺激剂的旁路活化

多克隆刺激剂（如 EB 病毒、细菌内毒素）和超抗原可直接激活处于耐受状态的 T 细胞，刺激其产生自身抗体，引发自身免疫应答。

（三）Th_1 和 Th_2 细胞的功能失衡

Th_1 和 Th_2 细胞的功能失衡与 AID 的发生有关。Th_1 细胞功能亢进促进某些器官特异性 AID 发展，如 I 型糖尿病和多发性硬化症。Th_2 功能过高，易活化 B 细胞产生自身抗体，介导 SLE 的发展。

（四）辅助刺激因子表达异常

除了免疫活性细胞对 APC 表面抗原肽复合物识别外，还有两细胞间辅助刺激因子的相互作用，才能激活免疫细胞。如在 B7 和 TNF-α 双转基因小鼠体内，由于胰岛 α 细胞表达高水平 B7 分子，易激活 T 细胞，局部 TNF-α 的表达又可使更多 T 细胞向胰腺浸润而造成胰腺损害。

（五）Fas/FasL 表达异常

Fas 属 TNFR/NGFR 家族，又称 CD95，表达于多种细胞表面。FasL 出现于活化的 T 细胞（CTL、NK）膜上。Fas/FasL 可诱导细胞凋亡。对于 Fas/FasL 基因缺陷者，由于细胞凋亡机制受损，T、B 克隆增殖失控，易发生 AID。Ⅰ型糖尿病发病过程中产生的 IL-1β 和 NO，使胰岛 β 细胞表达 Fas，激活的细胞毒性 T 淋巴细胞（cytotoxicity T lymphocyte，CTL）表达 FasL，Fas/FasL 使 β 细胞受损。

三、遗传因素

随着基因组学技术的发展，越来越多的研究发现多种 AID 的发生有家族遗传倾向。研究表明，多种基因参与 AID 的发生，HLA 等位基因的基因型与 AID 发生率相关，且该基因与 AID 的相关性多已精确到 HLA 特定位置的一个或多个氨基酸。如携带 HLA-DR3 的个体易患 SLE 和重症肌无力；STAT4 是 SLE 的易感基因，STAT4 的基因多态性导致有多个 SLE 的易感基因位点，目前研究发现有 10 种可能与 SLE 发病相关，其中 rs1018656、rs7582694 及 rs7574865 三个 SNP 位点与 SLE 发病的相关性最强。特定的 HLA 等位基因编码 HLA 分子能更好地呈递和自身多肽相似地病原体多肽，以分子模拟的方式引发 AID，如携带 HLA-B27 等位基因的个体有较强的呈递和自身抗原相似的病毒抗原肽的能力，在病毒感染后更容易出现识别自身抗原肽的 CTL，这种 CTL 识别并杀伤表达自身抗原肽的细胞，进而造成脊柱的炎症和损伤，使机体发生强直性脊柱炎，携带 B27 等位基因的个体是未携带该等位基因个体的 80 倍。

四、环境因素

与 AID 发生相关的环境因素包括激素、感染、治疗药物和其他因素。多数 AID，女性表现出高度易感性，如 RA 患者男女比例为 1：2，SLE 女性与男性之比高达 10：1。也存在少部分病例男性患者稍多，如强直性脊椎炎男女比例为 2：1。此外，AID 还与体内激素水平波动有关，SLE 患者的雌激素水平普遍升高。泌乳素具有免疫刺激功能，尤其对于 T 细胞。感染主要通过分子模拟方式导致 AID 的发生。药物诱导的 AID 发病机制目前还不清楚，可能与药物或药物-自身分子复合物与自身结构具有相似性，打破外周耐受有关，也可能与个体遗传因素差异相关。同时紫外线辐射也有可能导致 AID 的发生，紫外线辐射会引起自由基介导的自身抗原结构改变，增强其免疫原性，诱发 SLE 皮肤病变。

五、自身免疫性疾病的免疫损伤机制

AID 实际上是由自身抗体，自身反应性 T 淋巴细胞或两者共同引起的针对自身抗原的超敏反应性疾病，AID 的组织损伤机制类同于Ⅱ型、Ⅲ型和Ⅳ型变态反应。

（一）Ⅱ型超敏反应

（1）这种 AID 的发生过程中，主要由自身抗体（IgG、IgM 类）与自身抗原结合，通过下述四条途径破坏细胞：①激活补体，形成攻膜复合体、溶解细胞；②通过 Fc 和 C3b 调理，促进巨噬细胞吞噬破坏靶细胞；③通过 ADCC 作用破坏靶细胞；④自身抗体包被细胞（抗原抗体复合物）激活补体系统，产生趋化因子招募中性粒细胞到达并释放酶和介质引起细胞损伤。

如自身免疫性溶血性贫血，患者体内的抗红细胞抗体与红细胞表面抗原结合后，造成溶血，引起疾病。因为脾的单核吞噬细胞系统是清除包被自身抗体的红细胞、血小板和中性粒细胞的主要场所，因此在临床上施行脾切除是治疗自身免疫性溶血的一种方法。自身免疫性中性粒细胞减少症是经某些因素作用的中性粒细胞刺激人体产生针对中性粒细胞的抗体，进而引起中性粒细胞

的破坏。

（2）针对细胞表面受体的自身抗体介导细胞和组织功能障碍。如毒性弥漫性甲状腺肿（Grave's 病）是由患者血清中存在抗促甲状腺激素受体（thyroid stimulating receptor，TSHR）的自身 IgG 类抗体，此抗体与 TSHR 结合，模拟促甲状腺激素的作用，刺激甲状腺细胞分泌过多的甲状腺素，导致甲状腺功能亢进；某些自身抗体与受体结合通过阻断天然配体与受体结合，从而抑制受体功能而导致相关 AID，如胰岛素受体（拮抗剂样）抗体，该抗体可竞争性抑制胰岛素与受体结合，引发糖尿病；还有某些自身抗体与受体结合后，可介导受体内化并讲解，或通过激活补体系统而引发细胞损伤。如重症肌无力患者体内存在抗神经肌肉接头部位乙酰胆碱受体的自身抗体，该抗体竞争性抑制乙酰胆碱与受体结合，促使乙酰胆碱受体内化、降解，致使肌细胞对运动神经元释放的乙酰胆碱的反应性进行性降低，出现以骨骼肌无力为特征的临床表现。

（二）Ⅲ型超敏反应

自身抗体与相应的抗原结合后形成中等大小免疫复合物，可随血流抵达某些组织部位并沉积下来，激活补体，造成炎症和组织损伤，此类疾病属于Ⅲ型超敏反应引起的 AID。SLE 是此类疾病的代表，患者体内存在自身细胞核抗原物质的 IgG 抗体，形成大量的免疫复合物沉积于肾小球、关节以及多种脏器的小血管壁上，激活补体，造成局部损伤。SLE 患者可表现多器官和多系统的病变，严重的发生于重要脏器的损伤可危及生命。

（三）Ⅳ型超敏反应

自身反应性 T 细胞在多种 AID 尤其是器官特异性 AID 的免疫损伤中起重要作用。$CD4^+Th_1$ 和 $CD8^+CTL$ 细胞均可介导自身组织细胞损伤，其机制属于Ⅳ型超敏反应。致敏的 T 淋巴细胞主要有以下两类。

1. $CD4^+Th_1$ 细胞

$CD4^+Th_1$ 细胞再次遇到并识别相同靶细胞时，可释放多种细胞因子，如 IFN-γ、TNF-β、IL-2、IL-3、GM-CSF 等。趋化性细胞因子可使单核-巨噬细胞聚集在抗原存在部位。在 IFN-γ 作用下单核-巨噬细胞活化，释放溶酶体酶等炎性介质引起局部炎症。TNF-β 活化巨噬细胞，TNF-α 直接对靶细胞及其周围组织细胞产生细胞毒作用，并促进单核细胞和白细胞聚集于抗原存在部位，产生以单核细胞及淋巴细胞浸润为主的炎症损伤。

2. $CD8^+$ CTL 细胞

$CD8^+$ CTL 细胞识别靶细胞表面相应靶抗原后，释放穿孔素、颗粒酶等介质，导致靶细胞溶解破坏，或诱导表达 Fas，与 $CD8^+$ CTL 表面的 FasL 结合，导致靶细胞凋亡。

第三节　自身抗体的特点

自身抗体是指抗自身细胞内、细胞表面和细胞外抗原的免疫球蛋白，是自身免疫应答和自身免疫性疾病重要特征之一。多数自身免疫性疾病均伴有特征性的自身抗体（谱），自身抗体检测已成为诊断自身免疫性疾病的重要手段之一。自身抗体有多种分类方法，根据自身抗原在体内分布的不同可分为系统性自身免疫性疾病相关自身抗体（非器官/组织特异性自身抗体）和器官/组织特异性自身抗体；根据检测自身抗体所用实验基质的不同可分为抗细胞抗体和抗组织抗体；根据自身抗体临床意义不同可分为疾病标志性自身抗体、疾病特异性自身抗体、疾病相关性自身抗体、疾病非特异性自身抗体、生理性自身抗体。

一、系统性自身免疫性疾病相关自身抗体

系统性自身免疫性疾病相关自身抗体主要包括：抗核抗体谱、抗中性粒细胞胞质抗体谱、抗磷脂抗体谱、类风湿关节炎相关自身抗体谱。

（一）抗核抗体谱

抗核抗体（antinuclear antibody，ANA）传统定义即是指抗

细胞核抗原成分的自身抗体的总称，这是一组针对细胞核内DNA、RNA、蛋白质、脂类、酶类或这些物质的分子复合物的自身抗体。随着免疫荧光技术的改进，目前对ANA的理解已不局限于细胞核成分，而是指抗核酸和核蛋白抗体的总称。ANA靶抗原分布由传统的细胞核扩展到现在的整个细胞，包括细胞核、细胞质、细胞骨架、细胞分裂周期蛋白等，已衍生出具有不同临床意义的三十余种ANA，形成了抗核抗体谱（antinuclear antibodies，ANAs）。目前根据细胞内靶抗原分子的理化特性和分布部位，可将ANAs分为以下六大类，即：抗DNA抗体、抗组蛋白抗体、抗DNA组蛋白复合物抗体、抗非组蛋白抗体、抗核仁抗体和抗其他细胞成分抗体。

每一大类根据不同的抗原特性再分为许多亚类，其分类如下。①抗DNA抗体：抗双链DNA抗体、抗单链DNA抗体。②抗组蛋白抗体：抗组蛋白亚单位（H1、H2A、H2B、H3、H4）及其复合物抗体。③抗DNA组蛋白复合物抗体：狼疮细胞、抗DNP抗体和抗核小体抗体。④抗非组蛋白抗体，抗ENA抗体：抗Sm、nRNP、SSA/Ro、SSB/La、rRNP、Scl-70、Jo-1、PCNA、Ku、PM-1、RA33、Ki、SRP、RANA、Mi-2、PL-7、PL-12、P80和SP100等抗体；抗染色体DNA蛋白抗体：抗着丝点抗体（ACA）。⑤抗核仁抗体：抗RNA多聚酶Ⅰ/Ⅱ、Ⅲ、原纤维蛋白、NOR-90和Th/To等抗体。⑥抗其他细胞成分抗体：抗核孔复合物、板层素、线粒体、高尔基体、溶酶体、肌动蛋白、波形纤维蛋白、原肌球蛋白、细胞角蛋白、中心体、纺锤体、中间体等抗体。

临床常规检测ANA，常见的荧光染色模型有下述7种。①均质型（homegeneous pattern，H）：又称弥散型。分裂间期细胞核质染色均匀一致，分裂期细胞染色质阳性（亦呈均质型）。此染色型与抗DNP抗体、抗dsDNA抗体、抗组蛋白抗体和抗核小体抗体有关。②斑点型（speckled pattern，S）：又称核颗粒型、核斑块型。分裂间期细胞核质染色呈斑点状、斑块状，核仁阴性，分裂期细胞染色质阴性。此荧光染色型与抗可溶性核抗原（ENA）

抗体有关。③核仁型（nucleolar pattern，N）：分裂间期细胞核仁着染荧光，分裂期细胞染色质阴性。此荧光染色型系统性硬化症相关的抗核抗体有关。核仁颗粒型，常与抗 U3nRNP/Fibrillarin 抗体、抗 RNA 多聚酶Ⅰ抗体相关；核仁均质型，常与抗 PM-Scl（PM-1）抗体、抗 7-2-RNP（To）抗体，抗 4-6-RNA 抗体相关；核仁点型（1～2点），常与抗核仁形成中心（NOR）抗体相关。④核膜型（membranous pattern，M）：又称周边型。分裂间期细胞荧光染色在核膜周围，分裂期细胞染色质阴性。此荧光染色型与抗核包膜蛋白抗体（抗板层素或 gp210 抗体）相关。有学者认为，由于抗原底物片固定方法或制备过程中的影响，某些抗dsDNA 抗体亦呈核膜型，分裂间期细胞荧光染色质阴性或呈周边型。⑤着丝点型：又称散在斑点型。分裂间期细胞核内均匀散布大小较一致的着染荧光细颗粒（40～60个），无核膜结构，分裂期细胞染色质着丝点密集排列。如分裂期细胞呈典型阳性荧光染色，即可判断抗着丝点抗体阳性。⑥胞质型：分裂间期细胞胞质荧光染色阳性。又可分为线粒体型（胞质粗颗粒型）、核糖体型（胞质细颗粒型或均质型，有时可见核仁阳性）、Jo-Ⅰ型（核、浆颗粒型）、细颗粒型（PL-7、PL-12）等。⑦混合型：指两种或两种以上混合的荧光染色模型。有时一份血清内因含有多种抗体，可出现不同的染色模型（混合型），用不同稀释度的血清检测或注意观察不同分裂期细胞的荧光染色特点，有助于区分所含有的各种荧光染色模型。除上述常见荧光染色模型外，还可见一些少见的荧光染色模型（表 1-2）。

临床上关于 ANA 的检测，实际上是指总抗核抗体检测。ANA 阳性的疾病很多，最常见于弥漫性结缔组织病，某些非结缔组织病也可阳性（如慢性活动性肝炎、重症肌无力、慢性淋巴性甲状腺炎等），正常老年人也可出现低滴度的 ANA 阳性。ANA 检测在临床上是一个极重要的筛查试验，ANA 阳性（高滴度）提示自身免疫性疾病的可能性，ANA 检测对风湿性疾病的诊断和鉴别具有重要意义。

表 1-2　ⅡF 法检测 ANA 的荧光染色模型

细胞核	细胞质	细胞骨架	细胞周期
均质型	核糖体型	肌动蛋白型	中心体型
核模型	线粒体型	波形纤维蛋白型	纺锤体型
斑点型（粗、细）	高尔基体型	细胞角蛋白型	纺锤丝型
核仁型（多种）	溶酶体型	原肌球蛋白型	中间体型
着丝点型	颗粒型（粗、细）	纽带蛋白型	PCNA 型
核模型（抗板层素/gp210 抗体）	结蛋白（桥粒型）		
核少点型（抗 P80 抗体）			
核多点型（抗 Sp100 抗体）			

1. 狼疮细胞与抗 DNP 抗体

1948 年美国学者 Hargraves 等首先在 SLE 患者的骨髓和胸水涂片中发现了狼疮细胞（lupus erythematosus cell，LE 细胞）现象，即多形核白细胞吞噬了"均质体"，并将细胞核推向一边。以后逐渐认识到均质体（LE 小体）的产生是由于有 LE 因子即抗脱氧核糖核蛋白抗体（anti-deoxyribonucleoprotein antibodies，抗 DNP 抗体）存在的缘故。LE 细胞的发现奠定了 SLE 的自身免疫的基础，在自身免疫和自身抗体的研究历史中占有重要的地位。

LE 细胞在活动性未治疗的 SLE 中阳性率为 50%～80%；在缓解期和治疗后，阳性率低，且往往转阴。其他各种结缔组织病（connective tissue disease，CTD），如干燥综合征（Sjogren's syndrome，SS）、混合性结缔组织病（mixed connective tissue disease，MCTD）等，部分患者有可能出现阳性，但阳性率很低。LE 细胞检测是临床上第一个用于诊断 SLE 的血清学指标。但狼疮细胞检查对 SLE 的诊断，敏感性差、特异性不强、不能定量。目前已逐渐被操作简便、快速并且更具鉴别诊断价值的免疫试验所取代。可替代狼疮细胞试验的方法有 ANA、抗 DNP 抗体和抗核小体抗体检测等。

临床意义：阳性时主要见于 SLE，活动期阳性率可达 $80\%\sim90\%$，非活动期阳性率为 20% 左右。其他结缔组织病等阳性率低（一般$<10\%$），且部分阳性患者合并 SLE。某些非结缔组织病（如肝炎等）偶见阳性。

抗 DNP 抗体乳胶凝集试验：当被检血清中存在抗 DNP 抗体时，便与乳胶颗粒上的 DNP 抗原结合，使乳胶颗粒相互凝集出现肉眼可见的凝集颗粒。根据凝集反应强弱判断阳性强度。该试验又称狼疮因子试验，实质上是检测狼疮细胞形成过程中的重要因素——狼疮因子（即 IgG 型 DNA 组蛋白复合物抗体，抗 DNP 抗体），并也能检测 IgM 型 DNP 抗体。抗 DNP 抗体乳胶凝集试验敏感性、特异性均高于传统的狼疮细胞检查法，且操作简单、快速，可作为狼疮细胞检查替代试验。

2. 抗核小体抗体

核小体是真核细胞染色质基本重复结构的亚单位，对于细胞核中 DNA 的组成非常重要。核小体含有成对出现的四种核心组蛋白 H2A、H2B、H3 和 H4，形成组蛋白八聚体，在电子显微镜下，核小体呈"串珠"状（图 1-1）。

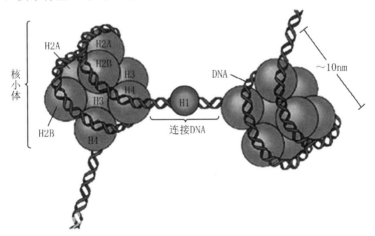

图 1-1 核小体结构模示图

1981 年 Peking 等发现核小体与游离的双螺旋 DNA 或组蛋白不同，核小体抑制"狼疮细胞现象"的形成，"狼疮细胞现象"与核小体自身抗体有关。近年研究表明，核小体是 SLE 的主要自身抗原，可能与 SLE 发病及病理变化直接相关。SLE 患者细胞凋亡异常导致的核小体过度释放，可能是本病免疫异常的主要诱发环节之一。

临床意义：抗核小体抗体产生早于其他抗核抗体，与肾小球肾炎有关。核小体和组蛋白成分的自身抗体及其抗原抗体复合物，在 SLE 的发病机制中可能起关键作用，尤其是在肾小球肾炎（狼疮肾）致病机制上意义重大。抗核小体抗体在 SLE 诊断中的敏感性为 58%～71%，特异性可达 97%～99%。抗核小体抗体多见于活动性狼疮特别是狼疮肾炎，可能是 SLE 的特异性抗体，与抗双链 DNA 抗体、抗 DNP 抗体和抗 Sm 抗体等 SLE 的其他特异性抗体同时检测，可明显提高 SLE 临床诊断的敏感性和特异性。

检测方法：抗核小体抗体主要应用 ELISA 法检测。近年由于抗原纯化技术的提高，极大提高了抗核小体抗体对 SLE 的特异性，已开始应用于临床常规检测。

3. 抗 DNA 抗体

抗 DNA 抗体又称抗脱氧核糖核酸抗体，一般可分成与天然（双链）DNA 反应的抗体（anti-double stranded DNA antibodies，抗 dsDNA 抗体/anti-native DNA antibodies，抗 nDNA 抗体）和与变性（单链）DNA 反应的抗体（anti-single stranded DNA antibodies，抗 ssDNA 抗体/anti-denatured DNA antibodies，抗 dDNA 抗体）两种抗体。抗 ds-DNA 抗体的靶抗原为成双碱基对的 DNA 双螺旋结构，反应位点位于 DNA（外围区）脱氧核糖磷酸框架上。抗 ssDNA 抗体的靶抗原为核糖及脱氧核糖，反应位点基本上是来自嘌呤及嘧啶碱基区。

抗 ssDNA 抗体对疾病诊断缺乏特异性，虽然 SLE 患者中其阳性率为 70% 以上，但也可以在多种自身免疫性疾病或非风湿性疾病中出现，某些正常老年人也存在抗 ssDNA 抗体，故临床上实用价值不大，一般不用于临床常规检测。

临床意义：抗 dsDNA 抗体主要见于 SLE，是目前公认的 SLE 高度特异性抗体，被列为 SLE 诊断标准之一。抗 dsDNA 抗体在 SLE 中，阳性率为 $60\%\sim90\%$。活动期 SLE（肾型或非肾型）的阳性率为 $80\%\sim100\%$；非活动期 SLE 的阳性率低于 30%。有时其他结缔组织病患者抗 dsDNA 抗体也可为阳性，如干燥综合征、药物性狼疮、混合性结缔组织病等，但阳性率低，一般低于 10%，抗体效价也较低。抗 dsDNA 抗体与 SLE 疾病活动性关系密切，其抗体效价随疾病的活动或缓解而升降。因此，抗 dsDNA 抗体常被作为 SLE 活动性的指标，可用于监视 SLE 病情变化、SLE 疾病活动期判断、药物治疗效果观察等。

检测方法：临床常规检测抗 DNA 抗体，一般是指检测抗 dsD-NA 抗体。抗 dsDNA 抗体的检测方法很多，目前临床常规检测广泛应用的方法有间接免疫荧光法即短膜虫法（CL-ⅡF）、酶联免疫吸附试验（ELISA）、免疫微球、化学发光发和免疫印迹法（IB）。

4. 抗组蛋白抗体

抗组蛋白抗体（anti-histone antibodies，AHA）的靶抗原是细胞核染色质中的组蛋白。组蛋白分子量介于 11.2kD 和 21.5kD 之间，可稳定 DNA 双螺旋结构，也可在基因调控中起作用。组蛋白可分为五种：H1、H2A、H2B、H3、H4，这五种组蛋白亚单位及其复合物（H2AH2B-DNA 复合物、H3-H4 复合物）都有各自对应的自身抗体。组蛋白通常以八聚体形式存在，其中心由 H3-H3-H4-H4 四聚体组成。H2A-H2B 二聚体位于其两侧，组蛋白部分被 DNA 双链围绕形成了高度结合的核小体。此核小体像一串珍珠一样结合在一起，在结合区，DNA（连接 DNA）与组蛋白 H1 相关联。AHA 检测对结缔组织病尤其是药物性狼疮的诊断及鉴别诊断有重要临床价值。

临床意义：AHA 可以在多种结缔组织病中出现，不具有诊断特异性。此外，某些感染性疾病、肾脏疾病、神经性疾病等也存在一定意义的相关性。AHA 阳性的 SLE 患者临床上伴有肾炎者多见，中枢神经系统受累者则较少见。

检测方法：目前临床常规检测 AHA 方法包括 ELISA、免疫微球、化学发光发和免疫印迹法。

5. 抗可提取性核抗原抗体

可提取性核抗原（extractable nuclear antigen，ENA）是指可溶于盐溶液（生理盐水或磷酸盐缓冲液）而被提取的核物质中一类蛋白抗原的总称，此组抗原不含组蛋白，大多数属于酸性核蛋白，由许多小分子的 RNA 和多肽组成，对 RNA 酶敏感，目前认为属于小核糖核蛋白（small nuclear ribonucleoproteins，snRNPs）家族。目前临床常规最常检测的抗 ENA 抗体包括抗 Sm、抗 U1RNP、抗 SSA/Ro、抗 SSB/La、抗 rRNP、抗 Scl-70 和抗 Jo-1 等七种自身抗体，其他抗 ENA 抗体还包括抗 PCNA、抗 PM-1、抗 Ku、抗 Mi-2、抗 RA33、抗 Ki、抗 SRP、抗 RANA、抗 PL-7 和抗 PL-12 等抗体。

（1）抗 Sm 抗体：1966 年 Tan 和 Kunkel 等用 ID 法在 SLE 患者的血清中首次发现了抗 Sm 抗体，并以首例发现的患者名称（Smith）命名。抗 Sm 抗体的靶抗原位于细胞核内一组由核蛋白与 RNA 所构成的分子颗粒上。这组蛋白被称为小核糖核蛋白（small nuclear ribonucleoprotein，snRNP）。由于这组小分子的 snRNP 中尿嘧啶含量丰富，故 snRNP 又被称为 UsnRNP。UsnRNP 中能被抗 Sm 抗体识别的蛋白组分被称为 Sm "共同核心" （common core），Sm 共同核心主要存在于除 U3 snRNP 以外的 U1、U2、U4/6 和 U5snRNP 中，包括 B/B′、D、E、F、G 五种蛋白多肽。已知蛋白多肽的分子量为 B/B′（28kD/29kD）、D（16kD）、E（12kD）、F（11kD）和 G（9kD），其中 B/B′ 及 D 与其他组分相比具有更高的亲和力，为抗 Sm 抗体较高特异性靶抗原组分。抗 Sm 抗体和抗 nRNP 抗体靶抗原结构模式模示图如图 1-2 所示。

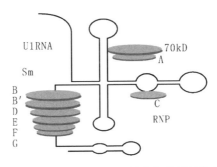

图 1-2 抗 Sm 抗体和抗 nRNP 抗体靶抗原结构模示图

临床意义：抗 Sm 抗体对 SLE 的诊断具有较高特异性，是目前公认的 SLE 的血清标记抗体，在 SLE 中的阳性率为 20%～40%。抗 Sm 抗体阴性并不能排除 SLE 诊断。

检测方法：抗 Sm 抗体检测传统方法为双向免疫扩散法（DID），目前临床常用检测方法包括：ELISA、免疫微球、化学发光发和免疫印迹法。

（2）抗 UIRNP 抗体：1971 年 Mattioli 等用 ID 法在混合性结缔组织病患者血清中首次发现了抗核糖核蛋白（nuclear ribonucleoprotein, nRNP）抗体，简称为抗 nRNP 抗体或抗 RNP 抗体。抗 RNP 抗体的靶抗原亦位于 UsnRNP 蛋白分子颗粒上，识别的是各种 UsnRNP 中除 Sm 共同核心外的另一类蛋白组分，目前已发现的有抗 U1RNP 抗体、抗 U2RNP 抗体、抗 U4/6RNP 抗体、抗 U5RNP 抗体、抗 U7RNP 抗体及抗 U11RNP 抗体等。

临床意义：抗 RNP（UIRNP）抗体在混合性结缔组织病（MCTD）患者中阳性率最高，几乎见于所有的 MCTD 患者，阳性率大于 95%。出现高效价（滴度）的抗 nRNP 抗体（尤其是抗 70kD U1RNP 抗体），且无其他特异性的抗核抗体，是诊断 MCTD 的重要血清学依据。抗 RNP（UIRNP）抗体可在多种风湿病中出现，并不具有诊断特异性。

检测方法：抗 RNP 抗体检测传统方法为双向免疫扩散法（DID），目前临床常用检测方法包括：ELISA、免疫微球、化学发光发和免疫印迹法。

（3）抗 SS-A 抗体：抗 SS-A 抗体又称抗 Ro 抗体、抗干燥综合征抗原 A 抗体。1969 年，Lark 等首先描述在 SLE 患者中存在 Ro 抗体系统。1975 年 Alspaugh 等在 SS 患者体内检测到三种不同的抗体，命名为 SSA、SSB、SSC。随后研究发现，SS-A 抗体与抗 Ro 抗体、抗 SSB 抗体与 1974 年 Mattioli 等发现的抗 La 抗体，都是与 SS 相关的同一抗体。而 SSC 后来又命名为抗 RANA 抗体（抗类风湿关节炎核抗原抗体），这种抗体是识别经 EB 病毒感染后的细胞核抗原，与 RA 关系密切（详见后文）。抗 SS-A 抗体的靶抗原属小分子细胞质核糖核蛋白，由细胞质 Y 族 hYRNAs 包括 hY1、hY2、hY3、hY4、hY5，大小从 80 个到 112 个碱基不等。靶抗原多种蛋白组织中，最重要的是 52kD 和 60kD 两种蛋白，但也有研究表明天然的 SS-A 抗原只有 60kD。抗 SS-A 抗体的靶抗原主要位于细胞核中，但在细胞质中也可发现。抗 SS-A/Ro 抗体和抗 SS-B/La 抗体靶抗原结构模式图如图 1-3 所示。

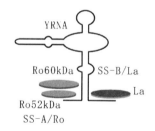

图 1-3　抗 SS-A/Ro 抗体和抗 SS-B/La 抗体靶抗原结构模式图

临床意义：抗 SS-A 抗体主要见于原发性 SS，阳性率达 $40\%\sim95\%$。抗 SS-A 抗体也可见于 SLE、RA、SSc、PBC 及 PM 等，偶见于慢性活动性肝炎（CAH）。抗 SS-A 抗体能直接参与组织的病理损害，特别是皮肤的损害，可引起亚急性皮肤型狼疮（SCLE）的皮损；IgG 类抗体通过胎盘进入胎儿后，可引起新生儿狼疮综合征（NLE）；与胎儿的传导系统结合，可造成先天性心脏传导阻滞；此外还与 SS、SLE 肾脏与关节损害、补体 C3/C4 缺乏密切相关。

检测方法：抗 SS-A 抗体检测传统方法为双向免疫扩散法（DID），目前临床常用检测方法包括：ELISA、免疫微球、化学发光发和免疫印迹法。

（4）抗 SS-B 抗体：抗 SS-B 抗体又称抗 La 抗体（anti-La antibodies）、抗干燥综合征抗原 B 抗体和抗 Ha 抗体。1974 年 Mattioli 等用 ID 法在 SS 患者血清中首次发现。抗 SS-B 抗体的靶抗原属小分子细胞核核糖核蛋白，其 RNA 由 RNA 聚合酶Ⅲ所转录，组成蛋白质分子量为 48KD 的磷酸化蛋白。靶抗原主要位于细胞核，仅 10% 的抗原也发现于细胞质。

临床意义：抗 SS-B 抗体对诊断 SS 具有高度特异性，是 SS 的血清特异性抗体，原发性 SS 阳性率为 65%～85%。抗 SS-A 抗体和抗 SS-B 抗体常常同时出现，抗 SS-B 抗体较抗 SS-A 抗体诊断 SS 更为特异。同抗 SS-A 抗体一样，抗 SS-B 抗体亦可引起新生儿狼疮综合征，可造成先天性心脏传导阻滞。

检测方法：抗 SS-B 抗体检测传统方法为双向免疫扩散法（DID），目前临床常用检测方法包括：ELISA、免疫微球、化学发光发和免疫印迹法。

（5）抗核糖体抗体（抗 rRNP 抗体）：抗核糖体抗体又称抗 rRNP 抗体、抗核糖体 P 蛋白。1985 年 Elkon 及 Francoeur 等分别首次报道该自身抗体。抗 rRNP 抗体的靶抗原为细胞质中 60S 核糖体大亚基上 P0（38kD）、P1（19kD）和 P2（17kD）三个磷酸化蛋白。

临床意义：抗 rRNP 抗体为 SLE 的血清高度特异性抗体，阳性率为 10%～40%。抗 rRNP 抗体存在种族差异，不同的种族的 SLE 患者抗 rRNP 抗体阳性率不同。SLE 患者出现抗 rRNP 抗体与中枢神经系统、肝脏或肾脏受累相关。具有脑炎和精神病症状的 SLE 患者，抗 rRNP 抗体的敏感性为 56%～90%。

检测方法：目前临床常用检测方法包括 ELISA、免疫微球、化学发光发和免疫印迹法。

（6）抗 Scl-70 抗体：1979 年 Douvas 等首先应用免疫双扩散法发现系统性硬化症患者血清中存在一种与小牛胸腺核提取物成分反应的自身抗体，因该自身抗体对系统性硬化症高度特异且反应蛋白分子量为 70kD，故称为抗 Scl-70 抗体或抗硬化症 70 抗体。1986 年 Shero 等首先确定了抗 Scl-70 抗体的靶抗原是 DNA 拓扑异构酶 1（topoisomerase 1，简称 Top1），故抗 Scl-70 抗体又称为抗拓扑异构酶 1 抗体（抗 Top1 抗体）。抗 Scl-70 抗体的靶抗原位于DNA 拓扑异构酶 1 的 C 端末区，存在于核浆与核仁中，在核仁中的浓度尤其高。

临床意义：抗 Scl-70 抗体被视为进行性系统性硬化症（progressive systemic sclerosis，PSS）的血清特异性抗体。未经选择的系统性硬化症（systemic sclerosis，SSc）患者中，抗 Scl-70 抗体阳性率为 25％（ID 法）～40％（IB 法），重症弥漫型为 75％，CREST 综合征为 13％，多发性肌炎和系统性硬化症重叠综合征（PM/SSc）为 12％。局限型硬化症患者此抗体一般为阴性。抗 Scl-70 抗体对诊断 SSc 的特异性为 100％，敏感性为 40％。该抗体阳性与弥漫性皮肤病变、近端皮肤累及、肺间质纤维化、心脏受累、肾脏受累、远侧骨质溶解、指端凹陷性瘢痕、指趾关节畸形、并发肿瘤及神经系统受累密切相关，被视为预后不良的指标。

检测方法：目前临床常用检测方法包括 ELISA、免疫微球、化学发光发和免疫印迹法。

（7）抗 Jo-1 抗体及抗合成酶抗体：1980 年 Nishikai 等首次报道了应用 ID 法在多发性肌炎（polymyositis，PM）患者血清中发现了抗 Jo-1 抗体，并以首先发现的患者名字 John 而得名。抗 Jo-1抗体又称抗 PL-1 抗体，其靶抗原为分子量为 50kD 的组氨酰tRNA 合成酶，在胞质中以小分子核糖核蛋白形式出现，属氨酰tRNA 合成酶家族的一个成员。氨酰 tRNA 合成酶是一酶家族，抗氨酰 tRNA 合成酶抗体可特异性识别合成酶与 tRNA 构成的复合物。迄今为止，人们已在多发性肌炎/皮肌炎（PM/DM）患者中共发现了 5 种抗氨酰 tRNA 合成酶抗体，均被公认为 PM/DM 的血清标记抗体，分别是：抗组氨酰、甘氨酰、丙氨酰、苏氨酰及亮氨酰 tRNA 合成酶抗体，临床上分别称之为抗 Jo-1、EJ、PL-12、PL-7 和 OJ 抗体。由于 75％ 的抗氨酰 tRNA 合成酶抗体阳性患者为抗 Jo-1 抗体阳性，所以临床常规检测抗氨酰 tRNA 合成酶抗体以抗 Jo-1 抗体为主。

抗氨酰 tRNA 合成酶抗体为多发性肌炎/皮肌炎（PM/DM）患者的血清高特异性自身抗体，尽管各种抗合成酶抗体在 PM/DM 中的阳性率各不相同（表 1-3），但它们都具有相似的临床症状——"合成酶综合征"的表现。该综合征包括：肌炎、肺间质病变、关节炎、雷诺现象、机械工人手、皮肤过度角化、指（趾）皮肤硬化、面部毛细血管扩张及钙化。其中尤以肺间质病变、关节炎及雷诺现象表现突出，远高于抗合成酶抗体阴性者。

表 1-3　**抗氨酰 tRNA 合成酶抗体谱及其临床意义**

自身抗体	靶抗原	亚基大小	PM/DM 中阳性率（％）
抗 Jo-1 抗体	组氨酰 tRNA 合成酶	50kD（二聚体）	20～30
抗 PL-7 抗体	苏氨酰 tRNA 合成酶	50kD（二聚体）	1～5
抗 PL-12 抗体	丙氨酰 tRNA 合成酶	110kD	1～5
抗 OJ 抗体	异亮氨酰 tRNA 合成酶	150kD	1～5
抗 EJ 抗体	丙氨酰 tRNA 合成酶	75kD	1～5

临床意义：抗 Jo-1 抗体为多发性肌炎/皮肌炎（PM/DM）的血清标记性抗体，在 PM/DM 中的阳性率为 20％～30％，且多数患者伴有间质性肺部疾病（ILD）和多关节炎或关节痛等。抗 Jo-1 抗体对肌炎的诊断具有较高特异性（＞95％），抗体的效价与疾病的活动性相关，与患者的肌酸激酶水平及肌炎活动的临床指标有关。临床上将以急性发热、对称性关节炎、"技工手"（机械手）、雷诺现象、肌炎并有肺间质变、且抗 Jo-1 抗体阳性为临床表现的患者，称为"抗 Jo-1 抗体综合征"。

检测方法：目前临床常规检测抗氨酰 tRNA 合成酶抗体以抗 Jo-1 抗体为主。目前临床常用检测方法包括：ELISA、免疫微球、化学发光发和免疫印迹法。

(8) 抗 PCNA 抗体：1978 年 Miyachi 等首次应用 IIF 法和 ID 法报告了在 SLE 患者血清中发现了抗增殖性细胞核抗原（prolifer-ating cell nuclear antigen，PCNA）抗体。IIF 法检测时显示处于静止期的底物细胞核无荧光染色，而处于 G 后期与 S 早期的底物细胞核则呈现较强的特异性荧光染色。提示该抗原主要于 DNA 合成前期表达，故因此命名为抗增殖性细胞核抗原抗体（抗 PCNA 抗体）。抗 PCNA 抗体又称抗增殖蛋白 I 抗体，其靶抗原是 DNA 多聚酶 δ 的辅助蛋白，是一个分子量为 36kD 的核蛋白，它可能在控制细胞周期中起关键作用，在 DNA 合成与加工中必不可少。

临床意义：抗 PCNA 抗体为 SLE 的血清标记性自身抗体，但该抗体在 SLE 中的敏感性较低，仅为 3%～6%。

检测方法：抗 PCNA 抗体检测方法包括间接免疫荧光法、免疫印迹法和 ELISA。

(9) 抗 Ku 抗体：1981 年 Mimori 等首先报道了在一例 PM/SSc 重叠综合征患者血清发现的抗 Ku 抗体，并以该患者姓名命名。抗 Ku 抗体又称抗 P70/P80 抗体，其靶抗原位于间期细胞的细胞核和核仁内，由分子量为 70kD 和 80kD 两个亚单位核蛋白组成（即 P70 和 P80），它们以二聚体形式存在且结合于 DNA 的自由端，抗 P70 抗体和抗 P80 抗体可在不同的疾病中发挥作用。

临床意义：抗 Ku 抗体与 PM/SSc 重叠综合征患者显著相关并常有较高的滴度，阳性率为 30%，而特异性达 99%，被认为是 PM/SSc 重叠综合征特异性抗体。且抗 Ku 抗体阳性的 PM/SSc 重叠综合征患者其预后好。

检测方法：抗 Ku 抗体的检测方法包括 ELISA 和免疫印迹法。

(10) 抗 Ki 抗体：1981 年 Tojo 等应用 ID 法在 SLE 和重叠综合征患者血清中首先报告了抗 Ki 抗体。抗 Ki 抗体又称抗 SL 抗体或抗 PL-2 抗体，1986 年 Bernstein 等和 1989 年 Sakamoto 等分离纯化了 Ki 抗原，其靶抗原为分子量 32kD 的非组蛋白的酸性核蛋白。

临床意义：抗 Ki 抗体主要见于 SLE 及重叠综合征患者，阳性率分为 12% 及 20%。抗 Ki 抗体可能与疾病活动性相关。有文献报道，抗 Ki 抗体阳性的 SLE 患者，肺间质纤维化、浆膜炎、中枢神经系统（CNS）侵犯较多见。

检测方法：抗 Ki 抗体检测方法包括 ELISA 和免疫印迹法。

（11）抗 PM-Scl 抗体（抗 PM-1 抗体）：1977 年 Wolfe 等应用 ID 法在 PM/SSc 重叠综合征的硬化症患者血清中首先分离了抗 PM-1 抗体。此抗体因多见于 PM 患者而得名，但后来研究发现，该抗体更多见于 PM 和 SSc 硬化症相重叠的患者中，故又称为抗 PM-Scl 抗体。抗 PM-Scl 抗体靶抗原主要位于核仁的颗粒部分，免疫沉淀法显示靶抗原是由 11～16 种蛋白多肽组成的复合物，分子量介于 20～110kD，其中 100kD、70kD、75kD 和 37kD 是主要的靶抗原。

临床意义：抗 PM-Scl 抗体常见于 PM/SSc 重叠综合征硬化症患者中，在肌炎合并硬化症且无 SLE 特征的患者中该阳性率高达 25%，而 50% 的抗体阳性的患者为肌炎合并硬化症。与其他 ANA 阳性的患者相比，抗 PM-Scl 抗体阳性的患者更容易发生严重的肌肉、肌腱与肾脏损害。

检测方法：抗 PM-Scl 抗体的检测方法包括 ELISA 和免疫印迹（IB）法。

（12）抗 Mi-1 抗体及抗 Mi-2 抗体：1976 年 Reichlin 和 Mattioli 应用补体结合抑制试验首先在一位叫"Mi"的 DM 患者血清中，发现了抗 Mi 抗体，其中抗 Mi-2 抗体属肌炎特异性抗体，对肌炎的诊断具有重要意义。抗 Mi-2 抗体的靶抗原位于细胞核核质内，是一种核蛋白质复合物，不含任何核酸成分，属于解旋酶家族，该复合物主要通过染色体重组来对细胞增殖进行调控。

临床意义：抗 Mi-1 抗体不存在于肌炎患者血清中，对诊断自身免疫性疾病意义不大。抗 Mi-2 抗体是一种肌炎高度特异性抗体，仅出现于成人 DM（15%～25%）、幼年型 DM（10%～15%）、PM/DM（5%～10%）及 PM（<3%）患者血清中，对 DM 具有高度特异性（>97%），在正常人及其他结缔组织病患者中无表达。抗 Mi-2 抗体阳性患者 95％有皮肤病变，多表现为"V"形及"围巾"型皮疹与表皮增生。与其他抗 tRNA 合成酶抗体阳性的 DM 患者相比，抗 Mi-2 抗体阳性的患者对治疗的反应与预后均较好。

检测方法：抗 Mi-2 抗体检测方法包括 ELISA 和免疫印迹法。

（13）抗信号识别粒子抗体：1986 年 Reeve 等首先在一个多发性肌炎患者血清中发现抗信号识别粒子抗体（anti-signal recognition particle antibodies，抗 SRP 抗体），此抗体是一种少见的肌炎特异性抗体。抗 SRP 抗体的靶抗原为一种位于胞质中的核糖核蛋白复合物。

临床意义：抗 SRP 抗体仅见于 PM，阳性率为 5％左右。该抗体阳性的 PM 患者与急性发病、病情严重、对药物抵抗、心脏受累和高死亡率相关，预后不佳，五年生存率为 25％。

检测方法：抗 SRP 抗体检测方法包括 ELISA 和免疫印迹法。

（14）抗类风湿关节炎核抗原（RANA）抗体：抗类风湿关节炎核抗原（rheumatoid arthritis nuclear antigen，RANA）抗体，简称抗 RANA 抗体。1975 年 Alspaugh 和 Tan 首次从 Epstein Barr 病毒（EBV）转化的 B 淋巴细胞株中提取类风湿关节炎核抗原，因最初与抗 SSA 及抗 SSB 抗体同样也发现于干燥综合征，抗 RANA 抗体曾被称为抗 SSC 抗体。抗 RANA 抗体的靶抗原是一种与 EB 病毒感染有关的酸性可溶性蛋白，存在于 EB 病毒感染的 B 淋巴样细胞内，主要位于由 20 个氨基酸组成的 EB 病毒 I 型核抗原（EBNA-1）p62 多肽上。

临床意义：抗 RANA 抗体主要存在于 RA 中，表现为对 EBV 编码抗原特异性的免疫应答。抗 RANA 抗体在 RA 中的阳性率为 40％～60％，且抗体滴度较高。抗 RANA 抗体对 RA 的诊断及与其他结缔组织病或不同性质关节炎的鉴别诊断具有一定的临床意义。

检测方法：抗 RANA 抗体检测方法包括 IIF、ID 和 ELISA 法等。IIF 法是以含有 EBV 基因组的人淋巴细胞（Raji 或 Wil-2 细胞系）作为抗原底物进行检测，阳性时表现为底物大多数细胞核及胞质内出现分布均匀密集的细小颗粒型的特异性荧光染色。ID法是以 EBV 感染细胞的提取物作为抗原进行检测。ELISA 法是以人工合成的 p62 多肽作为靶抗原进行检测。

6. 抗 P-80 螺旋蛋白抗体

抗 P-80 螺旋蛋白抗体又称为抗核少点抗体，属抗核点（nuclear dots，ND）抗体之一。该抗体的靶抗原为与核浆中螺旋小体（coilin bodies，CBs）相关联的 80kD 核蛋白（P-80 螺旋蛋白）和小核核糖核蛋白成分。

临床意义：抗 P-80 螺旋蛋白抗体可见于干燥综合征（4%）和原发性胆汁性肝硬化（PBC）等患者。

检测方法：抗 P-80 螺旋蛋白抗体临床常规检测方法为ⅡF法。其他检测方法包括 ID、ELISA 和 IB 等。

7. 抗 Sp100 抗体

抗 Sp100 抗体，又称为抗多核点抗体，属抗核点（nuclear dots，ND）抗体之一。其靶抗原为分子量 50kD 的可溶性酸性磷酸化核蛋白（Sp100 蛋白），该蛋白含有 480 个氨基酸。靶抗原的功能尚不清楚。近年研究表明，有两种核蛋白抗原的抗体，应用免疫荧光法进行 ANA 检测时，表现为多核点型（multiple nuclear dots，MND）的荧光染色模型。一种被称为抗 Sp100 抗体；另一种被称为抗 PML 抗体，其靶抗原为异常表达于前髓（早幼粒）白血病细胞（promyelocytic leukemia cell，PML）的蛋白。

临床意义：抗 Sp100 抗体对原发性胆汁性肝硬化（primary biliary cirrhosis，PBC）患者具有较高的敏感性和特异性，在 PBC 患者中的阳性率为 10%～30%，其他肝病患者均为阴性。该抗体亦少见于自身免疫性疾病患者，如 SSc（7%）、SLE（2%）、MCTD 及重叠综合征等，但阳性率低，且阳性患者多与 PBC 密切相关，并在临床上常出现于肝损伤之前，如原发性干燥综合征、系统性硬化症等。抗 PML 抗体亦多见于 PBC 患者中，约 90% 的 PBC 患者可同时检测到抗 Sp100 抗体和抗 PML 抗体，两者具有相同的敏感性和特异性。

检测方法：抗 Sp 100 抗体临床常规检测方法为ⅡF法、ELISA 和 IB 法等。

8. 抗着丝点抗体

1988 年 Moroi 等应用ⅡF法首先在硬化症患者血清中发现抗着丝点（粒）抗体（anticentromere antibodies，ACA）。其靶抗原为着丝点蛋白，位于在细胞分裂时与纺锤体相互作用的动原体（动粒）的内板与外板上。与 ACA 反应的着丝点蛋白通常有 4 种：着丝点蛋白 A（CENTA，17kD）、着丝点蛋白 B（CENT-B，80kD）、着丝点蛋白 C（CENT-C，140kD）和着丝点蛋白 D（CENTD）。主要的靶抗原为着丝点蛋白 B，其能与含有各种着丝点抗体的血清起反应。近年来陆续发现了识别着丝点蛋白 E及着丝点蛋白 F 及着丝点蛋白 G 的抗着丝点抗体，但比较少见。

临床意义：在未分型的系统性硬化症患者血清中，ACA 的阳性率为 $22\% \sim 36\%$（平均 30%），该自身抗体阳性与雷诺现象有密切关系。ACA 是系统性硬化症的亚型 CREST 综合征的特异性抗体，阳性率可达 $80\% \sim 98\%$。ACA 阳性往往是患者预后较好的一个指标。此外，原发性雷诺现象患者（无其他 CREST 症状或体征）中 ACA 的阳性率为 25%，该抗体阳性患者易发展成局限型系统性硬化症，此类患者可能是 CREST 综合征的早期变异型或顿挫型。ACA 除主要与局限型系统性硬化症相关外，还偶见于局限性肺动脉高压、其他结缔组织病（SLE、RA、SS 等，阳性率$<5\%$）、关节痛和原发性甲状腺炎伴雷诺现象等患者中。

检测方法：ACA 的检测方法包括ⅡF、ELISA、化学发光、免疫微球和 IB 法等。应用分裂细胞染色体为抗原基质的ⅡF法进行 ACA 检测效果较佳，以培养细胞（如 HEP-2 细胞）为试验基质的ⅡF法，是目前检测 ACA 常用的方法。ELISA、化学发光、免疫微球和 IB 法等检测 ACA，多以提纯或重组的着丝点蛋白 B（CENT-B）为包被抗原，检测抗着丝点蛋白 B 抗体。

9. 抗 RNA 多聚酶抗体

抗 RNA 多聚酶抗体（anti-RNA polymerase antibodies）包括抗 RNA 多聚酶Ⅰ、Ⅱ、Ⅲ三种自身抗体。1982 年 Stetler 等首次报告应用生物化学方法提纯了 RNA 多聚酶Ⅰ蛋白成分。Okano 等于 1993 年始陆续报道了应用放射免疫沉淀技术发现抗 RNA 多聚酶Ⅱ抗体和抗 RNA 多聚酶Ⅲ抗体，并发现该三种自身抗体与系统性硬化症相关，尤其是弥漫性皮肤受损的患者。抗 RNA 多聚酶抗体的靶抗原为真核生物的 RNA 多聚酶，包括三组合成酶（Ⅰ、Ⅱ、Ⅲ），两个高分子多肽以及多个蛋白亚单位。RNA 多聚酶Ⅰ位于核仁，可合成 rRNA，主要抗原决定簇为 190kD 和 126kD 两个大蛋白亚单位。RNA 多聚酶Ⅲ位于核浆，一些小分子 RNA（如 5SRNA 和 tRNA），主要抗原决定簇为 155kD 和 138kD 两个大蛋白亚单位。RNA 多聚酶Ⅱ也是多蛋白复合体，分别由 8～10 种以上蛋白亚单位组成，位于核仁，可合成 mRNA，主要抗原决定簇为 220kD 和 140kD 两个大蛋白亚单位。

临床意义：抗 RNA 多聚酶Ⅰ抗体和抗 RNA 多聚酶Ⅲ抗体为系统性硬化症（SSc）特异性抗体，阳性率为 5％～33％（存在种族差异）。抗体阳性者常伴有严重的内脏受累，主要是肺脏和肾脏，预后不良。抗 RNA 多聚酶Ⅱ抗体在 SSc 中阳性率为 5％～20％，此外还见于 SLE（9％～14％）、MCTD 和重叠综合征等。

检测方法：抗 RNA 多聚酶抗体检测主要应用 ELISA 和免疫印迹法。

10. 抗原纤维蛋白抗体

抗原纤维蛋白抗体又称抗 U3RNP 抗体、抗 U3 核仁 RNP 抗体、抗 U3-snRNP 抗体、抗 U3-nRNP 抗体和抗 Scl-34 抗体等。抗原纤维蛋白抗体的靶抗原为核仁中的原纤维蛋白，一种位于核仁密集原纤维丝蛋白结构上的与 U3RNA 结合的 34kD 碱性蛋白，是参与核糖体 RNP 前体成熟过程的核糖核蛋白粒子 U3-snRNP 的组成成分。

临床意义：抗原纤维蛋白抗体为系统性硬化症（SSc）特异性

抗体，阳性率为 5%～10%。主要见于无关节炎和肺纤维化症状的弥漫性皮肤性硬化症等患者中，该抗体阳性常与肌肉、肺脏和心脏受损相关联。

检测方法：抗原纤维蛋白抗体检测主要应用 ELISA 和免疫印迹法。

11. 抗 NOR-90 抗体

抗 NOR-90 抗体又称抗核仁组织区抗体、抗核仁编组区抗体和抗人类上游结合因子抗体等。抗 NOR-90 抗体的靶抗原为位于核仁编组区的一种 90kD 蛋白，亦被称为人类上游结合因子，是 RNA 聚合酶 I 转录因子，可积极参与 rRNA 转录的调节。

临床意义：抗 NOR-90 抗体常见于硬化症患者，但阳性率很低，阳性者多伴有雷诺现象。此外，该抗体还偶见于 CTD（SLE、RA、SS）、PBC 和肝癌等患者。

检测方法：抗 NOR-90 抗体检测主要应用 ELISA 和免疫印迹法。

12. 抗 To/Th 抗体

抗 Th/To 抗体又称抗 7-2-核糖核蛋白抗体和抗 RNase MRP 抗体。抗 Th/To 抗体的靶抗原位于核仁的小核糖核蛋白颗粒（sn-oRNP）中，由 RNase P（8-2 RNP）和 RNase MRP（7-2-RNP）分子组成的 40kD 蛋白质。

临床意义：抗 Th/To 抗体为系统性硬化症特异性抗体，阳性率为 5%～10%。主要见于局限型硬化症患者，与抗着丝点抗体阳性的系统性硬化症患者临床症状相似，预后良好。此外，抗 Th/To 抗体还偶见于 PM/SSc 重叠综合征中，阳性率为 3%。

检测方法：抗 Th/To 抗体检测主要应用 ELISA 和免疫印迹法。

13. 核包膜蛋白抗体

应用 IIF 进行 ANA 检测时，在自身免疫性肝病患者中常可出现纤细、光滑的核膜型荧光染色模型，其对应的自身抗体的靶抗原属位于核包膜结构上的蛋白，故此类自身抗体被称为抗核包膜（被）蛋白抗体。核包膜结构由核板、核膜和核孔复合物组成。核板是一个直径 10nm 的中间丝状结构，与核内膜的内面连结，组成板层结构的蛋白称为板层素（Lamins），一般分为三型：lamin A（60kD）、B（68kD）和 C（74kD），新近有存在 D 型的报道。核膜分内膜和外膜，核内外膜借核孔膜连接，后者又与核孔复合物连接。核内膜的结构蛋白是核板层和染色质的附着部位，核板层 B 受体（lamin B receptor，LBR）及板层相关多肽（LAP）等成分位于核内膜上。核外膜有核糖体及粗面内质网附着。核孔复合物为直径 120nm、分子量 124kD 的超分子结构，由 80～100 种不同的蛋白质组成。已有数种核孔复合物被分离、鉴定，其中包括与 PBC 密切相关的两种跨膜蛋白（gp210 和 p62 蛋白）。对自身免疫性肝病的诊断具有重要临床价值的抗核包膜（被）蛋白抗体主要有：抗板层素抗体、抗核板层 B 受体（LBR）抗体、抗板层相关多肽（LAPs）抗体、抗 gp210 抗体和抗 p62 抗体。

（1）抗板层素抗体：抗板层素抗体又称抗核纤层抗体，根据所对应的靶抗原性质，分为抗板层素 A 抗体、抗板层素 B（B1 和 B2）抗体和抗板层素 C 抗体三种。抗板层素 B 抗体多见于继发抗磷脂抗体综合征的 SLE 患者中，阳性率为 6%～12%。抗板层素 A 抗体和抗板层素 C 抗体，可见于 PBC（6%～8%）、AIH（9%～23%）等自身免疫性肝病患者中，并与疾病活动性密切相关。抗板层素抗体也偶见于类风湿关节炎、干燥综合征、系统性硬化症、血管炎和雷诺症等患者中。

（2）抗 gp210 抗体：该抗体的靶抗原为位于核孔复合物上的 210kD 跨膜糖蛋白，所识别的表位是 gp210 羧基末端上的 15 个氨基酸残基。该自身抗体被一致认为是 PBC 的高度特异性抗体，其诊断 PBC 的特异性可高达 96%～99%；其诊断 PBC 的敏感性为 10%～41%。抗 gp210 抗体阳性提示患者预后不良，抗 gp210 抗体可作为 PBC 患者的预后指标。

（3）抗 p62 抗体：该抗体又称抗核孔蛋白 p62 抗体，其靶抗原为位于核孔复合物上的 62kD 跨膜蛋白。抗 p62 抗体为 PBC 另一高特异性自身抗体，在其他肝病或自身免疫性疾病中未检出，其敏感性为 23％～32％。抗 gp210 抗体和抗 p62 抗体倾向于相互独立，一般不同时阳性。

（4）抗核板层 β 受体（LBR）抗体：该抗体的靶抗原为一种可连结核板层 B、由 60 个氨基酸组成的核内膜多肽蛋白，抗原表位于核包膜区核胞质侧抗原多肽蛋白的氨基末端区。抗 LBR 抗体为 PBC 的高特异性自身抗体，仅见于 PBC 患者中，但其敏感性极低，为 13％。抗 LBR 抗体临床意义现还不清楚。

检测方法：ⅡF 法为抗核包膜蛋白抗体重要的筛选试验，免疫印迹法或 ELISA 法检测抗核包膜蛋白特异性自身抗体，广泛应用于临床常规检测。

（二）血管炎相关抗体谱

血管炎相关抗体谱是一组与系统性血管炎相关的自身抗体，主要包括：抗中性粒细胞胞质抗体谱和抗内皮细胞抗体。

抗中性粒细胞胞质抗体（anti neutrophil cytoplasmic antibody，ANCA）是一组针对中性粒细胞和单核细胞许多胞质成分抗原所产生的自身抗体，其靶抗原实际为胞质中的颗粒蛋白酶，主要位于中性粒细胞胞质的嗜天青颗粒和单核细胞胞质的溶菌酶中，少部分位于中性粒细胞胞质的特异性颗粒、胞质和核质中。目前为止，已有十余种中性粒细胞胞质成分被证实为 ANCA 的靶抗原（表 1-4）。1982 年，Davies 等在 8 例节段性坏死性肾小球肾炎患者血清中首次发现了 ANCA。1985 年，Van der Wouder 等首先报告 Wegner 肉芽肿（Wegner's granulomatosis，WG）患者血清中存在 ANCA 并认为其对 WG 诊断具有特异性，且同疾病活动性密切相关。

表 1-4　已知的 ANCA 靶抗原及其在中性粒细胞胞质中分布

嗜天青颗粒	特异性颗粒	胞质	核板层
蛋白酶 3（PR3）	乳铁蛋白（LF）	α-烯醇酶（α-eno-lase）	核质成分
髓过氧化物酶（MPO）	溶菌酶（LYS）	催化酶（cata-lase）	
杀菌/通透性增高蛋白（BPI）		肌动蛋白（ac-tin）	
人白细胞弹性蛋白酶（HLE）			
组织蛋白酶 G（CG）			
溶菌酶（LYS）			
天青杀素（AZU）			
防御素（DEF）			
β-葡萄糖醛酸酶（β-glu-curonidase）			
人溶酶体相关膜蛋白 2（H-LAMP2）			

1. ANCA 谱的荧光染色模型

间接免疫荧光法（indirect immunofluorescence，ⅡF）是检测 ANCA 最早采用的方法，应用乙醇固定的白细胞制备的抗原底物片，主要表现为两种阳性荧光染色型：中性粒细胞呈胞质弥漫性分布均匀的颗粒样染色，并在核叶之间有重染者称之为胞质型 ANCA（cytoplasmic ANCA，cANCA），其靶抗原主要是蛋白酶 3（proteinase 3，PR3），占 cANCA 的 $85\%\sim90\%$，其他包括杀菌/通透性增高蛋白（bactericidal/permeability increasing protein，BPI）及某些未知的抗原等；中性粒细胞呈环绕细胞核周围的胞质亮染，表现为粒细胞细胞核核周的阳性荧光染色者则称之为核周型 ANCA（perinuclear ANCA，pANCA），其靶抗原主要是髓过氧化物酶（myeloperoxidase，MPO），其他包括：人白细胞弹性蛋白酶（human leukocyte elastase，HLE）、乳铁蛋白（lacloferrin，

LF）、组织蛋白酶 G （cathepsin G，CG）、溶菌酶 （lysozyme，LYS）、天青杀素 （azurocidin，AZU）、α-烯醇化酶、β-葡萄糖醛酸酶、BPI 及某些未知的抗原等。此外，有学者报道了第 3 种荧光染色型——非典型型 ANCA （atypical ANCA，aANCA 或 xAN-CA），此型中性粒细胞胞质染色兼有 cANCA 和 pANCA 两种特性，其荧光染色胞质呈均匀的细小颗粒状，弥漫分布于胞质有时合并核周重染。部分除 MPO 外的 pANCA 靶抗原抗体及 BPI-AN-CA，有时表现为 aANCA。由于 aANCA 不易与 pANCA 区分，并且主要靶抗原还不清楚，所以许多实验室仍将其列入 pANCA 之列，作为 pANCA 的一个亚型。

（1）抗蛋白酶 3 （PR3）：抗体 PR3 最初是由 Baggiolini 等在 1978 年首先报道的、存在于中性粒细胞胞质的一种抗生素。PR3 于 1989 年被 Goldschmeding R 和 Niles 等证实为 cANCA 的主要靶抗原，占 cANCA 的 $80\% \sim 90\%$。PR3 是由 228 个氨基酸多肽构成的弱阳离子蛋白，属胰蛋白酶族中的丝氨酸蛋白酶，只在灵长类动物和人类中表达。PR3 的主要生理抑制因子为 α1 抗胰蛋白酶（α_1-antitrypsin，α_1-AT）、α_2-巨球蛋白和 elafin，α_1-AT 通过与 PR3 不可逆结合形成复合物从肝脏被清除，从而抑制 PR3 的水解活性。但 PR3-ANCA 与 PR3 结合可抑制 PR3 与 α_1-AT 形成复合物，PR3-ANCA与PR3 复合物在炎症部位分解，PR3 发挥水解作用，致血管内皮损伤。因此，PR3 在血管炎的发病中可能起重要作用。此外，PR3 还具有杀微生物活性及调节髓样细胞分化的功能。

PR3-ANCA 在临床上与肉芽肿性多血管炎 （granulomatosis polyang Ⅱ tis，GPA，之前称为 WG） 密切相关。cANCA 诊断 GPA 的特异性大于 90%，外加 PR3-ANCA 的灵敏性可超过 95%。PR3-ANCA 在其他多种原发性血管炎中也可被检测到，如显微镜下型多血管炎 （microscopic polyangitis，MPA）、坏死性新月体型肾小球肾炎 （necrotizing and crescentic glomerulonephritis，NCGN）、结节性多动脉炎 （polyarteritis-nodosa，PAN） 等。PR3-ANCA 在临

床上另一个重要应用价值在于该抗体滴度与病情活动一致。对于WG 等原发性血管炎患者，PR3-ANCA 常被作为判断疗效、估计复发的指标，从而指导临床治疗。

（2）抗髓过氧化物酶抗体：1988 年，Falk 等报道 MPO 为pANCA 的主要靶抗原。MPO 为细胞毒过程中产生毒性氧自由基的主要酶，可以催化过氧化氢（H_2O_2）和卤素（Cl^-）反应产生次氯酸，在中性粒细胞的氧爆炸或产生超氧阴离子的过程中发挥重要作用，并因此可作为抗生素杀死吞噬的微生物。体内、体外的研究资料显示 MPOANCA 参与血管炎相关疾病的致病机制。

MPO-ANCA 主要与 MPA、NCGN、嗜酸性肉芽肿性多血管炎（EGPA，之前称为 CSS）相关。MPO-ANCA 还可见于其他一些疾病，如 PAN、抗肾小球基底膜疾病、GPA、SLE、RA、药物性狼疮和 Felty 综合征等。MPO-ANCA 在 $10\%\sim15\%$ 的 SLE 中存在，MPO-ANCA 阳性的 SLE 是否代表以血管炎为特征的独立病种有待进一步研究，但 SLE 中 ANCA 阳性可能与慢性炎症反应有关，如动脉炎、浆膜炎和 C 反应蛋白增高等。有学者报道，MPOANCA 与 RA 的关节外损害及血管损害有相关性。MPO-ANCA 与病情活动相关，也可用于判断疗效、估计复发和指导疗效。

（3）抗杀菌/通透性增高蛋白（BPI）抗体：1995 年 Zhao 等报道了杀菌/通透性增高蛋白为一种重要的 ANCA 靶抗原。BPI 是分子量为 55kD、等电点大于 11.0 的高阳离子糖蛋白。BPI 对 G^- 细菌具有强大的杀伤作用，对多种 G^- 细菌有直接的细胞毒作用，是中性粒细胞内最强大的抗 G^- 细菌的内源性抗生素。BPI-ANCA 可影响 BPI 的免疫调理功能，但不影响其杀菌功能。BPI-ANCA 可能是干扰 BPI 的功能而致血管炎或炎症发生。

BPI-ANCA 主要见于肺部炎症性疾病并与长期慢性铜绿假单胞菌感染有一定关系，如成人肺囊性纤维化、部分原发性支气管扩张症、弥漫性全小支气管炎及部分原发性肺纤维化等。在 CF中，IgG 型 BPI-ANCA 的阳性率为 91%，IgG 型 BPI-ANCA 的阳性率为83%，BPI-ANCA的滴度与肺功能进展密切相关。此外，BPIANCA亦可在系统性血管炎（常伴有PR3-ANCA或MPO-ANCA）、炎症性肠病（inflammatory bowel disease，IBD）和自身免疫性肝炎（autoimmune hepatitis，AIH）等疾病中出现。

（4）抗乳铁蛋白（LF）抗体：1992年，Coremans等首先报道类风湿关节炎（RA）患者血清中存在LF-ANCA。LF是由692个氨基酸组成的单链铁结合蛋白，分子量为78kD。人类的LF存在于乳汁、泪液和唾液中，也是中性粒细胞特异性颗粒中的主要成分。LF具有抑菌、杀菌的活性及调解免疫应答的功能。

LF-ANCA可见于SLE、IBD、RA、药物性狼疮、PBC、原发性硬化性胆管炎和AIH等，但阳性率低且与病情活动无关。

（5）抗人白细胞弹性蛋白酶（HLE）抗体与抗组织蛋白酶G（CG）抗体：1989年，Nssberger等在SLE患者血清中发现抗弹性蛋白酶（HEL）抗体。1992年Halbqachs-Mecareli等在IBD患者血清中发现抗组织蛋白酶G（CG）抗体。HEL与CG是人类中性粒细胞中嗜天青颗粒中除PR3以外的两种丝氨酸蛋白酶，与PR3存在氨基酸序列同源性，具有蛋白水解酶活性。此外，HEL与CG还具有炎症部位的趋化作用、杀菌活性及血小板活化等功能。

HEL-ANCA可见于SLE、药物性血管炎（如肼苯哒嗪引起狼疮样综合征）、PBC和PSC等。CGANCA可见于SLE、IBD、PBC和PSC等。HEL-ANCA与CG-ANCA在上述疾病中敏感性低且与病情活动无关，缺乏疾病特异性。亦又报道称CG-ANCA与狼疮肾炎（LN）的病理活动密切相关。

（6）抗溶菌酶（LYS）抗体：1993年Schmit等首先报道发现了抗溶酶（LYS）抗体。LYS-ANCA的靶抗原是由嗜天青颗粒和特异性颗粒中的蛋白成分所组成的杀微生物酶，分子量为14.5kD。LYS-ANCA可见于IBD、PBC和AIH等，但阳性率不高，缺乏疾病特异性。

（7）其他特异性ANCA。①天青杀素（AZU）：为嗜天青颗粒中的阳性微蛋白，属中性丝氨酸蛋白酶家族，但不具有蛋白水解酶的活性。AZU 对 G-细菌具有强大的杀伤作用，具有很强的杀菌、抑菌能力，在人类先天免疫中起重要作用。AZU-ANCA 可见于系统性血管炎、DIL 等，但阳性率不高，缺乏疾病特异性。另外也有报道，AZU-ANCA 与 PR3-ANCA 不同，它与临床明确的血管炎无明显相关性，与多器官受累有关，尤其是肾、肺损害。AZU 致病机制目前尚不清楚。②防御素（DEF）：是由 29～43 个氨基酸组成的碱性多肽（带正电荷）。防御素也具有抗生素活性，对各种细菌、真菌、甚至带壳病毒均有积极的抗生活性。DEF-ANCA 可出现在一种热带寄生虫病——慢性过度反应性盘尾丝虫病患者血清中，其抗体阳性率达 100%，并与病情活动有关，适宜的抗寄生虫治疗可使该抗体滴度降低或阴转。③α-烯醇酶（α-enolase）：属中性粒细胞胞质成分。1993 年，Moodie 等首先在 ANCA 阳性血管炎患者血清中发现 α-烯醇酶-ANCA，其临床意义目前亦不明确。近有报道 α-烯醇酶-ANCA 与 IBD 密切相关。④β-葡萄糖醛酸酶（β-glucuronidase）：是嗜天青颗粒中的酸性水解酶。1992 年，Nassberger 等首先在溃疡性结肠炎患者血清中发现 β-葡萄糖醛酸酶-ANCA，其临床意义及与临床疾病相关性，目前尚未阐明。⑤人溶酶体相关膜蛋白 2（H-LAMP 2）：有两种形式，即存在于中性粒细胞和肾脏。在中性粒细胞内中性颗粒膜上，它表现分子量为 170kD 和 80～110kD 的分子团块糖蛋白体；在肾脏被证实分子量为 130kD，可在人肾小球及肾间质毛细胞内皮细胞膜表面发现这种溶酶体蛋白。1995 年，Kain 等首先报道 H-LAMP 2-ANCA 与 NCGN 相关联，活动期阳性率大于 90%，且常与 PR3-ANCA 和 MPO-ANCA 同时出现。⑥催化酶（catalase）：属中性粒细胞胞质成分，分子量为 57kD。催化酶-ANCA 的功能及其临床意义目前尚不明确。近年有报道，催化酶-ANCA 与 IBD 密切相关。

2. ANCA 自身抗体谱检测方法

检测 ANCA 的方法有多种，如间接免疫荧光法、ELISA、免疫印迹法、化学发光和免疫微球等。临床常规检测 ANCA 一般选用ⅡF法作为筛查试验，选用ELISA作为特异性ANCA确证试验。

ⅡF法最先用于ANCA的检测与分型，至今亦是检测ANCA最常用的经典的检测方法。该法有较高的敏感性，也能半定量，是区分cANCA和pANCA的基础，并作为检测ANCA的参考方法或标准方法。ⅡF法测定的是总ANCA，但不能准确地区分出属于哪一种靶抗原相关性自身抗体，需要靶抗原特异性ANCA检测方法的补充。

3. ANCA自身抗体谱临床意义

ANCA与原发性小血管炎密切相关。1985年Van der Wouder等在GPA患者血清中发现ANCA，并认为对GPA的诊断有特异性且与疾病活动性密切相关，由此引发了对ANCA自身抗体谱的广泛研究与临床应用。除GPA外，MPA和EGPA等原发性系统性小血管炎发病与ANCA密切相关，临床上将上述疾病称为ANCA相关小血管炎。目前，ANCA已成为原发性小血管炎诊断及鉴别诊断的敏感、特异血清学诊断工具。在多数情况下，抗PR3抗体和抗MPO抗体的抗体滴度与原发性小血管炎的疾病活动呈正相关，滴度增高早于疾病复发。因此，ANCA也是原发性小血管炎疾病活动性监测、预测复发及指导临床治疗的重要指标。同时，ANCA也可用于炎症性肠病及药物诱发的小血管炎等的辅助诊断。

4. 抗内皮细胞抗体

抗内皮细胞抗体靶抗原位于血管内皮细胞或内皮细胞表面的粒附分子一簇异质性蛋白，分子量为$200\sim500kD$，不同疾病可能存在不同的分子量的靶抗原。该抗体为血管受损和血管炎的标志物，主要见于原发或继发性血管炎等疾病，尤其是系统性血管炎、系统性红斑狼疮、皮肌炎、多发性肌炎、系统性硬化症等，且与疾病病情活动呈正相关，对疾病病情判断、诊断和治疗的监测、尤其是对器官移植急慢性排斥反应发生的提示、生存时间的评估都具有重要的意义。AECA有IgG、IgM及IgA多种亚型，目前临床上多以检测 IgG 型为主。采用人脐内皮细胞（HU-VEC）作为底物，可用间接免疫荧光法检测。但是由于其疾病特异性较差，对于血管炎诊治的临床意义稍逊于 ANCA 检测。

（三）类风湿关节炎相关自身抗体谱

类风湿关节炎（rheumatoid arthritis，RA）是以对称性、进行性及侵蚀性的关节炎为主要临床表现的系统性自身免疫疾病。临床表现多种多样，系一种异质性疾病。RA 的自身抗体主要有类风湿因子（rheumatoid factor，RF）、抗角蛋白抗体（anti-keratin antibody，AKA）、抗核周因子（anti-perinuclear factor，APF）、和抗环瓜氨酸肽抗体（anti-Cyclic citrullinated peptide antibody，anti-CCP）等。

1. 类风湿因子

RF 是由于细菌、病毒等感染因子，引起体内产生的以变性 IgG 的 Fc 片段为抗原的一种自身抗体。其抗免疫球蛋白类型可分为 IgG-RF、IgM-RF、IgA-RF 和 IgE-RF。其中 IgMRF 和 IgA-RF 易于检测，而 IgG-RF 难于测出，约有 50% 的 IgG-RF 被漏检，是"隐匿性类风湿因子"的原因之一。IgA-RF 及 IgM-RF 对 RA 诊断有较好的参考价值。RF 不仅与变性的 IgG 分子反应，也可同自身 IgG 或异体 IgG 分子反应，并且与其他抗原如核蛋白发生交叉反应。

目前临床最常用的定量方法有用包被了人 IgG 的乳胶颗粒比浊法，或者用可溶性人 IgG 的免疫浊度分析法。ELISA 法和免疫比浊法初步应用于检测 IgM 和 IgA-RF，也用于检测 IgG-RF。但标准化仍不理想，易受 IgM-RF 的干扰产生 IgG-RF 假阳性。此外，在测定中也容易因 RF 被血清中 IgG 结合而出现 IgG-RF 假阴性。

RF 在类风湿关节炎中阳性率为 80% 左右，是诊断 RA 的重要血清学标准之一，但不是唯一的标准，因 5% 的正常老年人 RF 可阳性，随着年龄增高，阳性率可增高，年龄超过 75 岁的老年人，RF 阳性率为 2%～25% 不等。且在许多其他疾病中出现，如自身免疫性疾病（SLE、PSS、PM/DM 等）、感染性疾病（细菌性心内膜炎、结核、麻风、传染性肝炎、血吸虫病等）、非感染性疾病（弥漫性肺间质纤维化、肝硬化、结节病、巨球蛋白血症等）。

临床上 RF 常作为区分血清阴性脊柱关节病的标准。必须明确，部分 RA 患者测不出 IgM-RF，应进一步检测 IgG-RF 和 IgA-RF，这两种类型 RF 对 IgG 分子特异性强，而不易与其他非相关抗原反应。RF 滴度越高，对 RA 的诊断特异性越高。对 RF 阴性且临床上高度疑似 RA 的患者，还可进行免疫复合物中 RF 的测定，即可将循环免疫复合物经酸化高浓度氯化钠，或高度稀释分离后测 RF，这称为隐性 RF，尤其在幼年型类风湿关节炎（juvenile rheumatoid arthritis，JRA）患者中阳性率较高。

2. 抗角蛋白抗体

角蛋白是一组不溶性的纤维蛋白，属于细胞骨架成分。AKA 是 1979 年 Young 等人发现的 RA 患者血清中一种与大鼠食管角质层成分起反应的抗体，且发现该抗体对 RA 诊断有较高特异性。AKA 的检测方法目前主要采用间接免疫荧光法，以 Wistar 大鼠的食管中 1/3 段角质层为底物，用间接免疫荧光法检测，角质层有板层状或线状荧光沉积为阳性。

AKA 对早期 RA 的诊断特异性为 90%，敏感性为 32%。研究发现，AKA 不仅对于诊断 RA 的特异性很高，并与 RA 关节压痛数、晨僵时间和 CRP 有关。AKA 与 RF 等无交叉反应及相关性，因此，该抗体的检测可以对 RF 阴性的患者提供另一个诊断指标。临床研究还表明，AKA 与疾病严重程度和活动性相关，在 RA 早期甚至临床症状出现之前即可出现，因此，它是 RA 早期诊断和判断预后的指标之一。

3. 抗核周因子

核周因子存在于人颊黏膜上皮细胞胞质内的角质透明颗粒中，是一种对 RA 特异的免疫球蛋白。APF 是 1964 年荷兰学者 Nienlucis 和 Mandema 用颊黏膜细胞作为底物检测抗核抗体（ANA）时，偶然发现细胞核周围均质型 $4\sim7\mu m$ 的荧光颗粒，称之为抗核周因子（APF）。进一步研究发现，APF 主要出现在 RA 患者血清中，而少见于 SLE 等非 RA 的风湿性疾病患者及正常人。APF 是一种 RA 特异性的免疫球蛋白，且以 IgG 型为主，在 RA 患者中的阳性率为 62.5%，对 RA 诊断的特异性高达 90% 以上，是早期诊断 RA 的有效指标之一。APF 以正常人脱落的颊黏膜上皮细胞为基质，采用间接免疫荧光法（ⅡF）检测。

APF 与 RA 的多关节痛、晨僵及 X 线骨破坏之间呈明显相关性，而与发病年龄、病程长短、性别和疾病亚型无关。APF 在 JRA 患者中的阳性率显著高于 SLE 和正常人，故对 JRA 有一定的诊断价值。APF 与类风湿因子（RF）无相关性，许多 RF 阴性的患者 APF 阳性，因而可弥补检测 RF 的不足。

4. 抗环瓜氨酸肽抗体

学者们在研究丝聚合蛋白（Filaggrin）的同时发现，瓜氨酸是 AFA 识别 Filaggrin 表位的组成成分。2000 年 Schellekens 等将一条由 19 个氨基酸残基组成的瓜氨酸肽链中的两个丝氨酸替换为半胱氨酸，形成与 β-转角具有相似结构的二硫键，合成环瓜氨酸肽（cyclic citrullinated peptide antibody，CCP）。采用 CCP 为抗原，用 ELISA 法检测 RA 中的抗 CCP 抗体，敏感性和特异性均较用直线型瓜氨酸肽为抗原高。Nishmura 等人对抗 CCP 抗体的诊断价值进行了 Meta 分析，其敏感性与 RF 相近（65%～68%），特异性明显高于 RF（95%），约 35%RF 阴性的 RA 患者血清中存在抗 CCP 抗体。并且抗 CCP 抗体可以更好地预测 RA 的疾病进展、关节的影像学改变和肾功能损害。近来抗 CCP 抗体已被纳入美国风湿病学会和欧洲抗风湿联盟修订的诊断 RA 的标准中，RA 疑似患者的血清抗 CCP 抗体和 RF 阳性可以更有助于 RA 的诊断。RA 高发人群中如果抗 CCP 抗体和 RF 均阳性或仅抗 CCP 抗体阳性，高度提示 RA。

5. 抗突变型瓜氨酸波形蛋白抗体

波形蛋白是一种重要的细胞骨架蛋白，主要表达于成纤维细胞、内皮细胞和白细胞等，在 RA 患者的滑液、滑膜细胞内也有发现。波形蛋白在凋亡的巨噬细胞内在肽酰精氨酸亚氨酶（PAD）作用下瓜氨酸化，精氨酸被修饰为瓜氨酸，这一过程改变了蛋白结构并增加了潜在的抗原决定簇（与 RA 相关的靶抗原——瓜氨酸）。波形蛋白在凋亡细胞内分解后成为核周的聚集物，因得不到及时清除而导致瓜氨酸波形蛋白的持续存在，进而促进了抗突变型瓜氨酸波形蛋白抗体的产生。许多研究结果表明，在 RF 检测为阴性的患者体内可以检测到针对抗 MCV 抗体，可以弥补 RF 检测的不足之处。另外，抗 MCV 抗体与临床采用的疾病活动度得分（DAS-Score）有良好相关性。

6. 抗葡萄糖-6-磷酸异构酶抗体

抗葡萄糖-6-磷酸异构酶抗体（anti-glucose-6-phosphate isomerase antibody，anti-GPI）是一种多功能蛋白，最早在 1968 年因非球形红细胞溶血性贫血而得到认识，是糖酵解和糖异生的重要酶类，它除了具有酶活性之外还有细胞因子及生长因子活性，可诱导髓样干细胞向单核细胞及 B 细胞向浆细胞的分化。抗 GPI 抗体是近期发现的与 RA 相关的自身抗体，在 RA 中的阳性率为 64%。在 T 细胞受体转基因的小鼠中，GPI 可同时作为 B 细胞和 T 细胞的自身抗原，抗 GPI 抗体被动免疫健康小鼠可诱导发生关节炎。学者们在 RA 患者的血清和关节液中发现，高浓度的 GPI 及其免疫复合物，通过共聚焦显微镜和免疫组化发现 RA 患者的肥大滑膜或滑膜绒毛的小动脉和毛细血管有高密度的 GPI 表达，可能是由血管内皮生长因子（VEGF）所引起，抗 GPI 抗体在 RA 病理过程中可能起重要作用，和 RA 关节肿胀及关节疼痛数正相关。近年来发现，GPI 抗原对 RA 的诊断特异性优于抗 GPI 抗体检测，因此目前临床主要将 GPI 抗原检测用于 RA 的诊断。

（四）抗磷脂抗体谱

抗磷脂抗体（antiphospholipid antibodies，aPL）是一组能与多种含有磷脂结构的抗原物质发生反应的抗体，其中包括狼疮抗凝物（lupus anti-coagulant，LA）、抗心磷脂抗体（anticardiolipin antibodies，aCL）、抗 β2-糖蛋白 1 抗体（anti-β2-glycoprotein I， anti-β2-GP1）、抗磷脂酰丝氨酸抗体 （antiphosphatidylserineauto-bodies，aPS）、抗磷脂酸抗体 （antiphosphatidic acid antibodies）和抗凝血酶原抗体等。aPL 在许多种疾病中可见，如抗磷脂综合征 （antiphospholipid syndrome，APS）、系统性红斑狼疮 （SLE）、干燥综合征、混合性结缔组织病、类风湿关节炎，以及一些非风湿性疾病如药物诱发性疾病、感染和神经系统疾病。aPL 是 APS 的主要标志物，其与临床上一些症状如血栓形成、血小板减少、习惯性流产等风险增加有关。临床上将出现上述临床表现同时 aPL 持续阳性者可诊断为 APS。LA、aCL 和抗 β2-GP1 抗体的三个亚型 （IgG、IgM 和 IgA） 对疑有 APS 患者的诊断具有高度敏感性。aPL 包括 IgG 或 IgM 或 IgA 三种亚型，同一患者几种 Ig 类型的 aPL 可共存。

早在 1909 年就发现，SLE 患者梅毒血清试验阳性，但荧光法检测抗螺旋体抗体却阴性，人们将这种梅毒血清反应阳性，但没有梅毒的临床表现或流行病学特征的现象称为"梅毒血清反应生物学假阳性 （BFP-STS）"。1941 年，Pangborn 证实梅毒血清试验中所用抗原实质 （先天性梅毒胎儿的肝脏提取物） 是一种磷脂，并将其命名为心磷脂。此后，研究发现，LA 是一组异质性的特异性针对磷脂的自身抗体，由于梅毒血清试验所用试剂中含有心肌磷脂，故出现假阳性反应。LA 是一种免疫球蛋白，是抗前凝血酶活性复合物中磷脂的抗体。

1. 狼疮抗凝物 （LA）

LA 这个名词是由 Feins-tein 和 Repaport 于 1972 年提出，但 LA 的命名并不恰当。第一，LA 不单单发生于狼疮，只有 10% 的 SLE 患者 LA 阳性；第二，尽管 LA 在体外可引起凝血时间延长，但实际上与许多疾病 （如 SLE、APS） 的高凝状态而不是出血倾向相关。

LA 是可在体内自然产生或因自身免疫而产生的异质性免疫球蛋白，它可与 β2-GP1，凝血酶原或其他带负电荷的磷脂结合而使磷脂依赖性的凝血时间延长。LA 参与凝血过程的调节，却并不影响凝血因子的活性。LA 的免疫学分型有 IgG、IgM 或 IgG/IgM 型抗体，这些抗体并非直接作用于磷脂，而是作用于血浆中与磷脂具有高度亲和性的血浆蛋白。这些蛋白与抗体结合后其与磷脂结合的能力迅速提高，从而与凝血因子竞争性结合磷脂表面而发挥抗凝的作用，其最常见的靶抗原是 β2-GP1 和凝血酶原。

（1）临床意义：LA 是与血栓持续相关的唯一的危险因素，LA 阳性的 SLE 患者，当小血管受损时，凝血酶原片段 F（1+2）和纤维蛋白肽 A（FPA）水平比 LA 阴性的 SLE 患和健康对照者明显升高。而 F（1+2）是凝血酶原裂解出的一个片段，FPA 是在凝血酶作用下纤维蛋白原的裂解产物，因此，升高的凝血酶的产生可能是血栓形成的原因。同时，LA 可通过与黏附分子、Fcγ 受体 ⅡA（Fc gamma receptor ⅡA，FcγRⅡA）及内皮素（ET）-1 等的相互作用，诱导黏附分子表达的上调，增加白介素（IL）-1β 的分泌；使 FcγRⅡA 为自身抗体诱导的血栓形成前状态的遗传易感性提供了发病机制的基础；增加的 ET-1 可使动、静脉血管张力增高、血管痉挛，最终导致动脉闭塞，增加了发生血栓的危险性，从而进一步引起肺动脉高压的发生。

（2）检测方法：国际血栓与止血学会（International Society of Thrombosis and Haemostasis，ISTH）的抗磷脂抗体/狼疮抗凝物分会提出的检测标准如下：①1 个月或持续更长时间的磷脂依赖性凝血时间延长；②能证明此种时间延长是由于标本内含有抑制物，而不是由于凝血因子缺乏；③证明此抑制物可作用于负电荷性磷脂蛋白复合物，而不是某一凝血因子。

检测 LA 不能只靠一种试验，因为没有一项试验具有检测所有 LA 足够的敏感性或特异性。应在凝血筛查试验和确证试验的基础上再加上混合性研究，以除外凝血因子缺乏或存在凝血因子抑制剂，减少假阳性结果。

LA 的筛查试验应足够敏感，包括激活的部分凝血酶原时间、稀释 APTT、稀释蝰蛇毒时间、白陶土凝血时间、太攀蛇毒凝血时间或硅土凝血时间。评价一个患者是否具有 LA，应至少选用其中的两种，其中一种应以需要低磷脂为基础（如 dRVVT 或 KCT）。APTT 的敏感性依赖于所选用的试剂，但即使最新最敏感的 APTT 检测方法也不如 dRVVT 敏感。dRVVT 是以稀释的蝰蛇毒激活因子与稀释的磷脂一起用于检测。此法的特异性好，在临床上应用较多。所以，如果疑有 LA 而 APTT 正常应进行更敏感的试验（如 dRVVT）来测定 LA。LA 检测应采用乏血小板血浆，最大限度地减少在分析过程中磷脂凝结物前体激活或破坏血小板以及血小板残余物的影响。含肝素的血浆会有 LA 样作用，所以应尽量避免使用肝素抗凝管。如果筛查试验异常，需进行混合性研究以排除凝血因子的缺乏。同时，应慎重解释混合试验的结果。如果被测血清不能被正常血浆纠正，应进一步进行 LA 的确证试验，即加入过量磷脂来纠正筛查试验中延长的凝血时间。针对筛查试验应选择适合的确证试验，例如如果 dRVVT 异常而 APTT 正常，确证试验就应在 dRVVT 试验的基础上而不是 APTT 加入磷脂。Ⅷ因子的抑制因子可引起确证试验假阳性。如果有疑问是凝血因子缺乏还是存在凝血抑制因子，可进一步测定凝血因子。APTT 和 PT 异常提示凝血因子缺乏。复合试验即筛查试验与确证试验合并，分别用低浓度和高浓度的磷脂各做一次 APTT、dRVVT 或 KCT 试验。

2. 抗心磷脂抗体（aCL）

aPL 可与多种带负电荷的磷脂结合，心磷脂是其中最常见的一种抗原。aCL 的免疫学分型有 IgG、IgM 和 IgA 三类，可结合心磷脂和磷脂酰丝氨酸，而不是磷脂酰胆固醇。典型的 aCL 发现于自身免疫性疾病患者，并依赖于某种血浆蛋白的存在，但是不依赖于 β2-GP1 的 aCL 也已有报道。

心磷脂是位于线粒体内膜的带负电荷的磷脂。抗心磷脂抗体可能是一类抗带负电的磷脂（如心磷脂、磷脂酰丝氨酸、磷脂酰肌醇）抗体的一个亚型。抗心磷脂抗体的一个亚群（约 75%）依赖一种血浆蛋白（β2-糖蛋白 1，GP1）作为识别靶抗原的协同因子。关于这组抗体是识别 GP1 表位还是心磷脂表位，目前还不清楚。已知

GP1 只与带负电的磷脂反应，而不与中性的磷脂（如磷脂酰乙醇胺）反应。

（1）临床意义：在诊断为 APS 的患者中，aCL 的敏感性高达 97%，可见 aCL 可作为原发性 APS 的筛选指标之一，但它的特异性只有 75%。中等和高滴度的 aCL IgG 和 IgM 抗体是临床诊断 APS 的重要指标，目前认为，aCL 的 GPL 和 MPL＞40 或＞99% 时，可诊断为 APS 阳性。

aCL 可有 IgA、IgG 或 IgM 亚型，诊断价值最高的是高浓度 IgG 抗体，但很多患者血清中可检出 IgA 和 IgM 型 aCL。另外，有证据表明高浓度的 aCL IgG 型抗体与血小板减少症高度相关，而高浓度的 aCL IgM 型抗体和溶血性贫血高度相关。

aCL 见于 50% 的 SLE 患者和 5%～40% 的其他 CTD 患者。检出 aCL 的患者有发展为静脉和动脉血栓的危险（当存在高浓度的 aCL 时，发病风险约为 80%）。对于自发性流产、死胎和早产患者，经常可检出抗心磷脂抗体，与是否存在自身免疫性疾病的症状无关。心肌或大脑梗死后检出高浓度的 aCL 预示出现其他血管并发症的危险性增高，也是梗死后病情和预后监测的指标。

（2）检测方法：aCL 检测方法方法有放射免疫测定法、ELISA 法和化学发光法等。ELISA 法采用溶于乙醇中的从牛心中分离提纯心磷脂作为抗原，吸附到包被有氮的聚氯乙烯板上，再加入标准的心磷脂氧化剂，4℃ 放置 12 小时，其结果根据国际参考标准的 IgG 磷脂单位（GPL）和 IgM 磷脂单位（MPL）来表示。

传统 aCL 检测用含心磷脂的牛心作底物（也是 β2-GP1 的来源）。传统测定的 aCL 包括一组异质性抗体，具有两种不同的特性：β2-GP1 依赖和 β2-GP1 不依赖性（图 1-4）。近来的研究结果表明，aPL 所针对的抗原可能不是磷脂，而是与磷脂结合后暴露出新的抗原决定簇的 β2-GP1。与心磷脂直接结合不依赖 β2-GP1 的 aCL 在梅毒和其他感染性疾病中常见，与 APS 无关，不具有形成血栓的致病作用，这些抗体的抗原是磷脂本身；APS 中起致病作用的 aPL 与 PL-β2-GP1 复合物结合，β2-GP1 依赖性 aCL 比传统 aCL 对 APS 诊断更特异。APS 患者的抗体与 CL-β2-GP1 复合物或 PL 修饰的 β2-GP1 产生的新抗原决定簇反应。

与自身免疫相关的抗磷脂抗体

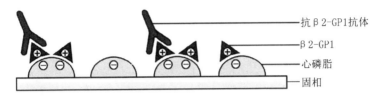

与感染相关的抗磷脂抗体

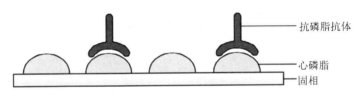

图 1-4 ELISA 法测定 aCL

3. 抗 β2-糖蛋白 1 抗体（anti-β2-GPI）和抗凝血酶原

β2-糖蛋白 1（β2-GP1 或脂蛋白 H）在 1961 年最先被描述为一种血浆蛋白。β2-糖蛋白 1 是分子量为 50kD 的血浆蛋白，由五个结构域所组成。其可与负电荷磷脂结合，β2-GP1 的第五结构域是与磷脂的结合位点，与负电荷磷脂有较强的亲和力。该蛋白的功能可作为抗心磷脂抗体和磷脂结合的一种辅助因子。有许多研究表明 β2-GP1 是抗磷脂抗体结合磷脂的主要靶抗原，尤其是这些抗体主要针对 β2-GP1-心磷脂复合物时，β2-GP1 为 aCL 提供表位，同时 β2-GP1 作为 LA 的辅助因子发挥作用。

凝血酶原为维生素 K 依赖的糖蛋白，在生理状况下，凝血酶原通过促凝血酶复合物激活，一旦带负电荷的磷脂结合凝血酶原，促凝血酶即能催化凝血酶的生成，从而裂解纤维蛋白原为纤维蛋白发生凝血。机体也可出现抗凝血酶原的自身抗体。

（1）临床意义：抗 β2-GP1 抗体与卒中有强烈的相关性
（P=0.011），其次是血小板减少（P=0.016）、APTT 延长
（P=0.021）、深静脉血栓（P=0.158）和流产（P=0.223）等。也有
研究表明，抗 β2-GP1 抗体和动脉血栓的相关性要大于静脉血栓。

在 APS 患者中，IgG 和（或）IgM 型抗 β2-GP1 抗体的阳性率
为 30%～60%，但在一些无症状的人群中也可出现该自身抗体。
抗 β2-GP1 抗体的浓度与静脉血栓史具有明显的相关性，其中 IgM
型抗体与动脉血栓具有很好的相关性，而 APS 相关流产与
抗 β2-GP1抗体浓度之间没有明显的相关性。抗 β2-GP1 抗体只出
现在自身免疫性疾病中，而抗心磷脂抗体在 APS 和某些感染性疾
病中均可出现（如梅毒、疏螺旋体病、AIDS、肝炎和结核病等）。
抗 β2-GP1 抗体可作为自身免疫性血栓形成的血清学标志，检测该
抗体有助于区分自身免疫性和感染性的血栓。SLE 患者中血栓的
严重程度与抗 β2-GP1抗体的滴度具有很好的相关性。抗 β2-GP1 抗
体常与抗心磷脂抗体一起出现，抗体滴度亦具有很好的相关性。
抗 β2-GP1 抗体对 APS 的特异性为 98%，而抗心磷脂抗体的特异
性仅为 75%；相反，抗 β2-GP1 抗体对 APS 的敏感性仅为 54%，
明显低于敏感性为 97%的抗心磷脂抗体。

（2）检测方法：目前对于这两种磷脂结合蛋白的检测方法有
ELISA 法、免疫微球和化学发光法等。

二、器官特异性自身免疫性疾病相关自身抗体

（一）消化系统自身免疫性疾病相关自身抗体

自身免疫性疾病根据其发病器官和发病机制的不同分为：
①器官特异性自身免疫性疾病，特点为组织器官的病理损害和功
能障碍仅限于抗体或致敏淋巴细胞所针对的某一器官，如炎症性
肠病、自身免疫性肝炎等；②系统性自身免疫性疾病，如系统性
红斑狼疮、类风湿关节炎等。消化系统自身免疫性疾病多为器官
特异性自身免疫性疾病，但系统性自身免疫性疾病也常常可以累
及消化系统。因而两种情况同时存在或互为因果，故给临床诊治
该类疾病造成了很大困难。消化系统自身免疫性疾病相关自身抗

体，如抗线粒体抗体等可以为疾病诊断和分型提供重要依据。

1. 自身免疫性肝病相关自身抗体

自身免疫性肝病主要包括三种与自身免疫密切相关的，以肝、胆损伤为主的疾病：自身免疫性肝炎（autoimmune hepatitis，AIH）、原发性胆汁性肝硬化（primary biliary cirrhosis，PBC）和原发性硬化性胆管炎（primary sclerosing cholangitis，PSC）。AIH 是一种伴循环自身抗体和高免疫球蛋白血症，病因未明，呈慢性炎性坏死的肝脏疾病；PBC 是以自身免疫介导的肝内胆管损伤，以后呈肝纤维化，最终导致肝功能衰竭为特征的一类病因不明的自身免疫性肝脏疾病；PSC 是一种原因不明的慢性综合征，其特征是肝外和（或）肝内胆管弥漫性炎症、纤维化所引起的慢性胆汁淤积症。一般认为自身免疫性肝病好发于欧美白人。

近年来由于临床经验的积累和实验室诊断技术的进步，学者们发现我国人群中自身免疫性肝病患者逐渐增多。

自身免疫性肝病的诊断主要依靠病史、临床表现、体征和实验室检查结果。肝组织病理学检查认为是 AIH、PBC 诊断的"金标准"。尽管此项检查临床应用具有局限性，但其仍是诊断的重要标准之。自身抗体在自身免疫性肝病的发病机制中起重要作用。每种自身免疫性肝病都具有特征性自身抗体谱，自身抗体检测对自身免疫性肝病的诊断、分型及鉴别诊断具有重要意义。

（1）抗 DNA 抗体和抗组蛋白抗体：ANA 是自身免疫性肝炎最常见的自身抗体之一，约有 75% 的 I 型 AIH 患者 ANA 阳性，且有 10% 的 AIH 患者，ANA 是其血清中唯一可检测到的自身抗体。但 ANA 并不具有诊断特异性，不仅可见于 AIH，也可见于多种结缔组织病。ANA 常与抗平滑肌抗体同时出现，两者同时出现的阳性率为 85%～90%。

在 ANA 阳性的 I 型 AIH 患者中，其特异性靶抗原抗体以抗 DNA 抗体和抗组蛋白抗体为主。抗单链 DNA 抗体在 AIH 中的阳性率为 85%，约有半数的患者只有抗单链 DNA 抗体而无抗双链 DNA 抗体。但抗单链 DNA 抗体的检测对 AIH 并无临床和预后价值。近年的临床研究发现，在 AIH 中也可检测出抗双链 DNA 抗体。抗双链 DNA 抗体常出现在 ANA 阳性的 Ⅰ 型 AIH 患者中，可能有预后价值。此外，AIH 患者中的抗双链 DNA 抗体检测多用 ELISA 法检测，并与间接免疫荧光法（短膜虫法）检测结果无相关性，AIH 患者中的抗双链 DNA 抗体可能多为高亲和力的抗体。

Ⅰ型 AIH 患者中的抗组蛋白抗体，其特异性靶抗原以 H3 亚单位及核小体为主。研究提示，抗组蛋白抗体阳性的 AIH 患者较阴性患者具有更年轻、伴高水平的天冬氨酸转氨酶和携带 HLADR4 的特点。抗组蛋白抗体检测对 AIH 的诊断及预后价值尚未确定。

（2）核包膜蛋白抗体：对自身免疫性肝病的诊断具有重要临床价值的抗核包膜（被）蛋白抗体主要有：抗板层素抗体、抗核板层 B 受体（LBR）抗体、抗板层相关多肽（LAPs）抗体、抗gp210 抗体和抗 p62 抗体。

其中，抗板层素 A 抗体和抗板层素 C 抗体，可见于 PBC（6%～8%）、AIH（9%～23%）等自身免疫性肝病患者中，并与疾病活动性密关相关。抗板层素抗体也偶见于类风湿关节炎、干燥综合征、硬化症、血管炎和雷诺症等患者中。

抗 gp210 抗体被一致认为是 PBC 的高度特异性抗体。可用免疫印迹法或 ELISA 法检测抗 gp210 抗体，其诊断 PBC 的特异性可高达 96%～99%，极少出现于 AIH、类风湿关节炎、多发性肌炎、干燥综合征及非自身免疫性肝病患者中；其诊断 PBC 的敏感性为 10%～41%。约 1/4（10%～40%）的 PBC 患者中，抗 gp210 抗体可与抗线粒体抗体（AMA）同时出现，抗 gp210 抗体也存在于 20%～47% AMA 阴性的 PBC 患者中。对于临床、生化和组织学表现疑诊 PBC 而 AMA 阴性的患者，或 AMA 阳性而临床症状不典型、存在重叠综合征（如与干燥综合征重叠）的患者，抗 gp210 抗体检测有重要价值。抗 gp210 抗体与 PBC 患者的肝外临床表现具有一定的相关性，抗体阳性较阴性患者发生关节炎的概率增高。抗 gp210 抗体也可作为 PBC 患者的预后指标。

抗 p62 抗体为 PBC 另一种高特异性自身抗体，在其他肝病或自身免疫性疾病中未检出，其敏感性为 23％～32％。抗 gp210 抗体和抗 p62 抗体倾向于相互独立，一般不同时阳性。

抗核板层 B 受体（LBR）抗体为 PBC 的高特异性自身抗体，仅见于 PBC 患者中，但其敏感性极低，为 1％～3％。抗 LBR 抗体临床意义现还不清楚。

抗板层相关多肽（LAP）抗体的靶抗原为位于核内膜上的与核板层相连结的板层相关多肽（LAP）成分，有关 PBC 中抗 LAP 抗体的靶抗原性质及临床意义有待于继续深入研究。

（3）抗核点抗体：研究表明，抗 p80 抗体和抗 Sp100 抗体与 PBC 等自身免疫性肝病关系密切，尤其是后者，可能是 PBC 的一种特异性抗体。抗 Sp100 抗体对 PBC 患者具有较高的敏感性和特异性，在 PBC 患者中的阳性率为 10％～30％，其他肝病患者均为阴性。抗 Sp100 抗体亦少见于风湿性自身免疫性疾病患者，但阳性率低（一般＜3％）且阳性患者，多与 PBC 密切相关，并在临床上常出现于肝损伤之前。

（4）抗着丝点（粒）抗体：抗着丝点（粒）抗体是系统性硬化症的亚型 CREST 综合征的特异性抗体。PBC 常与 SSc 重叠，发生率为 10％～15％。ACA 可见于 PBC 患者中，阳性率为 10％～20％。ACA 阳性的 PBC 患者常同时存在 CREST 综合征的临床症状，如雷诺现象、指（趾）硬化症等。

（5）抗平滑肌抗体：1965 年 Johnson 等应用ⅡF 法，以不固定的大鼠胃冷冻切片为抗原底物片，在慢性活动性肝炎患者血清中首先发现抗平滑肌抗体（anti-smooth muscle antibodies，SMA 或 ASMA）。SMA 无器官及种属特异性，主要为 IgG 和 IgM 类型。SMA 的靶抗原种类丰富，主要为多种细胞骨架成分，可分为肌动蛋白和非肌动蛋白两大类。肌动蛋白可以单体及聚合体形式存在于微丝中。其中抗 F-肌动蛋白（46kD）自身抗体与 AIH 关系密切，为 AIH 特异性自身抗体，而抗 G-肌动蛋白自身抗体则与酒精性肝硬化有关。非肌动蛋白自身抗原与某些感染性疾病、系统性自身免疫性疾病等有关。

SMA 可见于多种肝脏疾病及非肝脏疾病，无疾病诊断特异性。但 SMA 对 I 型 AIH 的诊断有重要意义，高滴度的 ASMA（>1∶160）对 AIH 诊断敏感性相当高（至少 90%），高滴度的 SMA 还可见于 AIH 与 PBC 重叠综合征患者。以 F-肌动蛋白为靶抗原的 SMA 为 AIH 特异性抗体中阳性率高达 97%。而低滴度的靶抗原为非肌动蛋白的 SMA（以 IgM 为主）可非特异性出现于某些感染性疾病、系统性自身免疫性疾病、炎症性肠病等多种疾病中。

（6）抗肝/肾微粒体抗体：1973 年 Rizzctto 等应用 IIF 法，在慢性活动性肝炎患者血清中，首先发现同鼠肝细胞胞质、近端肾小管上皮细胞胞质反应而不同远端肾小管上皮细胞胞质反应的抗肝/肾微粒体抗体（anti-liver/kidneymicrosomal antibodies，抗 LKM 抗体）。随后研究发现，抗 LKM 抗体包括三种与微粒体酶细胞色素 P450 反应的亚型抗体：①抗肝/肾微粒体 1 型抗体（抗 LKM-1 抗体），为 II 型 AIH 标记抗体。在慢性丙型肝炎患者中，2%～10% 可检测到抗 LKM-1 抗体。②抗肝/肾微粒体 2 型抗体（抗 LKM-2 抗体），仅见于应用药物替尼酸治疗后诱发的肝炎。③抗肝/肾微粒体 3 型抗体（抗 LKM-3 抗体），主要见于丁型肝炎病毒（HDV）感染患者，也见于少数 II 型 AIH 患者。检测抗 LKM 抗体对 AIH 诊断、分型具有重要意义。

（7）抗肝细胞胞质抗原 I 型抗体：抗肝细胞胞质 I 型抗体（anti-liver cytosol antibody type 1，抗 LC1 抗体）或称抗肝细胞胞质抗原 I 型抗体（antiliver cytosol antigen type 1 antibodies），被认为是 II 型 AIH 的另一个标记抗体。检测抗 LC1 抗体对 AIH 诊断、分型具有重要意义。

抗 LC1 抗体为 II 型 AIH 的血清特异性抗体，阳性率为 56%～72%。在临床上，抗 LC1 抗体多见于年龄小于 20 岁的年轻 AIH 患者。抗 LC1 抗体常与抗 LKM-1 抗体同时存在。HCV 感染与 LC1 不相关，抗 HCV 与抗 LC1 抗体没有交叉反应，因此抗 LC1 抗体对 AIH 的特异性要优于抗 LKM-1 抗体。抗 LC1 抗体与 II 型 AIH 的疾病活动性具有相关性，为 AIH 的疾病活动标志及预后指标。

（8）抗肝/胰抗体与抗可溶性肝抗原抗体：1981 年 Berg 等首先在慢性活动性活动性肝炎患者中发现并报道抗肝/胰抗体（anti-liver-pancreas antibodies，抗 LP 抗体）。

1987 年 Manns 等首先在非乙肝慢性活动性活动性肝炎患者中发现并报道抗可溶性肝抗原抗体（anti-soluble livers antigen antibodies，抗 SLA 抗体），该自身抗体在非自身免疫性肝病中不能检出，为 AIH 高度特异性自身抗体。研究发现，LP 和 SLA 的分子量、理化性质及相应自身抗体的临床意义有很多相似之处。目前认为 LP 和 SLA 是同一抗原，抗 LP 抗体和抗 SLA 抗体合称为抗 SLA/LP 抗体。

抗 SLA/LP 抗体为少数公认的 AIH 高度特异性自身抗体，在 AIH 所有相关自身抗体中最具有诊断价值。抗 SLA/LP 抗体在 AIH 中的阳性率为 10%～30%，该抗体多出现在 ANA、SMA 和抗 LKM-1 抗体阴性的 AIH 患者血清中。

（9）抗去唾液酸糖蛋白受体抗体：1968 年 Morell 等发现无（去）唾液酸糖蛋白受体（asialoglycoprotein receptor，ASGPR），最初人们将 ASGPR 称为肝脏特异性膜脂蛋白（liver-specific membrane lipoprotein，LSP）。从 20 世纪 90 年代初始，研究人员相继发现 AIH 患者血清中存在高水平的抗 ASGPR 抗体，并与疾病活动性密切相关。抗 ASGPR 抗体对 AIH 具有很高的特异性，阳性率为 50%～88%，可与 ANA、SMA 或抗 LKM-1 抗体同时存在，可见于 AIH 每一亚型。抗 ASGPR 抗体在急慢性病毒性肝炎、酒精性肝病、PBC、PSC 和非肝病自身免疫性疾病等，阳性率一般低于 15%，且抗体水平较低多呈一过性。抗 ASGPR 抗体最重要的特征及临床应用价值在于该自身抗体与肝脏炎症的活动程度密且相关，被称为 AIH 疾病活动性的"晴雨表"。

（10）抗线粒体抗体：1965 年 WalRer 等首次应用ⅡF，发现 PBC 患者血清中存在抗线粒体抗体（anti-mitochondrial antibodies，AMA）。其后研究发现，AMA 是一种以线粒体为靶抗原、无种属和器官特异性的自身抗体，PBC 患者中的 AMA 阳性率可高达 95%，此项检测已成为 PBC 诊断的重要实验室指标。1995 年

Berg 等根据在线粒体膜上存在的能与 AMA 反应 9 种线粒体自身抗原，将 AMA 分为 9 种亚型（AMA M1～AMA M9），不同的亚型其临床意义存在差异，其中与 PBC 最相关的是 M2 亚型抗体。应用生化方法从线粒体内膜中提取的被称为 M2 的线粒体成分，由 5 种抗原决定簇组成，其主要成分为 PDC-E2，还包括 PDC-E3BP、BCOADC-E2、PDC-E1α 及 PDC-E1β 等成分。除 M2 抗原外，在线粒体外膜还含有 M4、M8 和 M9 等抗原亦与 PBC 密切相关（表 1-5）。

表 1-5　AMA 亚型抗体种类及其疾病相关性

AMA 亚型抗体	相应靶抗原	临床相关疾病	阳性素
抗 M1 抗体	心磷脂	梅毒（活动期指标）	100%
		SLE	50%
		SSe、SS、RA、MCTD	5%～15%
抗 M2 抗体	2-酮酸脱氢酶复合物	血栓形成、习惯性流产	常见
		PBC（高滴度）	96%
		其他慢性肝病（低滴度）	30%
		SSe（低滴度）	7%～25%
抗 M3 抗体	未知（线粒体外膜）	DIL、假红斑狼疮综合征（如吡唑啉酮引起）	100%
抗 M4 抗体	亚硫酸氧化酶	PBC（常伴 M2 阳性、活动期、晚期 PBC）	55%
抗 M5 抗体	心磷酸复合物	非特异性胶原病（CTD）	少见
抗 M6 抗体	未知（线粒体外膜）	药物性肝炎（异丙烟肼）	100%
抗 M7 抗体	肌氨酸脱氢酶	急性心肌炎	60%
		心肌炎	30%
抗 M8 抗体	未知（线粒体外膜）	PBC（常伴 M2 阳性、活动期、晚期 PBC）	55%
抗 M9 抗体	糖原磷酸化酶	PBC-M2 阴性患者（早期 PBC）	82%
		PBC-M2 阳性患者（轻型 PBC）	37%～44%
		慢性活动性 AIH	10%
		急性和慢性病毒性肝炎	3%

虽然应用传统的ⅡF发检测PBC患者血清中的AMA，敏感性可达90%以上，但AMA也可出现于某些感染性疾病、结缔组织病及药物诱导性疾病患者中（表1-5）。以线粒体内膜上的2-酮酸脱氢酶复合物为靶抗原的AMA M2亚型抗体，是PBC患者的高度特异性自身抗体，敏感性为95%～98%，特异性达97%。有学者认为，当AMA M2亚型抗体高滴时，确诊PBC不再需要肝活检组织病理证实。

（11）抗中性粒细胞胞质抗体：ANCA是自身免疫性肝病标准诊断谱的最新成员，主要见于自身免疫性肝病中的Ⅰ型AIH及PSC患者中，而PBC患者则少见。pANCA主要见于自身免疫性肝病中的Ⅰ型AIH及PSC患者中，阳性率分别为65%～92%、29%～88%，而Ⅱ型AIH、PBC及其他非自身免疫性肝病患者中则少见。pANCA与Ⅰ型AIH的疾病活动度（转氨酶和γ-球蛋白水平）相关，ANCA阳性患者的病情常较重。

2. 炎症性肠病相关自身抗体

炎症性肠病（inflammatory bowel disease，IBD）一词专指病因未明的炎症性肠病（idiopathic inflammatory bowel disease），包括溃疡性结肠炎（ulcerative colitis，UC）和克罗恩病（Crohn's disease，CD）。

溃疡性结肠炎是一种病因尚不十分清楚的直肠和结肠慢性非特异性炎症性疾病。病变主要限于大肠黏膜与黏膜下层。临床表现为腹泻、黏液脓血便、腹痛。病情轻重不等，多呈反复发作的慢性病程。本病在我国较欧美少见，且病情一般较轻，但近年患病率有明显增加，重症也常有报道。

克罗恩病是一种病因尚不十分清楚的胃肠道慢性炎性肉芽肿性疾病。病变多见于末段回肠和邻近结肠，但从口腔至肛门各段消化道均可受累，呈节段性或跳跃式分布。临床上以腹痛、腹泻、体重下降、腹块、瘘管形成和肠梗阻为特点。本病有终生复发倾向，重症患者迁延不愈，预后不良。

一般而言，与IBD有关的血清学抗体包括两类：抗细菌抗原抗体和其他的自身抗体。抗细菌抗原抗体包括：抗多糖抗体（如抗酿酒酵母抗体、抗乙糖苷壳糖抗体、抗乙糖苷昆布糖抗体、抗海带多糖抗体、抗壳质多糖抗体等）、抗细胞外膜孔道蛋白 C 抗体、I2 抗体和抗细菌鞭毛蛋白 CBirl 抗体等；其他的自身抗体包括抗中性粒细胞胞质抗体和抗胰腺腺泡抗体等。

（1）抗多糖抗体：抗多糖抗体的抗原大多为细菌、酵母菌等微生物细胞壁中的多糖成分。其中，最为人所知的是 ASCA。ASCA 是一种针对真菌菌属的抗体，我们已经把这种抗体命名为酿酒酵母菌细胞壁甘露聚糖的血清反应性抗体。已有许多研究报道，ASCA 是大多数 CD 患者的血清学标记物，是一种对 CD 具有高度特异性的抗体。目前，ASCA 的检测方法有 IIF 和 ELISA 法，两种方法的敏感性均较低。

研究发现，除 ASCA 对 UC 和 CD 有高度鉴别价值外，ALCA 和 ACCA 也对 UC 和 CD 有高度鉴别价值。ALCA 和 ACCA 是与 CD 相关的两种新的血清学抗体，对 CD 的诊断和分型可能有一定的帮助。

（2）抗细胞外膜孔道蛋白 C 抗体（anti-Omp C，抗 Omp C 抗体）：抗 Omp C 抗体是一种直接抗大肠杆菌细胞外膜孔道蛋白 C 的抗体。研究发现，OmpC 抗体存在 IgG 和 IgA 两个亚型，抗 Omp C IgG 抗体在 UC 患者尤其是 ANCA 阳性患者中可检测到，而抗 OmpC IgA 抗体则在 CD 患者血清中分泌过多。但较低的检出率限制了其在临床诊断中的应用。另外，通过检测抗 Omp C 抗体，可发现部分其他血清学指标无法诊断的 IBD 患者。

（3）I2 抗体：2000 年，研究者在 CD 患者结肠黏膜中发现了与 ptxR 和 tetR 细菌转录因子具有同源性的 DNA 序列（I2 基因序列）。ELISA 结果显示，与 UC 或其他免疫性疾病不同，CD 患者血清中的免疫球蛋白 A 反应异常，可代表疾病的严重程度，而 Omp C IgA 抗体和 I2 抗体的同时存在则增加了 IBD 的持续时间。

（4）抗细菌鞭毛蛋白 CBir1 抗体：细菌鞭毛蛋白是一种常见的细菌抗原，抗原性高，多存在于大多数肠道细菌中。抗细菌鞭毛蛋白 CBirl 抗体与成人 CD 回肠受累相关，并与狭窄和穿透性病变相关。

（5）抗中性粒细胞胞质抗体（ANCA）：与 IBD 相关的是 p-ANCA，同时发现 p-ANCA 在 UC 患者中的阳性率、敏感性以及特异性最高。但是对于 UC 患者，p-ANCA 滴度与疾病活动度、病变程度、疾病缓解及治疗情况不相关。同时，p-ANCA 可作为一个评价 UC 患者手术风险和预后的指标。

（6）抗胰腺腺泡抗体（PAB）：1987 年，Stcker 等在 IBD 患者的血清中发现了 PAB。最近，胰腺腺泡细胞的酶原颗粒膜糖蛋白（glycoprotein 2 zymogen granulemembrane，GP2），即一种糖基磷脂酰肌醇锚定蛋白，被认为是一种 PAB 相关自身抗原。研究发现，CD 患者 PAB 阳性率为 $30\% \sim 40\%$，而 UC 和正常人仅为 $0.5\% \sim 6.4\%$。PAB 阳性在增加 IBD 持续时间的同时并不影响其活动度，且与 PAB 阴性者相比，胰腺外分泌功能更易受损。虽然 PAB 对 CD 的特异性较高，但因敏感性太低而降低了其在临床应用中的价值。

3. 自身免疫性胃炎相关自身抗体

1849 年，Thomas Addison 发现恶性贫血（pernicious anemia，PA）。随后，研究人员又发现了针对内因子和胃壁细胞的自身抗体，才进一步明确了萎缩性胃炎与自身免疫之间的关系。1973 年，Strickland 等根据胃炎血清免疫学检查及胃内病变的分布，将慢性萎缩性胃炎分为 A 型（自身免疫型）与 B 型（细菌引起）两个独立的类型。一般常说的自身免疫型胃炎即指 A 型慢性萎缩性胃炎。自身免疫性胃炎以北欧多见，我国只有少数病例报道。

自身免疫性胃炎的自身抗体主要有壁细胞抗体（parietal cell antibody，PCA）、内因子抗体（intrinsic factor antibody，IFA）、G 细胞抗体（G cell antibody，GCA）和胃泌素受体抗体。

（1）壁细胞抗体（PCA）：Irvine 等首先用补体结合反应检出 PCA。PCA 是一种 7S 球蛋白，有器官特异性，虽然其相应的抗原与甲状腺微粒体类似，但无交叉反应。目前常规使用 IIF 法进行检测。一般自身免疫性胃炎 PCA 的阳性率为 $23.6\%\sim62.5\%$，然而国内自身免疫性胃炎 PCA 阳性率稍低，多为 $15\%\sim30\%$，少数报道高达 $40\%\sim50\%$，一般无性别差异。正常人 PCA 阳性率为 $2\%\sim5\%$，也有报道高达 8.4%。此外，PCA 也见于其他自身免疫性疾病。

（2）内因子抗体（IFA）：Taylor、Schwartz 提出恶性贫血患者血液中有一种封闭因子，将阻断内因子促进 B12 的吸收作用，经免疫学和电泳证实，这种封闭因子是内因子抗体（IFA）。可采用 II F 法进行检测。恶性贫血患者常出现 IFA，阳性率为 $50\%\sim70\%$。

（3）G 细胞抗体（GCA）：G 细胞分布于胃窦部幽门腺及上部小肠黏膜中。自身免疫性胃炎时如侵犯胃窦，则正常幽门腺体减少，同时 G 细胞也减少。研究发现，GCA 阳性的 B 型胃炎患者血清中基础胃泌素值明显下降，表明有 G 细胞减少。

（4）胃泌素受体抗体：De Aizpurua 等在自身免疫性胃炎、恶性贫血患者血清中发现胃泌素受体自身抗体，其能与壁细胞上胃泌素受体结合，干扰胃酸分泌。

4. 麦胶性肠病相关自身抗体

麦胶性肠病（gluten induced enteropathy，GIE）又称乳糜泻（celiac disease，CD），是一种免疫相关、由麸质相关蛋白引发遗传易感个体的系统性紊乱性肠道疾病。其特点是各种由麸质诱发的临床表现和 GIE 特异性抗体。GIE 可表现为小肠（尤其是空肠）黏膜绒毛的萎缩以及营养物质吸收不良，禁食含麸质的食物（小麦、黑麦、大麦）能使症状缓解，再进食可迅速复发。血清学检查可筛查 GIE 患者而无需进一步组织学检查。血清学检查以 IgA 为基础，包括人抗麦胶蛋白/麦醇溶蛋白抗体（anti-gliadin antibody，AGA）、抗肌内膜抗体（anti-endomysial antibody，EMA）、抗组织型谷氨酰胺转移酶（tissue transglutaminase，tTG）抗体、抗脱酰胺麸朊肽（deamidated gliadin peptides，DGP）抗体。tTG 抗体 ELISA 法具有很高的敏感性和特异性，已成为 GIE 的首要筛查手段。

（1）抗组织型谷氨酰胺转移酶（tTG）抗体：血清 IgA 抗 tTG 抗体诊断 GIE 的敏感性为（95%）和特异性（97%）。tTG＞20U/ml 为诊断 GIE 的界值。IgA 抗 tTG 抗体单项检测已成为 2 岁以上患者的首选检查方法。IgA 抗 tTG 抗体还可监测患者是否坚持无麸质饮食及其治疗效果。但 ACG 指南指出，如 GIE 患者血清总 IgA 含量降低，IgA 抗 tTG 抗体存在假阴性的风险。因此，建议同时检测血清 IgA 抗 tTG 抗体和总 IgA 水平；或行 IgG 检测，如 IgG 型脱酰胺麸朊肽（deamidated gliadin peptides，DGP）抗体和 IgG 抗 tTG 抗体。鉴于幼儿体内 IgA 水平不成熟，并不推荐 IgA 抗 tTG 抗体单项检测用于 2 岁以下儿童。

（2）抗脱酰胺麸朊肽（DGP）抗体：对于 2 岁以下儿童应联合 IgA 抗 tTG 抗体和抗 DGP 抗体（IgA 和 IgG）检测。且在病情监测过程中敏感性和特异性均较好。

（3）IgA/IgG 抗 tTG/DGP：IgA/IgG 抗 tTG/DGP 可使疑似患者免于检测血清总 IgA 含量，其诊断 GIE 的敏感性和特异性可分别达 98.6% 和 100%，敏感性稍高于单纯检测 IgA 抗 tTG 抗体，但特异性降低，因此不推荐用于高危人群 GIE 的诊断，且所有血清学诊断试验均应在患者接受含麸质饮食的状态下进行。

（4）抗肌内膜抗体（EMA）：IgA EMA 特异性高，但检查昂贵、耗时长且结果主观性强，仅用于 tTG 抗体检测结果为弱阳性或可能为假阳性的确认。

（5）抗麦胶蛋白/麦醇溶蛋白抗体（AGA）：AGA 因其敏感性和特异性均不高，已不再作为 GIE 的基本诊断手段。

（二）内分泌系统自身免疫性疾病相关自身抗体

内分泌系统常见的自身免疫性疾病有桥本甲状腺炎、Graves 病、Ⅰ型糖尿病、Addison 病等。在人类，自身免疫性疾病好发于育龄女性，用肾上腺皮质激素治疗有效，也说明内分泌激素与自身免疫性疾病的发病有关。内分泌系统自身免疫性疾病相关自身抗体，如抗甲状腺激素受体抗体、抗胰岛细胞抗体等的检测有助于明确内分泌疾病的性质及自身免疫性疾病的发病机制，也可作为早期诊断和长期随访的依据。

1. Ⅰ型糖尿病相关自身抗体

Ⅰ型糖尿病（type 1 diabetesmellitus，T1DM）的特征为胰岛β细胞破坏，胰岛素绝对缺乏。可发生于任何年龄，但以儿童和青少年为多。患者血糖水平明显高于正常，易发生酮症，临床上均需依赖外源性胰岛素。

Ⅰ型糖尿病的血清标志物有胰岛细胞自身抗体（islet cell autoantibodies，ICA）、胰岛素自身抗体（insulin autoantibodies，IAA）、谷氨酸脱羧酶抗体（glutamic acid decarboxylase antibody，GADA）和蛋白酪氨酸磷酸酶-2抗体（protein tyrosine phosphatase-2 antibody，IA-2A）等。85%～90%新诊断的Ⅰ型糖尿病患者血清中可出现其中一种或多种自身抗体。

（1）胰岛细胞抗体：1974年Bottazzo等发现胰岛细胞自身抗体（islet cell autoantibodics，ICA），其是T1DM检测中应用最早的免疫学标志。在新诊断的T1DM患者中ICA的阳性率可达80%～90%。对T1DM患者长期追踪观察显示，随着病程的延长，ICA的阳性率逐渐降低，诊断后2～5年阳性率降至20%，10年后ICA阳性者不足5%～10%。在一般人群中ICA阳性率低。ICA是多克隆自身抗体，可与各种胰岛细胞反应。被ICA识别的脂肪和蛋白质自身抗体包括：共轭唾液酰糖肽、GAD和IA-2。

（2）胰岛素自身抗体：胰岛素自身抗体（insulin autoantibodies，IAA）为与胰岛素结合的自身抗体（群）。在新发儿童T1DM中IAA阳性率达35%～60%，而在新发成人T1DM患者中阳性率低。应用外源胰岛素后胰岛素抗体会明显升高，不能有效地将两种胰岛素抗体加以区分，所以在应用胰岛素后不能再检测IAA。IAA不是T1DM特异性的自身抗体，在甲状腺疾病中也可出现，甚至正常人群中也可有阳性。

（3）谷氨酸脱羧酶抗体：人们首先在一种少见的神经系统疾病Stiffman综合征中发现有70%的患者有高水平的GADA。谷氨酸脱羧酶（glutamic acid decarboxylase，GAD）是抑制性神经递质氨基丁酸的生物合成酶，存在于人和动物脑和胰岛组织内，具有两种高度同源的同工酶，由于分子量不同被分别命名为 GAD65和 GAD67。人类胰岛细胞主要合成 GAD65。GADA 是最早出现的自身抗体，它在患者发病前数年甚至 10 余年前即可出现，发病后 GADA 可持续存在。由此可见，GADA 成为 I 型糖尿病发病进展中比 ICA 和 C 肽联合检测更好的检测指标。同样，其在妊娠糖尿病发展为 T1DM 的过程中也有价值。

（4）蛋白酪氨酸磷酸酶-2 抗体：蛋白酪氨酸磷酸酶-2（protein tyrosine phosphatase-2，IA-2）属于蛋白酪氨酸磷酸酶家族，与 GAD 相似。IA-2A 与 GADA 均是 ICA 的重要组成部分，两者联合检测可反映出 ICA 的大部分活性。IA-2 见于中枢神经组织和其他内分泌组织包括垂体等。在 T1DM 患者的长期随诊中发现，IA-2A 在初诊后多年仍然存在。据估计，IA-2A 在儿童及青少年发病 T1DM 患者中阳性率可达 50％～70％，而在成年发病 T1DM 患者中阳性率仅为 30％～50％。应用放射免疫分析法可以灵敏地检测出 IA-2A，而 ELISA 的敏感性差。

锌转运蛋白 8（zinc transporter 8，ZnT8）是阳离子扩散辅助家族（cation diffusion facilitator，CDF）成员，主要表达于胰腺 β 细胞，介导锌离子从胞质转运至囊泡，参与胰岛素合成、储存和分泌的调节。ZnT8A 在新发的 T1DM 患者中的阳性率可达 60％～80％，而在 II 型糖尿病患者及健康人群中的阳性率分别为 3％和 2％。ZnT8A 有助于帮助诊断 GADA、IA-2A、IAA 和 ICA 阴性的 T1DM 患者，约 26％的这类患者体内仅可检测到 ZnT8A。

2. 自身免疫性甲状腺炎相关自身抗体

自身免疫甲状腺炎（autoimmune thyroiditis，AIT）又称为慢性淋巴细胞性甲状腺炎（chronic lymphocytic thyroiditis，CLT），又称桥本甲状腺炎（Hashimoto's thyroiditis，HT），是指大量淋巴细胞浸润甲状腺内，形成淋巴滤泡及生发中心，甲状腺滤泡遭到破坏。本病是常见自身免疫性甲状腺疾病。

AIT 的特征是存在高滴度的自身抗体，其诊断有赖于血清自身抗体，自身抗体包括抗甲状腺球蛋白抗体、抗甲状腺微粒体抗体、抗甲状腺过氧化物酶抗体、抗促甲状腺激素受体抗体。

（1）抗甲状腺球蛋白抗体（Tg-Ab）：甲状腺球蛋白（thyroglobulin，Tg）来源于功能性甲状腺组织，由甲状腺上皮细胞产生并贮存于甲状腺滤泡中。正常情况下在甲状腺细胞内循环，受促甲状腺激素（thyroid stimulating hormone，TSH）调节。病理状态下，分泌或溢漏到血液中诱发产生 Tg-Ab，约 60％的甲亢患者及 80％的 AIT 患者血清中有 Tg-Ab。Tg-Ab 主要属于 IgG 型，另有小部分为 IgA、IgM。Tg-Ab 抗体在 AIT、原发性黏液性水肿、无症状性甲状腺炎、产后甲状腺炎、产后 Graves 病、新生儿甲低的临床诊断上均有一定的辅助作用，是对 TM-Ab 测定的必要补充。另外，甲状腺癌与 Tg-Ab 呈一定的相关性，Tg-Ab 阳性滴度升高，是肿瘤恶化的一种标志。

（2）抗甲状腺过氧化物酶抗体（TPO-Ab）：TPO 是一种含有血红素辅基的膜结合糖蛋白，位于甲状腺滤泡上皮顶端细胞膜刷状缘，为甲状腺激素合成过程中的关键酶。TPO 分子是 TM 的主要有效抗原活性成分，故有学者认为，测定 TPO-Ab 完全可替代 TM-Ab。TPO-Ab 的检测方法有补体固定法、免疫荧光法、ELISA 法和化学发光法等。

检测意义：TPO-Ab 是 AIT 患者体内一种重要的免疫学标志，在 AIT 患者中，TPO-Ab 浓度显著增高，其可区别 AIT 和非 AIT 性甲状腺疾病。TPO-Ab 浓度也和 AIT 的病情活动程度相关。可用于 AIT 的预后评估，AIT 患者存在高滴度 TPOAb 时，最终发生甲减的概率增大。

（3）抗甲状腺微粒体抗体（TM-Ab）：TM 抗原存在于甲状腺上皮细胞质内的微粒体中的脂蛋白。虽然甲状腺微粒体的主要抗原成分为 TPO，但其抗原成分中还含有甲状腺球蛋白等，因此 TM-Ab 与 Tg-Ab 等有交叉反应。Tg-Ab、TM-Ab 持续强阳性而甲状腺刺激免疫球蛋白阴性，要警惕 AIH 伴甲亢，必须进行甲状腺细胞学检查，如提示甲状腺上皮有变性、破坏、大量淋巴细胞浸润时要随访，很可能转为甲减。

（4）抗促甲状腺激素受体抗体（TR-Abs）：TR-Abs 亦称 TSH 结合抑制免疫球蛋白（TSH binding inhibitory immunoglobulin，TBⅡ）。在临床实践中，Graves 病患者血清中检出的 TR-Abs一律视为甲状腺刺激抗体（thyroid stimulating antibody，TS-Ab），其合理性值得商榷。TR-Abs 阳性仅提示存在针对 TSHA 的自身抗体，但无法说明该抗体具有的功能。事实上，TR-Abs有 TS-Ab 和甲状腺刺激阻断抗体（thyroid stimulating blocking antibody，TSB-Ab）2 种亚型。TS-Ab 具有刺激 TSHR、促进甲状腺滤泡分泌、致甲状腺毒症的功能，是 Graves 病的致病性抗体。TSB-Ab 对 TSHR 具有一定的亲和力，可占据 TSHR，并阻断 TSH 与 TSHR 结合，从而导致甲减，也是部分 AIT 患者甲减的致病因素。

最近，以非放射核素标记的化学发光技术测定 TR-Abs 已经投入使用，国内逐步引进，但大多实验室仍然采用放射免疫测定法。

（三）神经系统自身免疫性疾病相关自身抗体

神经系统自身免疫性疾病可发生在中枢神经系统（如多发性硬化、视神经脊髓炎）、周围神经系统（如急性炎性脱髓鞘性多发性神经病，尤其是吉兰－巴雷综合征）及神经－肌肉接头处（如重症肌无力），导致神经元或轴索损伤、髓鞘脱失、神经－肌肉接头破坏等病理改变。神经系统自身免疫性疾病兼具自身免疫性疾病的复杂性及神经系统疾病致死、致残的严重性，常常对患者对患者造成严重威胁。近年来，新的神经系统自身免疫性疾病相关自身抗体的发现不仅有助于明确疾病的分型和诊断，还有助于对疾病发病机制和治疗机制的探索和研究。

1. 重症肌无力相关自身抗体

重症肌无力（myasthenia gravis，MG）是乙酰胆碱受体（acetylcholine receptor，AChR）抗体介导的一种神经－肌肉接头（NMJ）处传递障碍的自身免疫性疾病。病变主要累及 NMJ 突触后膜上乙酰胆碱受体（acetyl choline receptor，AChR）。临床特征为部分或全身骨骼肌易于疲劳，呈波动性肌无力，常具有活动后加重、休息后减轻和晨轻暮重等特点。

（1）抗乙酰胆碱受体抗体：抗乙酰胆碱受体抗体是重症肌无力的标志性自身抗体，85％左右的全身性重症肌无力患者抗乙酰胆碱受体抗体阳性。尽管抗乙酰胆碱受体抗体对重症肌无力高度特异，但其也可见于其他疾病，提示发生重症肌无力的风险增高。

同时，抗乙酰胆碱受体抗体水平的变化与临床病情严重程度密切相关。检测肌肉中的抗乙酰胆碱受体抗体可采用放射免疫沉淀法（RIA）。

（2）抗肌肉特异性激酶抗体：肌肉特异性激酶（muscle specific kinase，MuSK）是一种受体酪氨酸激酶，在发育期的胚胎肌肉和成熟的神经肌肉接头中具有重要的作用。抗肌肉特异性激酶抗体阳性的 MG 患者通常为 30 岁以下的女性，但也可见于其他人群。抗肌肉特异性激酶抗体阳性多见于表现为筋膜－延髓和呼吸肌群的症状。

2. 副肿瘤综合征相关自身抗体

机体各系统的恶性肿瘤或潜在肿瘤非转移或浸润所导致的神经系统疾病称为副肿瘤综合征（paraneoplastic syndromesynndrome，PS），包括中枢神经系统、周围神经、神经肌肉接头或肌肉病变，病变部位无肿瘤细胞，也称癌性神经肌肉病变或恶性肿瘤的远隔效应（remote effect）。副肿瘤综合征相关抗神经组织抗体是指结合于普肯野细胞以及其他神经元的一类血清抗体。其相应的抗原通常具有神经元特异性，位于神经元细胞的胞质或胞核中。血清中抗体往往与患者的副肿瘤神经系统症候有明显相关性。此外，抗体也可出现于一些原因不明的神经系统疾病中，偶尔可见于健康人。

（1）抗 Hu 抗体：1985 年首次报道两例亚急性感觉神经病伴小细胞肺癌患者体内存在一种神经元抗核抗体，命名为抗 Hu 抗体。抗 Hu 抗体是最常见的副肿瘤性抗神经元抗体，也称为抗神经元细胞核Ⅰ型。Hu 是一组神经核蛋白家族，这些蛋白是核 RNA 结合蛋白。正常情况下仅在中枢及周围神经元内表达。抗 Hu 抗体的检测可采用固定的小脑组织切片进行间接免疫荧光活免疫过氧化物酶染色。由于抗 Hu 抗体的染色易受抗核抗体和抗线粒体抗体的干扰，临床上高度推荐应用小脑组织进行免疫印迹分析证实其特异性。目前市场上已有重组的 Hu 抗原的标准化的商品化试剂盒。

作为最常见的副肿瘤性抗神经元抗体，80％的患者与小细胞肺癌相关，其中 40％的小细胞肺癌患者抗 Hu 抗体阳性。合并副肿瘤综合征的小细胞肺癌患者，70％～100％抗 Hu 抗体阳性。其余 15％为成神经细胞瘤和前列腺癌。

（2）抗 Ri 抗体：1988 年首次在一组乳腺癌相关的斜视眼阵挛患者发现抗 Ri 抗体。也称为抗神经元细胞核 2 型。相对抗 Hu 抗体，抗 Ri 抗体更为少见，靶抗原是高度保守的神经元特异性 RNA 结合蛋白。靶抗原的表达限于中枢神经系统和肿瘤。

抗 Ri 抗体相对少见，75％的患者与乳腺癌或小细胞肺癌相关，是乳腺癌和小细胞肺癌的肿瘤标记物。检出抗 Ri 抗体的患者应先除外乳腺癌和小细胞肺癌，即使未发现肿瘤，也需密切随访，警惕隐匿性肿瘤的存在。

（3）抗 Yo 抗体：1983 年首次在两个卵巢癌相关性副肿瘤性小脑变性患者体内发现了一种与普肯耶细胞反应的循环抗体称之为抗 Yo 抗体。抗 Yo 抗体最常见于女性乳腺和卵巢肿瘤患者。相关的神经系统疾病统称为"Yo 综合征"。

（4）抗 Ma 抗体：1999 年被首次报道，抗 Ma 抗体与副肿瘤性脑干脑炎或小脑变性相关，常见肿瘤为肺癌，亦可见于乳腺癌、腮腺癌、结肠癌。抗 Ma 抗体阳性的患者预后要比抗 Ta 抗体阳性的患者差。

（5）Ta 抗体：1999 年在 13 例睾丸癌合并副肿瘤性边缘叶脑炎及脑干脑炎患者体内发现。对于有边缘叶脑炎或脑干脑炎症状的男性患者，如抗 Ta 抗体阳性，应首先考虑睾丸癌可能性大。

（6）抗 Amphiphysin 抗体：1993 年首先在乳腺癌相关的僵人综合征患者血清及脑脊液中发现，但抗 Amphiphysin 抗体可以存在于各种副肿瘤综合征中，所以其仅能提示肿瘤的存在，尚不能进一步划分肿瘤种类。

3. 中枢神经系统炎性脱髓鞘疾病相关自身抗体

中枢神经系统脱髓鞘疾病是一类特定发生于脑或脊髓的炎性脱髓鞘疾病，常常表现为多发性硬化（multiple sclerosis，MS）、急性炎症性脱髓鞘性多发性神经病及视神经脊髓炎（neuromyelitis optica，NMO）。MS 是以中枢神经系统白质脱髓鞘病变为特点的自身免疫性疾病。NMO 是主要累及视神经和脊髓的中枢神经系统自身免疫性脱髓鞘疾病。

（1）抗髓鞘少树突状细胞糖蛋白抗体：髓鞘少树突状细胞糖蛋白（myelin oligodendrocyte glycoprotein，MOG）于 1984 年被首次发现，是多发性硬化的重要的靶抗原。MOG 位于髓鞘的最外层。迄今为止，作为临床用途的抗 MOG 抗体还停留在试验阶段。

目前检测方法为：免疫印迹法、ELISA 法、放射免疫法和流式细胞术。

（2）抗水通道蛋白 4 抗体：AQP-4 是中枢神经系统中主要的水通道蛋白，主要分布于中枢神经系统的星形胶质细胞，也分布于肾、肺、胃、各类腺体上皮及骨骼肌。AQP4-IgG 是各种炎症性中枢神经系统脱髓鞘疾病首选的敏感性和特异性高的生物学指标。

AQP4-IgG 的检测方法为间接免疫荧光法、免疫沉淀法、ELISA 法、免疫荧光细胞法（visual fluorescence-observation cell-based，CBA）和流式细胞法。AQP4-IgG 是已经验证的用于鉴别典型的 MS 与 NMO 及相关的复发型中枢神经系统炎症性脱髓鞘病的临床标志物。AQP4-IgG 血清学检测将有助于指导治疗，早期预测复发。

4. 急性炎症性脱髓鞘性多发性神经病相关自身抗体

急性炎症性脱髓鞘性多发性神经病又称吉兰－巴雷综合征（Guillain-Barre syndrome，GBS），是以周围神经和神经根的脱髓鞘及小血管周围淋巴细胞及巨噬细胞的炎性反应为病理特点的自身免疫性疾病。由于 GSLs 在神经组织中含量最多，因而易于成为神经系统疾病相关抗体的靶抗原，如吉兰－巴雷综合征（Guillain-Barre syndrome，GBS）、阿尔茨海默病（Alzheimer disease，AD）和肌萎缩性侧索硬化（amyotrpnic lateral sclerosis，ALS）。这些疾病中常检出抗酸性 GSL 抗体。60% 的 GBS 患者血清中存在抗神经节苷脂（glycosphingolipids，GSLs）抗体。抗神经节苷脂抗体的定量检测有助于 GBS 的诊断和疗效判断。

5. 边缘性脑炎相关自身抗体

20 世纪 60 年代，有研究者报道了选择性累及边缘性结构（海马、杏仁核、下丘脑等）的一类中枢神经系统炎性疾病，称为边缘性脑炎（limbic encephalitis，LE）。

（1）电压门控钾离子通道复合物抗体：电压门控钾离子通道（voltage-gated potassium channel，VGKC）是跨膜离子通道，主要作用是促进神经冲动后细胞由去极化状态恢复静息状态。多数 VGKC 抗体的靶抗原是 VGKC 复合物的组成成分（LGI1、CASPR2 和接触蛋白-2），而不是离子通道自身的亚基。抗 VGKC 复合物抗体最早见于神经性肌强直患者（neuromyotonia，NMT）、边缘系脑炎（limbic encephalitis，LE）和 Morvan 综合征（Morvan syndrome，MoS）。

（2）N-甲基-D-天冬氨酸受体抗体：N-甲基-D-天冬氨酸（N-methyl-D-aspartate，NMDA）受体是介导 CNS 神经传导兴奋性的离子型谷氨酸受体。可见于 NMDA 受体抗体阳性的边缘性脑炎患者、神经狼疮患者等。

（3）γ-氨基丁酸 B 受体抗体：γ-氨基丁酸（gamma-aminobutyric acid，GABA）是 CNS 的主要抑制性神经递质。γ-氨基丁酸 B 受体抗体阳性患者临床表现与其他类型 LE 患者无异，多数患者表现为内侧颞叶高信号和异常的脑脊液检查结果。在约50% 的患者中，此抗体与小细胞肺癌相关。

（四）生殖系统自身免疫性疾病相关自身抗体

研究发现，精子具有抗原性，与机体免疫系统接触后可引起自身或同种免疫反应。在男性或女性不育者体内均可发现抗精子抗体（anti-sperm antibody，AsAb）的存在，并可导致不育，这类情况占不育患者的 10%～30%。女性一般不会产生针对精子的免疫反应，只有少数敏感的女性可能产生 AsAb。自身免疫性卵巢炎（autoimmune oophoritis，AO）患者可表现为体液免疫和细胞免疫反应过强，包括外周血 AOA（抗透明带抗体、抗颗粒细胞抗体等）滴度升高，进而诱发机体的自身免疫反应。

（五）自身免疫性大疱病相关自身抗体

自身免疫性大疱病是一类严重危及人体健康的疾病，以天疱疮最为多见。天疱疮是一组少见的自身免疫性皮肤病，以皮肤黏膜反复发生松弛性水疱、大疱为特征，组织病理可见棘层松解及表皮内水疱，血清中可检测出抗表皮棘细胞间的自身抗体。目前天疱疮相关的自身抗体主要是抗桥粒芯糖蛋白 1（dsg1）和（或）抗桥粒芯糖蛋白 3（dsg3）IgG 抗体。检测方法有间接免疫荧光法、ELISA 法等。其中 ⅡF 法可用于检测患者血清中的抗棘细胞间抗体，且其滴度和疾病严重程度和活动性相关，可用来判断病情与预后。

ⅡF 中以猴食管上皮为底物表现为特征性的鸡爪样外观，以棘层下部为主。ⅡF 是诊断 PV 敏感性很高的技术（81%～100%）。

第四节　自身抗体的检测与自身免疫性疾病的诊断

自身抗体是自身免疫性疾病的重要标志。每种自身免疫性疾病都伴有特征性的自身抗体谱。患者血清中存在高效价自身抗体是自身免疫性疾病的特点之一，也是临床确诊自身免疫性疾病的重要依据。

一、自身抗体检测

自身抗体检测是自身免疫性疾病的重要标志物，因而自身抗体检测的不断发展对自身免疫性疾病的深入认识与理解有重要意义。

（一）自身抗体检测与临床应用概况

血清抗体的检测起始于 1907 年应用于梅毒血清测试的康氏试验。自 20 世纪 40 年代，血清自身抗体检测项目逐渐建立，包括狼疮细胞、抗核抗体、抗心磷脂抗体和类风湿因子等，随后在临床中应用开来。自身抗体检测的方法也跟随检测项目的拓展而不断革新，从自制试剂到商业化生产，方法学不断演变，从间接免疫荧光法、双向免疫扩散、免疫印迹、酶联免疫吸附法、免疫微球法到化学发光法等，从单标志物检测到多标志物同时检测（多元化），从低通量检测到高通量检测，从手工操作演变至自动化仪器检测。自身抗体检测项目和方法学的发展为自身抗体检测方法增添了标准化、多元化与自动化的特色，提高了自身抗体在自身免疫性疾病诊疗中的临床价值。

近年来，自身抗体检测吸引了全球的目光，包括中国在内的多个国家或多个权威组织开展了自身抗体检测室间比对工作。对于抗核抗体初筛而言，在全球千余家实验室参与的室间比对项目中，半数以上的实验室采用间接免疫荧光法，这一点已成为了国际共识，也再次强调了该检测方法对抗核抗体初筛的重要意义。在特异性抗体检测方面，我国与世界水平存在差距。来自于我国卫生公益性行业科研专项组织的自身抗体检测室间比对结果显示，98％参加单位所采用的抗核抗体谱检测方法为印迹法（包括线性免疫印迹和条带免疫印迹），仅有 2％的单位采用了酶联免疫吸附法。在国际上，由美国病理家学会等组织的抗 SSA 抗体等特异性抗体室间比对中，采用酶联免疫吸附法的实验室多达 47％，自动化程度较高的免疫微球法紧随其后（36％），而国内常用的印迹法则仅占 4％。由此可见，国际上自身抗体检测已经从早期的简单定性逐步走向了半定量和定量，也逐步从手工操作更迭为自动化操作。相较而言，国内自身抗体检测大部分处于纯手工操作的状态，对于自身抗体的定量也多停留在定性或半定量阶段。

　　未来，自身抗体检测的发展将趋向于合理化，涉及以下方方面面，包括检测分级、基本项目普及、特殊项目集中、收费趋于合理、建立高效检测程序、评价各类检测方法以及自身抗体检测的质量管理（室内质控、室间质评和室间比对）等，下文中将进行详述。

　　（二）常用自身抗体检测方法

　　目前自身抗体检测的常用方法有免疫荧光法、酶联免疫法、免疫微球法、化学发光法和线性免疫印迹法等，以下就上述方法学进行简要介绍。

　　1. 免疫荧光法

　　免疫荧光法，尤其是间接免疫荧光法（indirect immunofluorescence，ⅡF），是进行自身抗体初筛的重要手段，应用于抗核抗体、抗中性粒细胞胞质抗体和抗线粒体抗体等自身抗体检测。实际上，采用ⅡF检测以上抗体时，观察的是抗核抗体谱，抗中性粒细胞胞质抗体谱和抗线粒体抗体谱，而并非某一个自身抗体。以抗核抗体为例，当患者血清中存在抗核抗体时，将与抗核抗体检测基质片（常使用Hep-2细胞和猴肝组织切片）中相应的靶抗原结合，随后加入荧光标记第二抗体（一般为抗IgG抗体）反应。免疫反应结束后封片，并在荧光显微镜下观察基质片上特异的荧光形态，再而依据不同的形态初步判断患者体内可能存在何种抗核抗体。此外，还可对患者血清进行多步稀释后与基质反应，以了解患者体内抗核抗体的滴度。

　　临床上，ⅡF检测自身抗体是协助完成自身免疫性疾病初筛的重要手段，是其他特异性自身抗体检测方法无可取代的原因之一。此外，ⅡF测定患者体内特异性抗体的滴度，如系统性红斑狼疮患者中测抗dsDNA抗体滴度等，有利于临床对患者病情的监测。ⅡF法不仅在临床工作中有重要作用，在探索新自身抗体中也有重要意义。早期寻找新自身抗体的研究多起始于在基质片上观察到了特殊的荧光形态。

目前，我国ⅡF检测自身抗体仍以手工操作为主，而手工操作有多个缺点，包括操作流程繁琐、耗时、不能满足临床需求，尤其是在需要完成自身抗体的滴度测定时。重要的是，ⅡF结果判读为人工阅片，这对结果判定将产生较大的主观影响。ⅡF自动化的实现保证了整个操作的标准化，提高了检测的精密度，但当前仪器仅能支持有限的样本量（80～240个样本位）、稀释位（96～354个）以及载片容量（12～30张），尚不能保证大样本量临床检测的需求。此外，现有稀释程序和清洗方式对试验整体时间的控制和制备荧光基质片的效果均有重要影响，仍需优化。在阅片方面，需对基质片进行拍照后由软件分析判读。拍照速度缓慢亦是限制整体检测效率的重要原因。在对抗核抗体核型的判读方面，存在简单核型判读易，复合核型（如均质斑点复合型）和荧光信号不强的核型（如核点型）判读难等，胞质型易误判为阴性。因而多建议采用软件进行初步的定性判读，再由人工对阳性结果进行下一步核型判定。尽管ⅡF自动化仍有各种不足之处，但其将整个ⅡF检测整合到一个平台统一管理，有利于各项操作的标准化管理与控制，也保证了检测结果的稳定性，是未来ⅡF检测发展的必然趋势。

2. 酶联免疫法

酶联免疫吸附试验（enzymelinked immunosorbent assay, ELISA）是目前国际上特异性自身抗体检测的主要方法，其中又以间接法应用最为广泛。对于自身抗体检测而言，ELISA建立在抗原与抗体免疫学反应的基础上，因此具有较高特异度。另外由于酶标记抗原或抗体中的酶可以催化底物分子发生反应，很少量的酶即可诱导大量的催化反应产生放大作用，因此本法还具有很高的灵敏度。但是该法应用于自身抗体检测还是存在不容忽视的局限性：首先，用于包被的抗原大部分还是混合的可溶性抗原，其他抗原的存在可能会对检测产生影响。其次，内源性干扰，如过氧化酶干扰、类风湿因子干扰等普遍存在，影响分析的准确性。再而，对ELISA法的非特异性评价的资料尚不够完善，因此，当出现一些非特异性反应的时候，往往不易解释。试剂（抗原、抗体、酶结合物等）、材料（酶标板等）制备工艺众多，标准化程度尚不高也是制约 ELISA 的重要因素。

3. 免疫微球法

免疫微球法是以纳米级别微球（聚苯乙烯或磁性材料）为检测平台，在同一条件下完成抗原－抗体结合反应，并通过示踪技术测算特异性抗体相对含量的检测方法。该法既可检测某一个特异性自身抗体，也可同时检测多个特异性自身抗体，满足了特异性自身抗体检测正从单一化走向多元化的需求，即在一次检测中同时完成多个特异性自身抗体的检测，是目前国际上应用较广的多元化自身抗体检测方法。

作为一种即可实现一元又可完成多元自身抗体自动化检测的方法，免疫微球法有着较广泛的应用。相关数据表明，免疫微球法的检测准确度与酶联免疫法相当，且在特异性自身抗体检测方法中，其应用程度仅次于酶联免疫法。实际上，该法应用在自身抗体检测中的自动化水平相对于酶联免疫法要更高。此外，该法还有检测时间短（约 45 分钟），报告时间间隔短（约 1 分钟）和高通量（最高可达到 10 000 测试/小时）等优点，这些都是酶联免疫法无可比拟的。免疫微球法与其他多元自身抗体检测方法，如免疫条带法、免疫印迹法和蛋白芯片法等最大的区别在于反应过程是在悬液中进行的，相比其他方法在膜条和芯片表面上完成更加灵敏。

4. 化学发光法

化学发光法是目前发展和推广最快的免疫分析方法，也是目前最先进的标记免疫测定技术。化学发光免疫分析主要具有灵敏度高、特异性强、试剂价格低廉、试剂稳定且有效期长、方法稳定快速、检测范围宽、操作简单且自动化程度高等优点，电化学发光免疫分析则具有发光稳定、持续时间长，易于测定和控制等优点。化学发光法已应用于抗环瓜氨酸肽抗体、抗中性粒细胞抗体和抗可溶性核抗原抗体等自身抗体的检测，检测时间短（18～

30 分钟），报告时间间隔小（13～42 秒），检测灵敏度和特异性与酶联免疫法相当，两者间结果一致性较好，但化学发光法的批内、批间差异较酶联免疫法小，且该法自动化程度高，满足自身抗体检测标准化、自动化且高通量的需求（表 1-6）。与免疫微球法相比较，化学发光法检测性能与之相当，但仪器检测工作量相对较小。

表 1-6　常用特异性自身抗体检测方法学比较

方法	检测限	批间变异	批内变异	自动化	分析时间	工作量
ELISA	ng/mL	中等	中等	部分	短（数小时）	较高
免疫微球法	ng～pg/mL	非常小	非常小	完全	非常短（20min）	较高
化学发光法	ng～pg/mL	非常小	非常小	完全	非常短（20min）	较小

5. 线性免疫印迹法

线性免疫印迹法（line immunoblot assay，LIA）又称免疫条带法，为我国广泛使用的多元自身抗体检测方法之一。LIA 常用于抗核抗体谱、抗中性粒细胞胞质抗体谱、抗自身免疫性肝病相关抗体谱和抗肌炎抗体谱等抗体谱的检测。商业化的检测试剂盒常将纯化提取的天然或重组表达抗原包被在相应固相膜条上，用于相应自身抗体的检测。LIA 的优点在于其检测灵敏度和特异性较好；仅需进行条带的有无判断，而不必识别特殊的条带分布如免疫印迹法；且操作可以由自动化仪器辅助完成等。

相对于其他国际主流特异性自身抗体检测方法，如 ELISA、化学发光法、免疫微球法，LIA 存在许多不足之处：仅为定性试验；检测中未设计针对各检测项目的质控内容；部分自身抗原，如双链 DNA、增殖性核抗原和组蛋白等不易包被至硝酸纤维膜上，等。此外，相较于化学发光法和免疫微球法两种多元自身抗体检测方法，LIA 存在检测时间长（整体反应时间需约 150 分钟），检测通量小（一般一次可检测 40～50 份样本），判读结果主观影响大等缺点。尤其是结果判读方面，由于目前尚不能确定各特异性自身抗体的最佳判定 cutoff 值，致使该法在临床的应用大大受限。

应与国际上主流方法进行标准化性能验证，根据验证结果对相应的试剂或检测方法进行优化。实际上，目前仅中国实验室应用LIA进行自身抗体的检测，其根本原因之一是我国各自身抗体检测项目收费较低，迫使各实验室采用检测成本较低LIA进行特异性自身抗体的检测。

6．其他自身抗体检测方法

国际上常用的自身抗体检测方法还有免疫双扩散法、蛋白芯片法、放射免疫法、免疫印迹法和金标法等，上述方法检测的灵敏度、或特异性、或生物安全性欠佳，未能在自身抗体检测中广泛推广。免疫印迹法和金标法则仅在国内有较少应用。

二、自身免疫性疾病的诊断

（一）自身免疫性疾病诊断

自身免疫性疾病的诊断与其他疾病一样，需要进行详细的病史询问和体格检查、明确可能的诊断和鉴别诊断并利用相应的实验室检测和影像学检查技术明确或排除一些诊断。

1．病史采集和查体

与其他疾病一样，详细的病史采集是了解疾病的发生和发展、做出正确的诊断和鉴别诊断的基础。对于自身免疫性疾病患者来说，常规的体格检查并不能满足作出正确诊断的需要，还需对患者的关节和皮肤进行特殊检查，如触诊时在远端指间关节触摸到的骨性结节、在近端指间关节触摸到的骨性结节则提示为骨关节炎。

自身免疫性疾病患者还会出现一些有别于其他疾病的症状和体征，如疼痛为自身免疫性疾病患者最常见的症状，了解疼痛的程度、加重和缓解的因素以及对患者的生活带来的影响和心理影响对做出正确的治疗策略十分重要。又如晨僵是指患者晨起时出现的关节僵硬感，活动以后减轻。多见于有慢性关节炎症的患者。口干和眼干是自身免疫性疾病患者的常见症状，见于原发和继发干燥综合征的患者，常伴有牙齿的片状脱落和眼干。

2．常用的实验室检测项目

（1）自身抗体检测项目：自身抗体是指抗自身细胞内、细胞表面和细胞外抗原的免疫球蛋白，血液中存在高效价的自身抗体是自身免疫性疾病的重要特征之一，某些自身免疫性疾病伴有特征性的自身抗体（谱），目前国外临床常规开展的自身抗体检测项目已达百种以上。在自身免疫性疾病中进行相应的自身抗体检测可辅助进行疾病的诊断与鉴别诊断，如 2009 年发布的系统性红斑狼疮分类标准中即要求患者需有 1 项免疫学标准为阳性，而这些免疫学标准就涵盖了抗核抗体，抗双链 DNA 抗体，抗 Sm 抗体和抗磷脂抗体。又如原发性胆汁性肝硬化诊断标准中，患者实验室检测若存在抗线粒体抗体与碱性磷酸酶升高（2 倍及以上时），即可确诊。再如干燥综合征中，抗 SSA 抗体和抗 SSB 抗体阳性为确诊必要条件之一。自身抗体除了用于自身免疫性疾病的诊断之外，还可进行疾病的早期预警、病情评估、治疗监测、病程转归与预后判断。

（2）反映机体炎症或组织器官损伤的生化指标：作为一类影响机体免疫系统的一类疾病，自身免疫性疾病的诊断离不开反映机体炎症的相关常规检测及免疫学检测，前者主要包括 C 反应蛋白和血沉，后者则主要包括免疫球蛋白测定，补体测定和免疫复合物测定等。如 2009 年发布的类风湿关节炎诊断标准中将 C 反应蛋白和血沉列入了诊断评分之一，而系统性红斑狼疮更是将补体 C3，C4 或 CH50 降低列为重要的免疫学诊断标准之一。对于器官特异性自身免疫性疾病而言，检测组织器官损伤相关的生化指标有助于疾病的诊断。如原发性胆汁性肝硬化中，碱性磷酸酶大于正常上限两倍以上且抗线粒体抗体为阳性，即可完成实验室初步确诊。

3. 影像学检查

影像学检查是评估自身免疫性疾病患者肌肉、关节和骨骼受累情况的必不可少的辅助检查手段。应用于自身免疫性疾病诊断和治疗的主要影像学技术有 X 线平片、CT 扫描、磁共振和超声技术。

（1）X 线平片：传统的 X 线检查是有关节症状患者的首选影像

学检查。X线平片可观察关节的破坏情况和关节间隙的狭窄情况，但传统的X线不能分辨关节滑膜的炎症情况，对关节周围的软组织肿胀情况的分辨能力低，因此不利于观察关节病变的活动情况。

（2）CT扫描：与传统的X线平片相比，CT扫描分辨率高，可以显示器官的横断面影像，并能利用一些计算机技术在多个层面重新成像，更有利于观察解剖结构复杂、组织重叠程度高的关节。此外，CT技术与造影剂的结合，可以观察风湿病中的血管情况。但CT技术对关节软组织病变的分辨率低、不能观察到关节滑膜的病变。

（3）磁共振：磁共振是唯一的能够同时显示骨、软骨和软组织的影像学技术，与传统的影像学技术相比，磁共振能够显示滑膜炎症，可分辨出骨侵蚀性病变和关节炎症时周围骨的骨髓水肿。因此，磁共振可以用来提高关节病变的早期诊断、监测疗效的准确性。

（4）超声技术：现代超声技术可以清楚地观察到肌腱、韧带、肌肉和血管，三维成像技术可以看到以前难以观察的部位。这些都对判断关节病变的活动情况和侵袭性提供了很好的证据，有助于制订相应的治疗方案。此外，超声技术还可以用于指导关节穿刺、滑膜活检以及指导关节腔内药物注射治疗。超声检查唯一的缺点是它不能穿透骨皮质，因此无法观察骨下方结构的病变。

4. 物理检查及穿刺检查

（1）物理检查：主要是对肌肉和关节进行检查。肌肉物理检查包括肌力的测定和握力的测定。关节的物理检查则包括关节活动度评价、浮髌试验、"4"字试验、床边试验、髌骨加压研磨试验、"望远镜"征、骶骨关节压迫试验、骨盆测压试验、Schober试验、腕屈试验和胸廓活动度评价等。

（2）穿刺检查：自身免疫性疾病穿刺检查中，常见的有。①肌活检术：是确定肌肉病变性质的重要方法。②膝关节穿刺术：常用于检查关节腔内积液的性质或抽液后进行关节腔内给药。③肝脏或体组织穿刺术：是确认肝脏病理改变的重要方法，可用于原发性胆汁性肝硬化等自身免疫性疾病的确诊。④肾穿刺术：

经皮肾穿是获取肾脏病理标本的重要手段，穿刺样本的检测可辅助进行疾病的诊断及分期，如系统性红斑狼疮。

（二）自身抗体检测与应用的规范化

在我国临床检测中，自身抗体检测起步较晚，检测及应用的方方面面亟待规范，主要包括实验室检测与临床应用两方面。

1. 实验室检测方面

（1）检测项目选择：检测自身抗体检测项目众多，实验室应选择性开展相应的检测项目。当前，分级诊疗在不断推行中，自身抗体检测的发展也应与此同步。基层医院主要完成的是基本疾病的初筛和诊断工作，那么对于自身免疫性疾病有重要诊断价值的自身抗体，尤其是在诊断和分类标准中出现的自身抗体检测项目，必须在临床工作中开展。一些大型三甲医院或专科医院，对于疾病的诊疗要求较高，那么就需要开展特色自身抗体检测项目，应对临床的疑难疾病诊断，疾病活动性监测及疾病预警等需求。

（2）检测方法、程序与质量管理：①现有自身抗体检测方法存在一定的局限性，各种有针对性的新的自身抗体检测方法也由此应运而生，包括有荧光素酶免疫沉淀法、噬菌体免疫共沉淀测序法和抗原检测法等。不论检测方法如何发展，准确、快速、高通量和自动化等都是未来自身抗体检测的普遍发展方向，如等离子微芯片技术，采用 $2\mu l$ 的血清，在数分钟内即可对待测样本中的自身抗体进行准确的定量并发出 IgG/A/M 分型检测结果。②面对检测方法的骤增，如何选择有效的检测方法是各实验室面临的严峻考验，以金标准为基础的方法学灵敏度和特异性评估，与现行试剂检测性能的比较，以及同方法不同厂家之间的性能比较等试剂性能验证是必不可少的。③自身抗体检测的标准化不仅是未来最重要的发展方向之一，国际上对部分自身抗体的检测及应用已达成检测共识、涵盖方法学及临床应用。遵循标准化的自身抗体检测及应用原则，将可有效提高自身抗体检测在临床诊疗中的价值。如近年发表的抗核抗体检测共识（表1-7）中提到，间接免疫荧光法是抗核抗体初筛的参考方法，当其他方法检测相关自身抗体为阴性且临床高度怀疑时，必须采用该法进行抗核抗体检测的筛查，以 HEp-2 为检测基质的抗核抗体滴度大于 1∶160 时怀疑自身免疫性疾病可能等。又如抗磷脂抗体检测国际大会中所提出的抗磷脂抗体检测国际共识中，要求检测抗心磷脂抗体时应使用以心磷脂复合 β2 糖蛋白 1（人或牛）为抗原包被的试剂盒，对于疑似患者需要检测抗心磷脂抗体及抗 β2 糖蛋白 1 抗体的 IgM 及 IgG 亚型，当其他检测均为阴性但仍高度怀疑抗磷脂综合征时，推荐检测 IgA 亚型。④建立高效益检测程序是自身抗体检测的主要发展方向之一，如对间接免疫荧光法进行自身抗体初筛与特异性抗体检测的合理先后排序，可有效提高诊疗效率。⑤自身抗体检测的质量管理，包括室内质控、室间质评和室间比对等活动应逐步完善。在上述活动未能正式开展之前，实验室应积极地定期组织或参加实验室之间的项目比对活动，对提高自身抗体检测质量有重要作用。

表 1-7　抗核抗体检测的专家共识

条目	内容
1	诊断系统性自身免疫性风湿病需要一组特异检验
2	抗核抗体，抗双链 DNA 抗体和抗可溶性核抗原抗体检测应作为自身免疫性风湿病及其他自身免疫疾病诊断程序中的一部分
3	抗核抗体检测是自身免疫性风湿病实验诊断的第一级检验
4	抗核抗体检测主要用于诊断目的，而不是为了监测疾病进展
5	ⅡF 是抗核抗体筛查的参考方法。其他方法虽然也可以采用，但会出现不同程度的假阴性和假阳性。因此，其他方法阴性但临床强烈怀疑时，必须做ⅡF
6	实验室报告结果应注明检测抗核抗体的方法
7	基于多种特定抗核抗原混合物的（自身抗休）检测不应作为抗核抗体检测或抗核抗体筛查的方法
8	实验室自制抗核抗体，抗双链 DNA 抗体和抗可溶性和抗原抗体的检测方法应按照国际标准（如 WHO/CDC/IU-IS）逐个标准化
9	ⅡF 筛查抗核抗体时所用二抗体应是荧光素标记的抗人 IgG 特异性抗体

条目	内容
10	抗核抗体-ⅡF 依赖于试剂、设备和其他因素，因而筛查稀释度可因地制宜。一个抗核抗体异常的结果应是在正常对照人群第 95 百分位以上的滴度。通常而言，以 HEp-2 细胞为底物检测抗核抗体评价成人人群自身免疫性风湿病时，所用的稀释度为 1∶160
11	抗核抗体阳性时，推荐同时报告荧光图型和最高稀释度
12	抗核抗体-ⅡF 荧光图形的报告应采用标准化术语
13	可能时，除了细胞荧光图形外，其他的细胞质和有丝分裂荧光图形也应一并报告
14	怀疑系统性红斑狼疮时，如抗核抗体阳性，则还需检测抗双链 DNA 抗体
15	检测抗双链 DNA 抗休时，Farr 试验和短膜虫免疫荧光检测具有较高临床特异性。其他方法的特异性较低，因而推荐这些方法检测阳性时再用 Farr 试验或短膜虫免疫荧光检测加以确认，并分别报告结果
16	在报告抗双链 DNA 结果时应包括检测方法
17	抗双链 DNA 结果的报告应该是定量的（或短膜虫免疫荧光检测半定量）
18	应以相同方法用于抗双链 DNA 的定量检测和系统性红斑狼疮病情活动监测
19	抗核抗体阳性时，推荐检测抗可溶性和抗原
20	检验报告中应注明抗可溶性和抗原检测方法。如与ⅡF 或诊断偏差时，应考虑其他检测方法
21	应分别报告抗可溶性和抗原（包括阴性结果）；如筛查结果为阴性时，只要注明哪项抗可溶性和抗原阳性即可
22	当临床怀疑混合型结缔组织病时，推荐定量检测抗核糖核蛋白抗体
23	当临床高度怀疑并要求检测抗可溶性和抗原时，不管抗核抗体结果如何，也要满足临床需求，如抗 Jo-1 抗体对炎症性肌病、抗核糖体 P 蛋白对系统性红斑狼疮、抗 SSA 抗体对先天性心脏传导阻滞/新生儿狼疮/干燥综合征/亚急性皮肤狼疮

条目	内容
24	每个实验室应验证检测抗核抗体试剂盒推荐的 cut-off 值，推荐用来自当地的健康人群年龄和性别匹配的血清；cutt-off 应定义为第 95 百分位
25	每个实验室应验证检测抗双链 DNA 和抗可溶性和抗原试剂盒所推荐的 cut-off 值。推荐用来自相关自身免疫性疾病、疾病对照和健康对照人群的足够量标本进行验证；cut-off 值用 ROC 曲线加以定义

（3）检测项目收费趋于合理化：早期国内自身抗体检测主要为自制试剂，成本低廉，项目收费亦较低。现今，商业化试剂盒早已广泛应用于各实验室，检测试剂成本上调，项目收费却未改变。而这一问题实际上是制约我国自身抗体检测方法更新的主要原因之一，采用免疫印迹法进行抗核抗体谱检测就是鲜明的例子。

2. 临床应用方面

临床应用无外乎为临床需求，其中最重要的临床需求便有诊断、疾病活动性监测与预后评价和疾病预警等。

（1）疾病诊断需求：基层医院主要完成的是基本疾病的初筛和诊断工作，那么对于自身免疫性疾病有重要诊断价值的自身抗体，尤其是在诊断和分类标准中出现的自身抗体检测项目，必须在临床工作中开展（表 1-8）。

对于有着复杂抗体谱的自身免疫性疾病，熟悉各个特异性自身抗体的诊断价值尤为重要，如对于疑似系统性红斑狼疮的患者，可按照一定的流程对其进行抗核抗体的初筛和抗核抗体谱的检测（图 1-5）。抗核抗体初筛为阴性时，基本可以排除系统性红斑狼疮诊断，若为阳性且进一步特异性抗体检查中检出抗 Sm 抗体等狼疮特异性抗体时，考虑狼疮可能性较大，而特异性抗体检出抗 SSA 抗体等，则需排除其他结缔组织病方可考虑狼疮诊断。

表 1-8 常见自身免疫性疾病诊断和分类标准中的自身抗体检测项目

疾病	自身抗体	诊断或分类标准
系统性红斑狼疮	抗核抗体，抗双链 DNA 抗体，抗 Sm 抗体，抗心磷脂抗体	2009 美国风湿病学会分类标准
干燥综合征	抗 SSA 抗体，抗 SSB 抗体	2012 美国风湿病学会分类标准
类风湿关节炎	类风湿因子，抗环瓜氨酸肽抗体	2010 美国风湿病学会－欧洲抗风湿病联盟分类标准
系统性硬化症	抗着丝点抗体，抗 Scl-70 抗体，抗 RNA 聚合酶Ⅲ抗体	2013 美国风湿病学会－欧洲抗风湿病联盟分类标准
抗磷脂综合征	狼疮抗凝物，抗心磷脂抗体，抗 β2 糖蛋白 1	2006 分类标准
ANCA 相关血管炎	抗体抗中性粒细胞胞质抗体，抗髓过氧化物酶抗体，抗蛋白酶 3 抗体	2007 分类标准
混合性结缔组织病	抗 U1-RNP 抗体	1996 诊断标准
未分化结缔组织病	抗核抗体	1997 分类标准

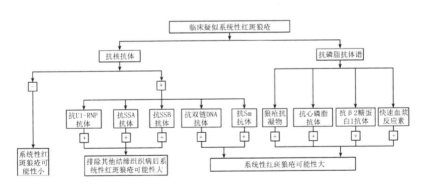

图 1-5 临床疑似系统性红斑狼疮患者的自身抗体谱检测决策树

又如抗磷脂抗体综合征疑似患者的诊断，应检测其血清抗心磷脂抗体，抗 β2 糖蛋白 1 抗体 IgG/IgM 和狼疮抗凝物。当抗体为阴性时，应进一步测定抗磷脂抗体谱，若抗体谱为阳性且 12 周后复查结果不变，可以确诊。同时应测定包括抗 Annexin V 抗体等其他抗磷脂抗体，结果阳性时流产风险升高，结果阴性则不能诊断抗磷脂抗体综合征，又可能为血清学阴性的抗磷脂抗体综合征（图 1-6）。

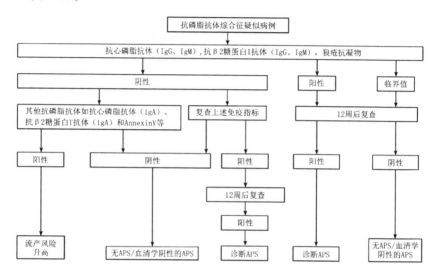

图 1-6　临床疑似抗磷脂抗体综合征患者的抗磷脂抗体检测决策树

结合临床表现并充分利用自身抗体检测结果，可深化对自身免疫性疾病患者的认识，对其随后的诊治有重要意义。如抗磷脂抗体综合征疑似患者，临床指征较强时，抗磷脂抗体谱阳性提示高度怀疑抗磷脂抗体综合征，阴性时则可能为抗磷脂抗体谱假阴性或血清阴性抗磷脂抗体综合征。

实际上各个抗体应用疾病诊断的路径主要是围绕诊断标准和临床共识而建立的，随着诊断标准的不断更新和临床对疾病认识的不断深入，路径也应作出相应的调整，因而仍需持续关注诊断标准等相关领域。

（2）疾病活动性监测与预后评价需求：部分自身免疫性疾病的疾病进展较快，往往可导致器官不可逆损伤或威胁患者生命，因而监测患者疾病活动性相关自身抗体，可快速掌握患者病情，及时给予患者免疫抑制或其他特定治疗方案。在这方面，抗双链DNA抗体是最为经典的例子。该抗体滴度的改变与患者病情相关，当抗体滴度升高时，患者病情加重，而在患者接收到免疫抑制治疗后，抗体滴度一般可出现明显下降。在临床上，还有许多疾病有类似需求，如ANCA相关小血管炎等。

疾病预后评价是对疾病活动性监测的重要辅助手段，提前了解患者可能受累的组织、器官，便在疾病活动性改变时能够有的放矢，有效保护相关组织、器官，提高患者的生存质量。以系统性红斑狼疮为例（表1-9），当患者存在抗dsDNA抗体时，主要可能受累的脏器是肾脏及皮肤，而当患者存在抗SSB抗体时，主要受累的脏器除肾脏和皮肤外，还有心脏。不难发现，部分自身抗体在系统性红斑狼疮中检出率较低，因而仍不足以仅凭自身抗体预测患者疾病预后。对于特殊的脏器或受累可能性较大的脏器，如心脏等，还应进行心脏损伤相关生化标志物和其他免疫学指标的检测。

表1-9　系统性红斑狼疮相关自身抗体与受累脏器的关联

自身抗体	主要临床表现	检出率（%）
抗双链DNA抗体	肾，皮肤	70～80
抗核小体抗体	肾，皮肤	60～90
抗SSA抗体	肾，皮肤，心脏	30～40
抗SSB抗体	心脏	15～20
抗Sm抗体	肾	10～30
抗N-甲基-D-天冬氨酸受体抗体	脑	33～50
抗磷脂抗体谱	流产，血栓	20～30
抗α辅肌动蛋白抗体	肾	20
抗CLq抗体	肾	40～50

（3）疾病预警需求：自身免疫性疾病研究和认识不断深入，早期诊断此类疾病对于其治疗及预后都有重要的意义。因而自身免疫性疾病的预警是临床关注的重点，尤其是在对体检人群进行

自身免疫性疾病筛查的实验室。越来越多的研究发现，血清自身抗体在自身免疫性疾病发病前数年即可检出，如在系统性红斑狼疮患者在出现症状前 9.4 年即可检测到自身抗体。实际上，有疾病预警作用的自身抗体较多，如类风湿关节炎、原发性胆汁性肝硬化在发病前数十年亦可检出抗环瓜氨酸肽抗体或抗线粒体抗体（表 1-10）。在一般或易感人群中进行长期的筛查、随访，对于自身免疫性疾病的早期治疗有重要意义。

表 1-10　有自身免疫性疾病预测价值的自身抗体

疾病	自身抗体
Ⅰ型糖尿病	抗谷氨酸脱羧酶抗体，抗酪氨酸磷酸酶抗体，抗胰岛素抗体
类风湿关节炎	抗环瓜氨酸多肽抗体，类风湿因子（IgG 型）
系统性红斑狼疮	抗双链 DNA 抗体，抗 Sm 抗体，抗核小体抗体，抗组蛋白抗体，抗核内核糖核蛋白抗体，抗核糖体蛋白，抗 SSA 抗体，抗 SSB 抗体
干燥综合征	抗 SSA 抗体，抗 SSB 抗体
抗磷脂抗体综合征	抗心磷脂抗体，狼疮抗凝物
原发性胆汁性肝硬化	抗线粒体抗体，抗 gp210 抗体
自身免疫性肝炎	抗核抗体
克罗恩肠病	抗酿酒酵母细胞抗体
溃疡性结肠炎	抗中心粒细胞抗体（核周型）
自身免疫性艾迪森疾病	抗 21-羟化酶抗体
自身免疫性甲状腺炎	抗甲状腺球蛋白抗体，抗甲状腺过氧化物酶抗体
天疱疮	抗桥粒芯糖蛋白 1 抗体

（4）其他疾病中的应用：自身抗体在其他疾病中已有重要的诊疗价值。在卵巢畸胎瘤患者中可以检出抗 N-甲基-D-天冬氨酸受体抗体，抗体阳性的患者有记忆缺失、精神症状、意识水平下降及通气不足等临床症状，是抗 N-甲基-D-天冬氨酸受体抗体脑炎的

重要临床表现，因而检测该抗体对卵巢畸胎瘤患者中此类脑炎的诊断有重要意义。在副肿瘤综合征中，小细胞肺癌患者也可检出抗脑衰蛋白反应调节蛋白-2 抗体、抗电压门控钙离子通道抗体、抗普肯耶细胞 2 型抗体、抗两性蛋白抗体、抗谷氨酸脱羧酶抗体和抗乙酰胆碱受体抗体等。此外，系统性硬化症可以增大肿瘤发病风险，其中抗 RNA 多聚酶Ⅲ亚单位抗体阳性者与肿瘤（主要是乳腺癌和肺癌）存在紧密的关联性。但是，在其他自身抗体阳性，如抗 Scl-70 抗体和抗着丝点抗体（B 型）阳性的系统性硬化症患者中，这种关联性并不显著。目前，肿瘤与系统性硬化症孰因孰果，仍是悬而未决的问题。

（5）结合生化、免疫指标形成组套：自身免疫性疾病的诊断及治疗离不开反映机体炎症的相关常规检测及免疫学检测，前者主要包括 C 反应蛋白和血沉，后者则主要包括免疫球蛋白测定、补体测定、免疫复合物测定、免疫细胞功能分析和 HLA 分型等。结合自身抗体及生化、免疫检测指标，形成适宜的检测项目，应用于不同的临床决策中，如系统性红斑狼疮患者，初筛时一般需检测全血细胞分析、血沉、尿液常规、尿沉渣检测、24 小时尿蛋白定量、肝功能检测、肾功能检测、补体测定、免疫球蛋白检测、自身抗体中检测抗核抗体、抗双链 DNA 抗体、抗可溶性核抗原抗体和抗心磷脂抗体。

（6）检测报告的正确解读：随着自身抗体检测的不断推广，对自身抗体检测结果的认识也不断加深。临床对于疾病标志性、特异性和相关性自身抗体检测结果的理解较为明确，但对疾病非特异性自身抗体、生理性自身抗体，以及检测方法、检测程序和检测质量的局限性所导致的假阳性或假阴性等自身抗体的检测结果仍存在解读困难的问题，对此还需要不断深入的研究。

第五节　自身免疫性相关疾病实验诊断研究进展

随着自身免疫性疾病发病机制的探究和分子生物学技术的发展，尤其是高通量蛋白芯片和基因测序技术的普及，一方面，新的自身抗体逐渐发现，随着相应商品化试剂盒的研发，不断有新的自身抗体应用于临床，提高了自身免疫性疾病的早期诊断率及诊断准确度；另一方面，人体内源性或外源性生物大分子和大分子体系的存在、结构或表达调控的变化使得从基因水平诊断自身免疫性疾病，评估自身免疫性疾病相关药物疗效及不良反应等成为可能。这一节主要介绍自身免疫性疾病相关的实验诊断研究进展。

一、新的自身抗体

特发性膜性肾病（idiopathic membranous nephropathy，IMN）是一组病因未明的以肾小球基膜上皮下免疫复合物沉积伴基膜弥漫性增厚为特征的肾小球疾病。是成人肾病综合征的主要病因。IMN 的诊断金标准为肾脏穿刺活检术的病理结果。M 型磷脂酶 A2 受体（PLA2R）是一种 I 型跨膜糖蛋白，甘露醇受体家族中的一种，主要表达于骨骼肌、肾、肝、肺。其结构包括：细胞外部分，一个跨膜域和一段很短的细胞内 C 末端。2009 年首次在 IMN 患者血清中，发现抗 M 型 PLA2R 抗体，并发现它们主要表达于足细胞表面。在 IMN 患者中使用不同方法检测血清抗 PLA2R 抗体阳性率为52％～86％，而在继发的膜性肾病、其他肾小球疾病患者以及健康对照人群均未见或偶见抗 PLA2R 抗体。因此，抗 PLA2R 抗体可能是 IMN 确诊的标志性自身抗体。其检测方法为ⅡF 法和ELISA 法。

抗氨基甲酰蛋白（CarP）抗体不仅存在于 CCP 阳性 RA 患者中，还存在于 CCP 阴性的患者中，其中 16％抗 CCP 阴性患者中可检测到抗 carP 抗体 IgG 阳性，30％抗 CCP 阴性患者中可检测到抗

carP 抗体 IgA 阳性，抗 carP 抗体可明显提高 CCP 阴性 RA 患者的敏感性。研究推测，氨基甲酰蛋白可能是参与 RA 患者滑膜组织的炎性增生和骨关节破坏的重要靶抗原。目前，血清学阴性 RA 患者没有相应的自身抗体可供检测，而抗 carP 抗体抗体在此类患者中可有一定的前景，是 RA 检测的有用指标。

在肽酰基精氨酸脱亚胺酶（peptidylarginine deiminase，PAD）催化下，蛋白中的精氨酸转化为瓜氨酸的过程，即蛋白瓜氨酸化。人类 PAD 有 5 种亚型，其中 PAD4 亚型与 RA 发病密切相关。研究发现，PAD4 基因多态性与亚洲人群 RA 易感性相关。RA 患者血清中存在 IgG 型抗 PAD4 抗体，并且与 RA 放射学进展相关。

转录中介因子（TIF）1 家族包括：TIF1α、TIF1β 和 TIF1γ。分子量分别为 140kD、100kD 和 155kD。TIF1-γ 在人体发育及生理过程中起重要的调控作用，通过调控 TGF-β 信号通路，参与自身免疫性疾病及肿瘤的发生发展过程。既往的研究发现，抗 TIF1-γ 抗体阳性的儿童患者主要表现为血管炎及皮肤溃疡；成人患者为无肌病性皮肌炎；老年患者则以合并肿瘤多见；诊断敏感度为 78%，特异度为 80%。抗 TIF1-γ 抗体在皮肌炎中的阳性率为17.7%，而在多发性肌炎中仅为 3.4%，合并肿瘤的患者中此抗体的阳性率高达64.3%，不合并肿瘤的患者中仅为 7%。

RNA 多聚酶（RNAP）Ⅲ 位于核浆，参与转录一些小分子RNA（如 5SRNA 和 tRNA），主要抗原决定簇为 155kD 和 138kD两个大蛋白亚单位。抗 RNAPⅢ 抗体是弥漫性 SSc 的特征性自身抗体，是 SSc 诊断标准中的自身抗体之一。其和 SSc 患者肾危象等相关，但是常规中并未广泛开展。有 meta 分析提示，此自身抗体的阳性率为 8%～14%。不同研究中心的该抗体的阳性率差异较大，可能和不同中心的入组患者人群、该自身抗体的检测方法等相关。在 SSc 合并肿瘤患者中发现只有抗 RPC1（RNAPⅢ 的较大亚基）抗体阳性，而抗拓扑异构酶抗体和抗着丝点蛋白 B 抗体阴性。研究发现，这类患者中编码 RPC1 的 POLR3A 基因发生变异（体细胞突变或杂合性丢失），突变的 RPC1 作为肿瘤抗原可引起对野生型 RPC1 的交叉反应而启动自身免疫应答，因此肿瘤并发 SSc 是 SSc 患者中一种重要的亚群。

抗 NMDA 受体脑炎是一种自身免疫性脑炎。2005 年学者们发现 4 例年轻女性畸胎瘤患者具有急性精神症状表现，2007 年证实患者血液和脑脊液中存在抗 NMDAR 自身抗体并因此进行了命名。NMDAR 是一种离子型谷氨酸受体，属于突触后膜的阳离子通道，与学习、记忆和精神行为密切相关。抗 NMDAR 抗体在患者脑脊液中的阳性率为 100%，血清中阳性率为 85%。研究表明正常人及其他疾病患者未检出该抗体，对该病具有特异性。因此血清及脑脊液抗 NMDAR 抗体检测对本病具有确诊作用。

Ⅰ型糖尿病（T1DM）是一种由 T、B 淋巴细胞共同参与的对胰岛 β 细胞特异性破坏而导致体内胰岛素绝对缺乏的自身免疫疾病。患者体内存在多种胰岛自身抗体，最常见的为谷氨酸脱羧酶抗体（GADA）、蛋白酪氨酸磷酸酶自身抗体（IA-2A）、胰岛素自身抗体（IAA）。抗锌转运蛋白 8 抗体（ZnT8A）是 2007 年新发现的 T1DM 自身抗体。ZnT8 是锌转运体家族中重要的成员之一，位于胰岛 β 细胞和少量的 α 细胞内，是胰岛特异性锌转运蛋白，在胰岛素的合成、储存及分泌过程中发挥着至关重要的作用。研究报道，T1DM 患者 ZnT8A 阳性率约为 50%，高加索人新发 T1DM 的阳性率为 60%～80%，而在健康对照组中 <2%，在Ⅱ型糖尿病组中 <3%。ZnT8A 和三种自身抗体联合检测将 T1DM 的诊断阳性率由 94.2% 提高为 98.2%。可见抗体联合检测在 T1DM 的诊断方面有着重要的临床应用价值。

二、自身免疫性疾病诊断相关的基因

人类白细胞抗原（human leukocyte antigen，HLA）是人类主要组织相容性复合体的表达产物，在免疫系统中主要负责细胞间的相互识别和诱导免疫反应，调节免疫应答。近年来研究发现，自身免疫性疾病和人类白细胞抗原基因多态性之间存在相关性，如 HLA-B *27 和强直性脊柱炎之间强相关，HLA-B *51 和白塞综合征相关等。HLA-B *27 的检测方法包括：传统的微量淋巴细胞毒法、流式细胞仪及以 PCR 技术为基础的分子生物学方法。检测 HLA-B＊27 有助于 AS 的诊断，尤其是对有慢性炎性背痛的青少年，特别是缺乏足够的骶髂关节炎影像学证据时。虽然 AS 患者 HLAB＊27 阳性率达 90％左右，但无诊断特异性，4％～8％健康人中可出现阳性。HLA-B＊27 也与银屑病关节炎有关，存在于约 20％的患者。另一个银屑病易感基因是 HLA-C＊06，存在于约 60％的银屑病患者，与皮肤损害有关，关节较少受累。

目前，HLA-B＊51 是和白塞综合征（Behhet's syndrome，BS）关联较强的易感基因。携带 HLAB＊51 危险基因型的人群进展为 BS 的风险不尽相同，可能和地理位置及种族相关。目前尚不清晰 HLA-B＊51 是否是 BS 的致病基因；同时，目前尚无正式获批的 HLA-B＊51 检测试剂盒。因此，HLAB＊51 基因检测并未在临床上广泛开展应用。

三、自身免疫性疾病相关的药物基因组学及伴随诊断研究进展

药物基因组学是基于功能基因组学与分子药理学的一门科学，旨在应用大规模、系统的基因组研究方法和技术，更准确地预测患者的治疗反应，根据个体的遗传背景优化治疗方案，实施"个体化"合理用药，即个体化医疗。伴随诊断是一种与靶向药物相关的体外诊断技术，主要通过测量人体内蛋白、变异基因的表达水平，了解不同患者对特定药物的治疗反应，筛选出最合适的用药人群并有针对性地进行个体化治疗，从而改善其治疗预后和降低患者的就医成本。

痛风是嘌呤代谢紊乱和（或）尿酸排泄减少所引起的一种晶体性关节炎，临床表现为高尿酸血症和尿酸盐结品沉积所致的特征性急性关节炎、痛风石形成、痛风石性慢性关节炎。临床治疗的主要目的是迅速控制痛风的急性发作、纠正高尿酸血症等。别嘌醇是一种抑制尿酸生成的药物，其通过抑制黄嘌呤氧化酶，阻断次黄嘌呤、黄嘌呤转化为尿酸，从而降低血尿酸水平。目前我国只有别嘌醇这一种抑制尿酸生成的药物。本品偶有严重的超敏反应综合征，即 Stevens-Johnson 综合征/中毒性表皮坏死松解症

（Stevens-Johnson syndrome/toxic epidermal necrolysis SJS/TEN），表现为高热、嗜酸性粒细胞增高，毒性上皮坏死及剥脱性皮炎、进行性肝肾衰竭，甚至死亡。HLA-B＊5801与别嘌醇诱发的SJS/TEN之间存在相关性。早在2005年，我国台湾学者在51例由别嘌醇诱发的SJS/TEN患者及相应的对照的研究中发现，所有的51例别嘌醇诱发的SJS/TEN患者均携带 HLA-B＊5801（100％），OR值为580.3（95％CI：34.4～9780.9）。随后，这一结果分别在泰国人群、日本人群、韩国人群及欧洲人群中得以验证和重复。HLA-B＊5801在东亚人群中的频率最高，为6％～8％。同时，携带 HLA-B＊5801并不一定导致 SJS/TEN，非别嘌醇过敏的患者也可能携带 HLA-B＊5801。虽然 SJS/TEN 仅影响0.2％的患者，但其是严重威胁生命的药物不良反应，致死率约为25％。一旦发现患者出现 SJS/TEN，需立即停药。鉴于 SJS/TEN 的高致死率，临床遗传药理学实施联盟已将 HLA-B＊5801 作为预测别嘌醇皮肤毒性的药物基因组标记物。携带 HLA-B＊5801 等位基因者慎用别嘌醇，以免引起 SJS/TEN。

巯基嘌呤甲基转移酶（thiopurine S-methyltransferase，TPMT）是一种特异性催化杂环类和芳香类化合物的巯基甲基化反应的细胞内酶，在临床常用的巯嘌呤类药物的代谢过程中有关键作用。硫唑嘌呤（azathioprine，AZP）是一种具有免疫抑制作用的巯嘌呤类药物。AZP可用于自身免疫性疾病患者。AZP本身无生物活性，在体内经过一系列代谢反应生成有药理活性的6-巯嘌呤核苷酸（6-thioguanine nucleotides，6-TGN），能够干扰核苷酸代谢，具有抗增殖和免疫抑制作用，也是引起骨髓抑制等毒副作用的主要原因。其也可经 TPMT 代谢为无活性的6-甲巯基嘌呤（6-methyl MP，6-MMP）。TPMT 的活性与红细胞及造血组织中6-MP 的活性代谢产物 6-TGN 水平呈负相关，TPMT 活性降低可使巯嘌呤类药物的造血系统毒性（严重的骨髓抑制）增加。TPMT 酶活性分布存在多态性现象，TPMT 遗传变异是导致其酶活性降低的主要原因。常见的影响酶活性的等位基因有4种，即

TPMT * 2、TPMT * 3A、TPMT * 3B、TPMT * 3C。TPMT 基因型可分为 3 种：野生型纯合子、杂合子和突变纯合子。野生型纯合子个体具有正常的 TPMT 活性，杂合子个体 TPMT 活性降低，而突变纯合子 TPMT 酶活性极低甚至缺乏。同时，等位基因在人群中的分布具有种族差异。FDA 已批准在 AZP 的药品说明书中增加在用药前进行 TPMT 基因多态性检测的建议。但是 AZA 的毒副作用并不能全部由 TPMT 的基因多态性解释，部分没有 TPMT 变异的人服用 AZA 也会发生毒副作用。

　　类风湿关节炎 (rheumatoid arthritis，RA) 是一种以侵蚀性关节炎为主要表现的全身性自身免疫性疾病。甲氨蝶呤 (methotrexate，MTX) 是 RA 患者首选的改善病情的抗风湿药 (disease modifying antirheumatic drugs，DMARDs) 药物之一。

　　MTX 是一种叶酸拮抗剂，进入体内后会抑制几个药物代谢酶，如：二氢叶酸还原酶、亚甲基四氢叶酸还原酶 (methylene tetrahydrofolate reductase，MTHFR)、胸苷酸合成酶等，从而阻止二氢叶酸还原为四氢叶酸，使胸腺嘧啶核苷酸和嘌呤核苷酸的合成原料耗竭，阻断 DNA、RNA 的合成。MTHFR 是叶酸代谢途径中的关键酶。MTHFR 基因是当下 RA 的药物基因组学研究中研究最多的基因之一。其中又以 C677T 和 A1298C 突变为代表。C677T 为 MTHFR 基因第 677 位的 C 被 T 取代使得编码的丙氨酸被缬氨酸取代，这种变异使 MTHFR 的活性降低且不耐热。目前此类研究的结果并不一致，可能是由于不同人群种族的差异、不同研究的设计方案及不同研究样本量的大小有别。因此，目前就这些基因位点的实验室检测尚停留在科研实验阶段，仍需开展大样本量的不同种族人群的多中心的前瞻性研究，以期发现可预测 RA 患者 MTX 所致不良反应及疗效的分子诊断标记物。

　　近年来，由于生物制剂尤其是肿瘤坏死因子-α (tumor necrosis factor-α，TNF-α) 拮抗剂的临床广泛应用，使 RA 的治疗发生了巨大的变化。然后仍有 20%～40% 的患者疗效不佳。或者部分患者在长期使用生物制剂的过程中会发生不良反应或疗效降

低而被迫停药。研究报道，RA 患者抗药抗体的总体发生率约为
13%。所有5种肿瘤坏死因子抑制剂（英夫利昔单抗、阿达木单
抗、赛妥珠单抗、戈利木单抗和依那西普）均可产生抗药抗体，
但不同种类不同疾病间存在差异。抗药抗体的产生与临床应答反
应的下降和输液反应或注射部位反应的增加有关。同时使用免疫
抑制剂可以抑制抗药抗体的生成。目前针对 TNF-α 拮抗剂，市场
上已有商品化的试剂盒可以检测血清中药物浓度及抗药物抗体，
为药物剂量优化及药物疗效的检测提供了依据。

第二章

系统性自身免疫性疾病

第一节 系统性红斑狼疮

系统性红斑狼疮（systemic lupuseryth ematosus，SLE）是以多系统、多脏器受累为临床特点，产生抗核抗体等多种自身抗体为其免疫学特点的一种慢性、炎症性结缔组织疾病。

一、病因及发病机制

SLE 发病高峰在 15～40 岁，以育龄期妇女多见，男女之比为 1∶5～10，各地患病率不完全清楚，美国约（14.6～50.8）/10 万，我国约为 70/10 万人。病因和发病机制尚不完全清楚，可能为内外因素作用于遗传易感个体，导致机体免疫系统紊乱而发病。

二、临床表现

（一）一般表现

全身乏力不适、发热、体重下降、厌食、精神委靡。

（二）皮肤表现

特征性皮损为颊部红斑、盘状红斑、鳞屑性斑丘疹。

（三）骨、关节与肌肉表现

关节痛/关节炎是 SLE 最常见的表现，几乎所有关节均可累及，多表现为游走性关节痛。

（四）肾脏表现

肾脏受累是 SLE 常见的临床表现，影响 SLE 的远期预后，通常经尿常规检查发现肾脏受累。

（五）肺脏表现

胸膜炎/胸腔积液是 SLE 肺部最常见的临床表现，常为少量至中量，极少出现大量胸腔积液。

（六）心血管系统表现

心脏受累包括心包炎、心肌炎、心内膜炎、冠状动脉病变。心包炎为心脏受累的常见表现，可为 SLE 的首诊症状。

（七）神经精神系统表现

SLE 神经精神系统受累临床谱广泛，几乎囊括了所有神经系统、精神系统表现。

（八）血液系统及单核吞噬细胞系统表现

血液系可表现为贫血、白细胞减少、血小板减少。

三、实验室检查和其他辅助检查

（一）实验室检查

血常规检查可有贫血、白细胞减少、血小板减少；尿液分析可示蛋白尿、血尿和细胞、颗粒管型；病情活动期血沉可增快，CRP 在 SLE 一般正常。

（二）蛋白质电泳和补体

50% 的患者有低蛋白血症，30% 球蛋白升高，尤其是球蛋白。疾病活动期补体水平常降低，与补体消耗和肝脏合成能力下降有关，单补体成分 C3、C4 和总补体溶血活性在疾病活动期均可降低，检测补体裂解产物更能反映补体消耗情况。

（三）自身抗体

详情见表 2-1。

1. ANA

临床上所说 ANA 检测实际上是指用间接免疫荧光法（ⅡF）进行总抗核抗体检测，常见荧光图形有以下 5 种。①均质型：抗 DNA 组蛋白复合物抗体的表现形式。②膜型：提示抗双链 DNA（ds-DNA）抗体阳性。③颗粒型：代表针对可提取性核抗原的抗体，可提取性核抗原为非组蛋白或小分子 RNA 蛋白多肽复合物。④核仁型。⑤着丝点型。

表 2-1　系统性红斑狼疮部分自身抗体

自身抗体	SLE 患者的阳性率
ANA	100%
抗 ds-DNA 抗体	60%～90%
抗单链 DNA（ss-DNA）抗体	70%～95%
抗 RNP（U1RNP）抗体	30%～40%
抗 Sm 抗体	20%～40%
抗 SSA 抗体	20%～60%
抗 SSB 抗体	10%～20%
抗核糖体 RNP（rRNP）抗体	10%
抗 Ku 抗体	10%
抗心磷脂抗体	40%～60%

2. 抗 DNA 抗体

抗 DNA 抗体包括抗单链 DNA 抗体和抗 ds-DNA 抗体。抗 ds-DNA 抗体检测方法包括ⅡF、放射免疫分析法（RIA）、酶联免疫吸附法（ELISA）、胶体金法。以马疫锥虫或短膜虫为底物的ⅡF法是目前国内外临床常规检测抗 ds-DNA 抗体最常用的方法，具有特异性强、简易方便等优点；RIA 法重复性好、可定量，敏感性较高，但特异性差。

3. 抗 ENA 抗体

ENA 是指可用生理盐水或 PBS 提取的核抗原，抗 ENA 抗体包括抗 Sm 抗体、抗 U1RNP 抗体、抗 SSA 抗体、抗 SSB 抗体等，检测方法有对流免疫电泳法、免疫双扩散法、免疫印迹法和免疫沉淀法等。

4. 抗磷脂抗体

抗磷脂抗体是一组与含有磷脂结构的抗原物质发生反应的抗体，如抗心磷脂抗体。抗磷脂抗体目前检测方法包括：①ELISA法检测抗心磷脂抗体；②凝血试验检测狼疮抗凝物质；③梅毒血清学凝集试验。

（四）病理

1. 基本病理改变

基本病理改变包括：①结缔组织纤维蛋白样变性；②结缔组织基质发生黏液性水肿；③血管病变，包括血管壁退行性变、堵塞性血管病变、血管炎。

2. 特征性组织病理改变

特征性组织病理改变包括：①疣状 Libman-Sacks 心内膜炎。②"洋葱皮样"脾脏病理。③"苏木素小体"。④皮肤病理及狼疮带试验：病理显示表皮真皮交界处、基底层、生发层炎症细胞浸润，可有纤维蛋白、纤维小体、弹性纤维变性。⑤淋巴结病理：示弥漫反应性增生。⑥肾脏病理：见表 2-2。

肾脏免疫荧光特征性表现为各种免疫球蛋白及补体均为阳性，即"满堂红"现象

表 2-2　1982 年 WHO 狼疮肾炎病理类型

类型	名称	说明
Ⅰ	正常	
Ⅱ	系膜性肾小球肾炎	系膜区增生肥厚及免疫复合物沉积
Ⅲ	局灶增值性肾小球肾炎	系膜细胞，内皮细胞增生，免疫复合物沿毛细血管沉积，受累肾小球数＜50%；受累肾小球＞50%，细胞增生明显，形成月牙
Ⅳ	弥漫增值性肾小球肾炎	
Ⅴ	膜性肾小球肾炎	上皮下免疫物颗粒沉积
Ⅵ	硬化性肾小球肾炎	月牙体纤维硬化，血管硬化

（五）神经精神狼疮的辅助检查

详情见表 2-3。

表 2-3 神经精神狼疮的部分辅助检查

项目	神经精神狼疮患者异常阳性率（%）	意义说明
血清自身抗体		
抗神经元抗体	30～92	弥漫性表现
抗神经纤维丝抗体	58	弥漫性表现
抗核糖体 P 抗体	45～90	精神症状
抗磷脂抗体	45～80	局灶性表现，如卒中
脑脊液检查		
细胞数增多	6～34	除外感染
蛋白升高	22～50	非特异
葡萄糖降低	3～8	横断性脊髓炎，除外感染
寡克隆带（≥2 带）	20～82	弥漫性表现
抗神经元抗体	90	弥漫性表现和 40% 局灶性表现
影像学检查		
脑电图	54～84	无特异性，常为弥漫性表现
脑 CT	27～71（脑萎缩）	激素诱导性或疾病本身导致；在确定脑萎缩方面 CT 优于磁共振
	10～25（脑梗死或出血）	
磁共振	77	在梗死、出血定位、发现局灶病变、确定水肿方面磁共振优于 CT

四、诊断和鉴别诊断

（一）诊断方法

SLE 诊断主要依据临床表现、血清免疫学检查及其他辅助检查。

（二）诊断标准

目前，SLE 分类标准仍按 1982 年美国风湿病学会 SLE 修订分类标准。

（三）鉴别诊断

典型 SLE 诊断并不难，但 SLE 临床表现复杂，易和其他全身性疾病相混淆。

1. 与类风湿关节炎相比较

SLE 与类风湿关节炎均有多关节病变，尤其在疾病早期或类风湿关节炎伴有血小板减少、白细胞减少、脾肿大（Felty 综合征）时，两者难鉴别，但 SLE 关节表现多为游走性关节肿痛，且疼痛、肿胀、晨僵等症状体征较类风湿关节炎轻，关节病变一般为非侵蚀性，不遗留关节畸形。SLE 患者还有特征性皮疹，多数有肾脏病变，而类风湿关节炎则不具备这些特点。

2. 与多发性肌炎/皮肌炎相比较

SLE 患者可出现类似肌炎的肌肉疼痛，且两者均可有脱发、血管炎样皮疹、肾脏受累，但 SLE 患者肌痛轻、肌酶谱和肌电图多为正常（SLE 重叠多发性肌炎/皮肌炎除外），而多发性肌炎/皮肌炎患者肌肉症状重，肌酶谱明显升高，肌电图有特异性异常。再者，两者各有特征性皮疹和特征性的抗核抗体谱以资鉴别。

五、治疗及预后

（一）一般治疗

对首次确诊的 SLE 患者进行教育，使其了解病情；光过敏者避免阳光暴晒，并慎用光敏易感食物、药物，如芹菜、香菜、噻嗪类利尿剂、抗生素，如四环素、磺胺药等；女性患者病情活动期间注意避孕。

（二）药物治疗

一是疾病本身的治疗，抑制受累器官炎症或干扰免疫功能，这类药物包括非甾体抗炎药、抗疟药、糖皮质激素和免疫抑制剂、丙种球蛋白等。二是并发症的治疗，如高血压、感染、癫痫等的治疗。

第二节　系统性硬化病

系统性硬化（systemicsclerosis，SSc）是以皮肤硬化、纤维化为特征的系统性结缔组织疾病，除皮肤受累外，还可出现消化道、肺、肾、心等内脏器官受累。

SSc 确切患病率不清，美国南加州的一项随机社区流行病学调查估计，患病率为 19/10 万～75/10 万，但如果包括那些不符合诊断标准，但具有确切 SSc 特性的一些患者，患病率可能高 20 倍。SSc 见于世界各区域、各种族，高发年龄为 30～50 岁，男女比为 1∶3～4，许多病例呈散发性。

一、病因及发病机制

病因及发病机制不甚明了，可能是外源性因素，如一些化学物质（硅石粉尘、硅胶植入物、环氧树脂、芳香烃化合物）、食物、药物（博来霉素、L-色氨酸）作用于机体免疫系统，导致淋巴细胞活化，释放淋巴因子，产生自身抗体，通过免疫复合物、抗体依赖性细胞介导细胞毒作用，淋巴因子活化杀伤细胞等多种机制损伤内皮细胞，导致内源性血管舒张介质（一氧化氮）和血管收缩活性介质（内皮素）失衡而微血管舒缩不稳定，微血管结构破坏，内皮下抗原暴露，进而血小板活化，血小板衍生生长因子、淋巴因子直接作用于成纤维细胞，或通过激活组织中的单核细胞、肥大细胞分泌细胞因子，作用于成纤维细胞，使其增生合成大量细胞外基质，在皮肤和其他组织器官过量沉积。

二、临床表现

（一）一般表现

疲乏、无力、体重下降等慢性疾病特征，发热少见。

（二）雷诺现象

寒冷或情绪等因素而诱发的双手、鼻尖等部位苍白、发绀、潮红三相反应。

（三）皮肤表现

几乎所有 SSc 患者皮肤受累均，从手指开始，前臂、面部、前胸、躯体等部位逐渐受累。

（四）骨关节肌肉

早期可出现关节肿痛，后期由于关节表面皮肤硬化，导致关节挛缩、活动受限。

（五）消化道

主要为食管运动障碍和食管下段括约肌功能受损。

（六）肺部表现

肺受累以肺间质纤维化和肺动脉高压多见，表现为进行性活动性呼吸困难、胸痛和干咳。

（七）肾部表现

肾受累表现为蛋白尿（常＜0.5 g/24 h）、氮质血症及肾性高血压。

（八）内分泌及外分泌

25％的患者伴有甲状腺功能减退。20％～30％的患者并发口干、眼干症状。

三、实验室检查和其他辅助检查

（一）实验室检查

血常规可有缺铁性贫血、嗜酸性粒细胞增多，部分患者白细胞减少；尿常规可有尿蛋白或镜下血尿、管型尿。病情活动期血沉增快。

（二）蛋白电泳和补体

蛋白电泳示球蛋白增高，有高 γ-球蛋白血症；补体水平一般正常。

（三）自身抗体

在自身免疫性疾病中，SSc 的自身抗体谱仅次于系统性红斑狼疮，大部分属于抗核抗体范畴（表 2-4）。

1. 抗核抗体（anti-nuclearantibodyANA）

以 Hep-2 细胞为底片，ANA 阳性率达 95％，荧光图多为核仁型、着丝点型和斑点型。其中着丝点型很有特征，表示抗着丝点抗体；核仁型抗体对应抗原为 RNA 聚合酶Ⅲ、U3RNP、核仁4-6SRNA等。

表 2-4　系统性硬化病部分自身抗体

抗体	SSc 阳性率
ANA	90％
抗 Sel-70（DNA 拓扑异构酶Ⅰ）抗体	25％～70％（弥漫性）
ACA（抗着丝点抗体）	80％～95％（局限性）
抗原纤维蛋白抗体	5％～10％（弥漫性）
抗 PM-Scl 抗体	5％～10％（弥漫性）
	50％～70％（皮肌炎 SSc 重叠综合征）
抗 Ku 抗体	50％
抗 RNA 多聚酶Ⅰ抗体	4％（弥漫性）
抗 46 S RNA（核仁核糖核酸）抗体	偶见
抗 7-2RNP（To）抗体	偶见
抗 NOR-90（核仁形成中心）抗体	偶见
抗 RNP 抗体（抗 U1RNP 抗体）	20％
类风湿因子	30％

2. 抗 ENA 抗体

不同抗 ENA 抗体在各种结缔组织病中的阳性率有明显差异，部分有很高的特异性。抗 Scl-70 抗体对弥漫性皮肤 SSc 特异，阳性率为 30％～70％。抗 RNP 抗体（抗 U1RNP 抗体）见于 20％的 SSc 患者。其他少见的抗 ENA 抗体包括抗 PM/Scl 抗体、抗 Ku 抗体、抗 Jo-1 抗体、抗 SSA 抗体、抗 SSB 抗体等。

3. 其他自身抗体

类风湿因子见于 30％的 SSc 患者。

（四）甲襞微循环显微镜检查

SSc 微循环结构异常具有特征性，表现为毛细血管袢动静脉支粗糙扩张、毛细血管袢顶部增宽、血流缓慢，部分区域毛细血管祥环消失。

（五）组织病理

皮肤主要为真皮间质水肿，真皮上层小血管周围淋巴细胞浸润；硬化期，真皮及皮下组织胶原纤维肿胀增生、纤维化，血管内膜增生，血管壁水肿、增厚，管腔狭窄；后期表皮及附属器官萎缩。肺、食管等器官组织主要为间质纤维化；肾主要为血管结构异常、血管内膜增生、管腔狭窄。

（六）影像学检查

X线可发现皮下钙化，末端指骨溶解、变细；食管钡餐可发现食管运动异常，X线、CT可示肺间质纤维化样影像学变化、肺动脉段膨出。

四、诊断和鉴别诊断

（一）诊断方法

多数患者以雷诺现象发病，但主要临床特征为皮肤硬化，食管、肺、肾和心等内脏器官受累决定其预后。诊断需依据病史、临床表现、体格检查、血清学检查及其他辅助检查。

（二）诊断标准

1988年美国风湿病学院进一步修定了SSc分类标准，见表2-5。

（三）鉴别诊断

1. 雷诺现象

多数SSc患者有雷诺现象，因而对雷诺现象的鉴别非常重要。

2. 局灶性系统性硬化症

局灶性系统性硬化症包括线状系统性硬化症和硬斑病（点滴状、斑状、泛发性）。这些局灶性系统性硬化症可有ANA阳性、高γ-球蛋白血症，但不具有SSc的皮肤硬化特点，易于鉴别。

表 2-5　美国风湿病学院 1988 年系统性硬化病修定分类标准

①弥漫性皮肤系统性硬化病

雷诺现象发生 1～2 年内出现皮肤改变

除肢体远端、近端、面部皮肤受累外，躯干皮肤易受累

早期即出现明显肺间质病变、肾衰竭、弥漫性胃肠病变和心肌受累

抗 Sel-70 抗体阳性

甲襞毛细血管环扩张和缺失

②局限性皮肤系统性硬化病

雷诺现象发生数年（偶有数十年）后出现皮肤改变

皮肤病变局限于双手、双足、肘膝关节远端肢体、面颈部

后期发生肺动脉高压、伴/不伴肺间质纤维化、皮肤钙化、毛细血管扩张

ACA 阳性

甲襞毛细血管环扩张，常无毛细血管环缺失

包括 CREST

③无皮肤表现的系统性硬化病

具有特征性内脏器官受累表现以及特征性血管、血清学异常，但无明显临床皮肤变化

④重叠综合征混合性结缔组织病

重叠综合征是指 SSc 同时伴有符合诊断标准的系统性红斑狼疮、炎性肌病、类风湿性关节炎中的 1～3 种疾病

混合性结缔组织病指同时具有 SSe、系统性红斑狼疮和炎性肌病的部分临床特征，但又不能单独诊断为上述某一种疾病，同时血清中有高滴度抗 U1RNP 抗体

⑤未分化结缔组织病

雷诺现象患者具有 SSc 部分临床和（或）血清学特点（如肢端溃疡、手指水肿、甲襞毛细血管异常、ACA 阳性），但无皮肤硬化，亦无特征性内脏器官受累

五、治疗及预后

　　小剂量皮质激素可缓解 SSc 的皮肤水肿，关节、肌肉疼痛。青霉胺可用于治疗 SSc 的皮肤硬化，免疫抑制剂，如氮芥、硫唑嘌呤对 SSc 皮肤受累无明显临床疗效。针对雷诺现象的措施包括肢体保暖、不吸烟，应用钙拮抗剂、α_1-受体拮抗剂哌唑嗪、异前

列腺素，血小板凝集抑制剂，如阿司匹林、双嘧达莫。针对食管受累引起的吞咽困难、疼痛、反流性食管炎，可用胃肠动力药，如西沙必利，抑制胃酸分泌的质子泵抑制剂和 H_2 受体拮抗剂。血管紧张素转换酶抑制剂显著改善了 SSc 肾病的预后。

SSc 自然病程差异甚大，预后和脏器受累有密切关系，心、肾受累患者预后差。10 年生存率弥漫性皮肤 SSc 为 55%，局限性皮肤 SSc 为 75%。

第三节　系统性血管炎

系统性血管炎是以血管坏死和炎症为主要病理特征的一组疾病，其临床表现多样，因受累血管类型、部位、大小及病理特点等不同而各异。本病有几种不同的分类方法，多以受累血管大小、类型、分布、临床特点及原发或继发等为依据。其中按照受累血管的大小进行分类目前被广泛接受，较常用的为 1993 年 ChapelHill 会议对系统性血管炎进行的定义和分类方法。

一、病因及发病机制

系统性血管炎目前病因不明，研究认为主要为感染原对血管的直接损害和免疫异常介导的炎症反应所致。例如病原微生物对血管的直接损伤、病理性免疫复合物形成、补体激活与炎症反应、抗体的直接致病作用、肿瘤细胞介导的免疫损伤等，均参与了该类疾病的发生发展。

二、临床表现

系统性血管炎可以累及体内各种血管，故而临床表现复杂多样，容易误诊漏诊。确诊需根据临床表现、实验室检查、病理活检资料及影像学资料等综合判断，以确定血管炎的类型及病变范围。如出现无法解释的下列情况时，应考虑血管炎的可能：①多系统损害；②进行性肾脏损害，蛋白尿、血尿或血肌酐、尿素氮进行性升高。③肺部受累，出现游移性或固定性阴影/空洞。④合并周围神经病变。⑤不明原因的发热。⑥缺血性或淤血性症状。⑦紫癜样皮疹或网状青斑。⑧结节性坏死性皮疹。⑨无脉或血压增高。⑩不明原因合并耳鼻喉或眼部病变；不同类型血管炎各有其不同的临床特征。

三、实验室检查和其他辅助检查

系统性血管炎的检查主要包括一般实验室检查、血清炎症指标检测、血清自身抗体检测、脏器功能检查、影像学检查（包括血管造影）及活体组织检查等方面。

（一）一般实验室检查

血常规检查中白细胞及血小板正常或轻度增高，根据病程及病情不同，可有不同程度的贫血。尿常规检查因不同类型血管炎中肾脏受累的程度和类型而不同，ANCA相关性血管炎往往出现肾脏受累，尿常规提示蛋白尿、血尿和（或）白细胞尿，肾功能受累时也可出现不同类型的蛋白管型或细胞管型。便常规检测无特异性，便潜血提示继发性消化道出血、消化道黏膜病变或肠系膜血管病变可能。

（二）血清炎症指标检测

炎症指标的增高见于多数血管炎病情活动期，包括血沉、C-反应蛋白等，也可见到血清纤维蛋白原、补体等炎症分子非特异性增高。

（三）血清自身抗体检测

已成为部分原发性系统性血管炎的血清特征，有利于疾病诊断、病情活动度判断及估计预后，且不同抗体型别对不同类型血管炎也有一定的提示作用。其中抗中性粒细胞胞浆抗体（ANCA）及抗内皮细胞抗体（AECA）是近年研究中被认为是最重要的血管炎相关自身抗体。前者多见于韦格纳肉芽肿、显微镜下多血管炎、变应性肉芽肿性血管炎，故这三类小血管受累为主的血管炎目前又通称为ANCA相关性血管炎。后者可见于大、中、小血管受累的各类血管炎，其中以川崎病阳性率最高。

1. 抗中性粒细胞胞浆抗体

目前 ANCA 已成为系统性血管炎的敏感血清学诊断工具，是研究系统性血管炎的热门课题。1985 年发现 ANCA 为诊断部分原发性系统性血管炎的敏感且特异的指标。以乙醇固定的中性粒细胞为底物的间接免疫荧光法（ⅡF）检测发现，其胞浆内特异性荧光着染，称为胞浆性 ANCA，其靶抗原主要为丝氨酸蛋白酶 3，同时发现与 cANCA 胞浆着染型别不同的荧光染色图形，主要表现为环绕于中性粒细胞核周的着染图形，被称为核周型 ANCA，主要靶抗原为髓过氧化物酶。目前对 ANCA 的研究日益增多，证实 ANCA 为一个包含众多靶抗原的自身抗体谱，除 PR3 及 MPO 外，弹性蛋白、乳铁蛋白、组织蛋白酶 G、杀菌/通透性增高蛋白、天杀青素、溶酶体、β-葡萄糖醛酸酶、α-烯醇化酶、防御素，以及人溶酶体相关膜蛋白等，它们生理功能各异，且不同靶抗原荧光着染型别也不同，目前将不同于 cANCA 及 pANCA 型别的 ANCA 称为不典型 ANCA。

目前临床上用于检测 ANCA 的方法主要有 2 种，间接免疫荧光法（ⅡF）是最原始也是最常用的方法，但是不能区分上述各种特异性抗原，临床上常作为筛选检测。酶联免疫吸附试验（ELISA）作为确证试验进一步区分 ANCA 不同特异性靶抗原，常用直接法或夹心法检测。ANCA 不同型别在疾病诊治中的临床意义一直都是研究的热点。

2. 抗内皮细胞抗体

AECA 有 IgG、IgM 及 IgA 多种亚型，目前临床上多以检测 IgM 型为主。AECA 有多种检测方法，采用人脐内皮细胞（HU-VEC）作为底物，可用 ELISA 法、免疫荧光法、流式细胞仪、免疫印迹法及补体介导的细胞毒试验等检测，目前常用 ELISA 法。但是由于其疾病特异性较差，对于血管炎诊治的临床意义稍逊于 ANCA 检测。

3. 其他自身抗体

另外系统性血管炎还可在血清中出现其他类型自身抗体，但较少见，如抗核抗体、抗心磷脂抗体，后者提示可能合并抗磷脂综合征，近期报道系统性血管炎合并抗磷脂抗体的患者出现多发性单神经炎的病例报告。

（四）影像学检查

血管造影检测异常是大中血管受累性血管炎的重要诊断依据之一。根据受累血管大小及位置不同，可行不同部位血管造影检测。受累血管出现管腔闭塞、狭窄、串珠样改变等。

（五）组织活检

组织活检是确诊各种类型血管炎最确切及重要的依据。常根据受累血管及脏器不同行不同部位的组织活检。

四、诊断和鉴别诊断

皮肤血管炎病理变化具有明显的特征性，但如不结合临床表现，很难做出准确的临床诊断。血管内皮细胞损伤的标志主要有以下几点。

（一）循环内皮细胞（CEC）

循环内皮细胞（CEC）被认为是目前在体内唯一可以特异而直接地反映血管内皮细胞损伤的标志物和指示物。

（二）凝血因子Ⅷ（FⅧ）

其活性增高有助于大、中型血管的坏死性血管炎与小血管疾病的鉴别。它与疾病的活动性有关，结节性多动脉炎、Wegener肉芽肿等系统性血管炎时可升高数倍，治疗有效时可下降。

（三）vW因子（vWF）

皮肤血管炎患者血浆vWF的水平明显升高，但与血管炎严重程度之间无明显关系。

（四）抗中性粒细胞胞质抗体（ANCA）

抗中性粒细胞胞质抗体（ANCA）在诊断Wegener肉芽肿、多发性微动脉炎、一些坏死性血管炎中有较高的敏感性和特异性。现已确认，ANCA是一组针对中性粒细胞胞质抗原的自身抗体群，对Wegener肉芽肿有明显的特异性，认为ANCA是上述疾病的血清学标志。

（五）AECA（抗血管内皮细胞抗体）

AECA（抗血管内皮细胞抗体）多见于 Wegener 肉芽肿、结节性多动脉炎、微多动脉炎、颞动脉炎等疾病中，AECA 阳性的继发性血管炎有 SLE、RA 和重叠综合征的坏死性血管炎。

五、治疗及预后

一旦确诊应早期予以正规治疗，以防止发生不可逆损害。常用治疗药物为糖皮质激素及免疫抑制剂，后者以环磷酰胺最为常用。可辅助以静脉丙种球蛋白、血浆置换等。另外，近年来各种生物制剂的应用在部分类型的血管炎也具有一定的作用。

第四节　类风湿关节炎

类风湿关节炎（RA）是一种经典的自身免疫应答介导的慢性炎症性关节疾病，它可以造成对称性、破坏性小关节为主的关节炎症，最终造成关节变形和残疾。关节炎病理的显著特点是滑膜关节炎，关节外病理特点是血管炎。类风湿关节炎的危险因素包括女性、高龄和阳性家族史。

类风湿关节炎在欧洲和北美洲白种人中的患病率大约是 $0.5\%\sim1\%$；而中国患病率大约在 0.33% 左右，日本大约为 0.2%；非洲的患病率则更低；美国印第安纳人群中的患病率为 $5.3\%\sim6.8\%$。多数学者认为，类风湿关节炎是在一定的遗传背景基础上，在某些未知感染等环境因素作用下致病。

一、病因及发病机制

类风湿关节炎发病和 HLA-DRB1 特定的亚型有关，如 HLA-DRB10401、0405、0404 等。对其发病机制的一般看法是，致病抗原被抗原呈递细胞表面的 HLA-DR 分子呈递，结合 T 细胞受体，形成 HLA-抗原-T 细胞受体三分子复合物而激活 T 细胞，从而活化下游的细胞因子，导致类风湿关节炎发病。近年的研究表明，B 细胞在类风湿关节炎发病中也有重要作用，它不仅产生致病性自身抗体，也有呈递抗原、促进 T 细胞活化的作用，清除 B 细胞对类风湿关节炎有治疗作用也支持这一观点。

二、临床表现

（一）关节系统

RA 患者可以有多发性、对称性关节肿胀、疼痛，患者典型的关节表现包括近端指间关节的纺锤样软组织肿胀；掌指关节半脱位；手指尺侧偏斜；PIP 过伸、远端指间关节 DIP 过屈的天鹅颈畸形；PIP 过屈、DIP 过伸的纽扣花样畸形。

（二）其他系统

RA 患者可以出现皮肤、眼、肺、肾、神经系统等多系统受累。

三、实验室检查和其他辅助检查

RA 的实验室检查包括疾病活动性指标及疾病特异性抗体检测。

（一）RA 的疾病活动性指标

RA 的疾病活动性指标包括 ESR（血沉）、CRP（C-反应蛋白）、血清淀粉样蛋白 A（SAA）、IL-6 等。

（二）RA 相关的自身抗体

1. 类风湿因子（RF）

RA 的诊断标准需要类风湿因子（RF）。RF 是抗正常人免疫球蛋白 IgGFc 段的抗体，它分为 IgM 型、IgG 型和 IgA 型。RF 是抗人 IgG 分子 Fc 片段上抗原决定簇的特异性抗体。为抗 IgG 的自身抗体，与变性 IgG、热聚合 IgG 和 IC 都有较强的亲和力，主要为 19S 的 IgM，也可见 7S 的 IgG 及 IgA。可分为 IgM-RF、IgG-RF 和 IgA-RF 等。一般说的 RF 是指 IgM-RF。如同时存在两种类型的 RF，一般仅见于 RA。高滴度的 IgA-RF 常与关节外表现有关。类风湿因子能与人或动物的变性 IgG 结合，而不与正常 IgG 发生凝集反应。

检测：最初是用致敏绵羊红细胞凝集试验（Rose-Waaler 法），

目前最常采用 IgG 吸附的胶乳颗粒凝集试验、比浊法，但此法的灵敏度和特异性均不高，而且只能检出血清中的 IgM 型 RF。IgG 型和 IgA 型 RF 则需要用放射免疫法（RIA）或 ELISA 法等检测。RA 中 RF 的灵敏度为 70%左右，特异性为 88.5%左右。持续高滴度 RF 常提示 RA 疾病活动，且骨侵蚀发生率高，常可伴有皮下结节或血管炎等全身并发症，提示预后不佳。

2. AKA（抗角蛋白抗体）

1979 年 Young 等发现 RA 血清中有一种能与鼠食管角质层反应的抗体，并对 RA 具有特异性，命名为 AKA。1989 年 Vincent 等提出应将 AKA 更名为抗角质层抗体更为恰当。AKA 可以在 RA 发病以前若干年出现，所以有早期诊断价值。

检测：取 Wistar 大鼠食管中下 1/3 段做冷冻切片，厚 $4\mu m$，加 1：20 稀释血清，湿盒内 37℃孵育 30 分钟，PBS 漂洗，吹干，加 1：20 稀释的荧光素标记羊抗人 IgG，37℃孵育 30 分钟，漂洗，荧光显微镜下观察。结果以角质层出现规则的线状或板层状荧光为阳性。AKA 在 RA 中的阳性率为 41.3%，特异性为 97.8%。

3. APF（抗核周因子）

APF 是 1964 年 Nienhuis 在 RA 血清中发现的一种抗人颊黏膜细胞质内角质蛋白颗粒抗体，荧光显微镜下在胞浆内呈一个或多个大小不等的圆形或椭圆形颗粒，其对 RA 的特异性随血清稀释倍数的增加而增加。

检测：刮取人颊黏膜细胞混匀，PBS 洗涤 3 次后涂片，每片约 400～1000 个细胞，加 1：10 稀释血清，室温下孵育 90 分钟，PBS 漂洗，加 1：20 稀释的荧光素标记羊抗人 IgG，室温孵育 30 分钟，洗 3 次。以 1：1 含 $0.5\mu g/mL$ 溴化乙啶甘油/PBS 液封固进行核复染色，荧光显微镜下观察结果。核周胞浆中出现圆形或椭圆形荧光颗粒者为阳性。APF 可以在 RA 发病前出现，所以有早期诊断价值。APF 阳性率为 50.0%，特异性为 95.7%。但是其缺点是难以标准化。

4. 抗 Sa 抗体

抗 Sa 抗体可出现于 RA 未确诊前。

检测：从新鲜的人胎盘组织提取纯化 Sa 抗原，将抗原行 SDS-PAGE电泳，电泳后将抗原转印至硝酸纤维素膜上，先后加血清、辣根过氧化物酶标记的羊抗人 IgG 抗体和底物液显色。凡在蛋白质分子量为 50 000 和（或）55 000 区带出现条带者为阳性。抗 Sa 抗体的灵敏度和特异度分别为 48.7％、90％。2004 年，有学者证实，抗 Sa 抗体的靶抗原是瓜氨酸化的波形蛋白。

5. 抗环状瓜氨酸多肽抗体（CCP）

采用环状瓜氨酸肽为抗原，用 ELISA 法检测类风湿关节炎的抗环状瓜氨酸肽抗体（anti-CCP），敏感性和特异性均较用直链线性瓜氨酸肽为抗原有明显提高。抗环状瓜氨酸抗体在类风湿关节炎的敏感度为 75％～87.6％，特异度更可达到 94％～99％，且在 70％的发病 1 年内类风湿关节炎患者血清中可检测到抗环状瓜氨酸抗体的存在，同时抗环状瓜氨酸抗体阳性也可以用来预测 RA 的关节破坏。环状瓜氨酸肽能通过人工大量合成高纯度成品，可以满足各种试验要求，抗环状瓜氨酸肽抗体用 ELISA 法检测，实验结果更客观、准确，易于质控。Anti-CCP 具有与 APF、AKA 一样的早期诊断 RA、评估病情及预后的价值。

6. 异质性胞核核糖核蛋白（RA33/36）

一般可以使用免疫印迹法检测。

检测：用 Ehrlich 腹腔积液癌细胞提取的抗原检测抗 RA33/36 抗体。可以使用免疫印迹法检测，凡在蛋白质分子量为 33 000 和（或）36 000 区带出现条带者为阳性。也可以采用酶联免疫吸附法进行检测。抗 RA33/36 抗体在 RA 的灵敏度为 35％～45％，特异度为 87％。

（三）影像学检查

RA 的影像学检查，其关节 X 线影像特点是滑膜关节的骨质疏松、关节软骨破坏造成关节间隙狭窄、骨破坏造成的骨侵蚀性影像学改变。后期出现关节的畸形、融合、骨性强直。X 线的灵敏度较低。现在认为，使用 MRI 或者 B 超，可以早期发现关节滑膜增生、水肿等炎症表现，利于 RA 的早期诊断。

四、诊断和鉴别诊断

根据美国风湿病学会 1987 年确定的分类标准。①晨僵：指关节内或周围的晨僵持续至少 1 小时。②关节炎：至少 3 个关节区的肿胀或关节积液，这些关节应涉及双侧近端指间关节、掌指关节、腕关节、肘关节、跖趾关节区、踝关节、膝关节共 14 个关节区中至少 3 个关节区。③手关节关节炎：即关节肿胀累及近端指间关节，或掌指关节，或腕关节。④对称性关节炎：即同时出现左、右两侧的对称性关节炎。⑤类风湿结节。⑥类风湿因子阳性（所用方法在正常人的检出率＜5%）。⑦影像学改变：腕及手摄片可见类风湿关节炎典型的影像学改变，包括骨侵蚀或肯定的局限性脱钙或受累关节近旁的明显脱钙。凡以上 7 项中至少有 4 项（①～④项至少 6 周）者，可诊断为类风湿关节炎。

以上标准仅仅为分类标准，不是诊断标准。临床实践中，很重要的是要排除结缔组织病，另外需排除的疾病是血管炎类疾病。

五、治疗及预后

（一）治疗

RA 的治疗包括使用非甾体抗炎药的一线药物，以及使用改善病情的二线药物，包括甲氨蝶呤（MTX）、柳氮磺吡啶（SSZ）、羟氯喹（HCQ）、来氟米特（LEF）、硫唑嘌呤（AZA）、米诺环素、环孢素等。

一线药物的使用是选择非甾体抗炎药，其使用原则是不同非甾体抗炎药不联合使用；不和糖皮质激素联合使用；剂量疗程应个体化。病情缓解药（DMARDs）使用原则是尽量在疾病早期使用；联合使用作用机制不同或者可以遏制相互不良反应的病情改善药；足够疗程。

（二）预后

RA 预后不良的因素包括：HLA-DRB1 阳性、高滴度 RF、抗

CCP 抗体阳性、女性、高龄、类风湿结节、关节外累及、炎性指标水平较高、早期出现关节侵蚀。

第五节　多发性肌炎和皮肌炎

炎性肌病是一组异质性疾病，分为亚急性、急性、慢性肌肉疾病。它们的共同体征是不同程度的肌无力和肌肉炎症。根据其独特的临床、组织病理学、免疫学和社会学特征可以分为皮肌炎（dermatomyositis，DM）、多发性肌炎（polymyositis，PM）和包涵体肌炎（inclusion-bodymyositis，IBM）。

DM 既可以累及儿童，也可以累及成人，女性比男性更多见。PM 多见于 18 岁之后。IBM 更多见于 50 岁之后的男性。炎性肌病的患病率为每 10 万人群中有 0.6～1 个患者。总的来说，DM 最常见。IBM 是大于 50 岁的炎性肌病中最常见的。在儿童中，DM 最常见，但是儿童 PM 往往病情严重。

一、病因及发病机制

某些基因和疾病相关，如 DRB1 * 0301 与 PM 和 IBM 相关，HLADQA10501 与幼年皮肌炎相关，肿瘤坏死因子 TNF308A 基因多态性与 DM 的光过敏有关。

炎性肌病的发病机制是在一定的遗产易感性基础上，某些病毒感染作为诱因，诱使发病。DM 中浸润肌肉的炎症细胞主要是 B 淋巴细胞和 $CD4^+$ T 细胞 p；而在多发性肌炎和包涵体肌炎中，主要是 $CD8^+$ T 细胞攻击 MHC I 类抗原阳性的肌纤维。

二、临床表现

PM 和 DM 患者都有不同程度的肌肉无力，进展比较缓慢，早期累及股四头肌和踝背屈肌导致经常摔跤，是散发性 IBM 的常见特点。颈伸肌群受累可以导致抬头困难（垂头）。严重患者可以出现吞咽障碍伴间断呛咳、呼吸肌无力。

（一）皮肌炎

DM 常出现特征性皮疹，手指背侧和侧面变得粗糙，伴有有裂缝的水平线。在儿童患者，DM 表现类似成人，只是肌外累及更常见。儿童 DM 的常见表现是易激惹、面部发红、易疲劳，有不同程度的近端肌无力。

（二）多发性肌炎

多发性肌炎是慢性进展性亚急性肌病，常累及成人，很少累及儿童。PM 表现类似于很多其他肌病，是一个排除性诊断。

三、实验室检查和其他辅助检查

炎性肌病的实验室检查包括：生化检查、自身抗体检查、肌活检及肌电图。

（一）生化检查

炎性肌病的常见生化异常包括一些非特异性指标异常及肌病特异性指标异常。最敏感的肌酶是肌酸磷酸激酶，活动性肌炎中水平升高可以达到 50 倍。天门冬氨酸和丙氨酸氨基转移酶、乳酸脱氢酶醛缩酶水平也可以升高。虽然肌酸磷酸激酶水平和疾病活动性平行，在某些皮肌炎患者中其水平可以正常。在多发性肌炎患者中，肌酸磷酸激酶水平往往是增高的。轻度白细胞和血小板升高也提示病情活动。

（二）肌电图

肌电图表现为自发性纤颤波增加、复杂重复放电和阳性尖锐波。自发运动单元包含短程低幅多相单元。虽然没有特异性，但这些特点有助于证实活动性肌病。存在自发性放电可以鉴别活动性肌病和皮质激素诱发性肌病，除非两者并存。

（三）肌活检病理

炎性肌病的肌活检常见的病理改变是Ⅰ型和Ⅱ型肌纤维的坏死、再生、肌束周围肌萎缩和血管周围炎症。

（四）自身抗体检查

针对细胞核和胞浆抗原、参与蛋白合成（抗合成酶）或者翻译转运（抗信号识别颗粒）的核糖核蛋白的自身抗体，可见于20％的炎性肌病患者。这些抗体是有用的临床标记，因为它们常常和间质性肺病相关。抗组氨酰信使 RNA 合成酶的抗体、抗 JO-1 抗体，占所有抗合成酶抗体的 80%，似乎特异性提示以下疾病亚型，此疾病亚型包括肌炎、非侵蚀性关节炎和雷诺现象。这些自身抗体在 PM 和 DM 发病机制中的重要性和特异性尚未阐明，因为它们不是组织或者疾病亚型特异的，它们仅仅见于不到 25% 的患者，而且它们确实见于没有肌炎的间质性肺炎患者中。有报道称，抗信号识别颗粒抗体是伴有心肌累及的侵袭性疾病和治疗反应较差疾病的标记抗体，但没有得到证实。其他自身抗体，包括抗 Mi-2 抗体、抗 PM-Scl 抗体，可见于 DM 合并系统性硬化症者，抗 KL-6 抗体和间质性肺病相关。

　　这些抗体的常用检测方法包括对流免疫扩散法、免疫印迹法、欧盟点印迹法、酶联免疫吸附法。对流免疫扩散法是最特异的方法，但是灵敏度相对低，而且对检测人员的培训、试剂、设备的要求较高。免疫印迹法是相对灵敏的方法，但是特异度相对低。欧盟点印迹法与之类似。酶联免疫吸附法则是最灵敏的方法，但是对于试剂的纯度要求比较高，检测需要的设备较少，易于在基层医院普及（表 2-6）。

表 2-6　肌炎相关的自身抗体

自身抗体	抗原
抗氨酰 tRNA 合成酶（20%的患者）	
抗 JO-1	组氨酸 tRNA 合成酶
抗 PL-7	丝氨酸 tRNA 合成酶
抗 PL-12	丙氨酸 tRNA 合成酶
抗 EJ	甘氨酸 tRNA 合成酶
抗 OJ	异亮氨酸 tRNA 合成酶
抗 KS	天冬氨酸 tRNA 合成酶
抗信号识别颗粒（<3%的患者）	信号识别颗粒复合体
其他	
Anti-Mi-2（10%～15%，皮肌炎你和多发性硬化症）	核解螺旋酶
抗 PM-Sd（15%，皮肌炎重叠系统性硬化症）	核复合物
抗 KL-6（伴有间质性肺炎的患者）	黏蛋白样糖蛋白（肺泡或者气管上皮细胞）

（五）影像学检查

对于不愿行肌活检的患者来说，磁共振（MRI）可以灵敏检测到肌肉的炎症。对于第一次活检隐性的患者，使用 MRI 有助于肌活检部位的选择，提高活检的阳性率。

炎性肌病的肺部累及最重要的是间质性肺炎。影像学检查最灵敏的是行高分辨 CT 检查，早期常见的异常表现为毛玻璃样改变、网格状改变，伴或者不伴有肺实变，网格状、毛玻璃样病变主要位于下肺部，实变主要位于肺周边。晚期是蜂窝样改变。

（六）肺功能检查

间质性肺炎患者进行的必需检查是肺功能检查。常见的异常是用力肺活量（FVC）下降以及一氧化碳弥散障碍，低于正常预计值的 70% 有意义。

四、诊断和鉴别诊断

多发性肌炎和皮肌炎的临床诊断由以下三项实验室检查证实：血清肌酶水平、肌电图和肌活检。最近，有学者提出，增加炎性肌病特异性自身抗体，如抗合成酶抗体、抗信号识别颗粒抗体、抗 Mi-2 抗体、抗 KL-6 抗体等。另外，还有人提出进行肌肉 MRI 检查以提高诊断的敏感性。到目前为止，使用最多的诊断标准是 Bohan 和 Peter 标准，见表 2-7。

Bohan 和 Peter 标准不能区分多发性肌炎和包涵体肌炎及某些肌萎缩。由于免疫组织病理学特点，各型炎性肌病均有特异性诊断标准中应该同时依赖组织病理学和免疫病理学作为最好的方法将多发性肌炎与其他疾病区别开来。

五、治疗及预后

（一）治疗

治疗的目的是通过增加肌力和改善肌肉外症状（皮疹、吞咽困难、呼吸困难、发热、关节炎），改善患者的日常生活能力。首选的治疗是糖皮质激素。虽然目前还不可能进行炎性肌病的抗原特异性治疗，但是确实已经有一些新的治疗手段，如阻断 T 淋巴细胞信号转导（如他克莫司、西罗莫司、Campath）；抗共刺激因子（CD28/CTLA-4）的单抗；抗细胞因子的单抗，如抗 α-肿瘤坏死因子抗体。

表 2-7　Bohan 和 Peter 标准

1	对称性近端肌无力
2	肌活检证据
3	肌酶升高
4	特征性肌电图改变
5	特征性皮疹

肯定

4 条标准中有 3 条（加皮疹）对于皮肌炎

4 条标准（无皮疹）对于多发性肌炎

很可能

2 条标准（加皮疹）对皮肌炎

3 条标准（无皮疹）对多发性肌炎

可能

1 条标准（加皮疹）对皮肌炎

2 条标准（无皮疹）对多发性肌炎

（二）预后

虽然炎性肌病的预后已经大大改善，至少 1/3 的患者遗留轻度到严重的畸形。高龄、并发肿瘤是预后不佳的重要因素。肺间质纤维化常由于食管功能障碍而造成吸入性肺炎，皮肌炎中的钙化与畸形增加与增高的发病率有关。某小样本研究表明，5 年生存率是 95%，10 年生存率是 84%。

炎性肌病预后中重要方面是癌症的并发。有报道称，提示炎性肌病患者发生肿瘤的独立预测因素是男性和发病年龄大于45 岁；而并发间质性肺炎患者发生癌症的几率大大降低。

第六节 干燥综合征

干燥综合征（Sjogren'ssyndrome，SS）是一种淋巴细胞浸润外分泌腺体造成的慢性外分泌腺炎，多累及泪腺，出现眼干，累及唾液腺而出现口干。伴有类风湿关节炎（RA）、系统性红斑狼疮（SLE）、系统性硬化（SSc）等疾病的称为继发性干燥综合征；没有潜在疾病的称为原发性干燥综合征。

依使用的诊断标准不同，原发性干燥综合征国外的患病率为 $0.5\% \sim 1\%$，女性与男性的比例是 $9:1$。中国的患病率大约是 0.3%。SS 有两个发病高峰，一个是 $20 \sim 30$ 岁，一个是 50 岁中期绝经期后，大约 20% 的 RA 患者合并继发性 SS。

一、病因及发病机制

SS 的发病机制与遗传因素、环境因素、神经免疫内分泌网络均有关系。

二、临床表现

（一）口腔症状

由于颊黏膜干燥，使食物下咽困难，此类患者往往有猖獗龋。

（二）腺体外系统性表现

腺体外表现可以分为非内脏表现（皮肤、关节、肌肉）和内脏表现（肺、心、肾、胃肠道、内分泌、中枢和周围神经系统）。皮肤表现包括与冷球蛋白血症或者高球蛋白血症相关的紫癜。关节炎呈对称性分布，类似于 RA 和 SLE。肌痛及肌无力也常出现。间质性肺炎和气管支气管干燥是 SS 肺累及的最常见的表现。SS 患者可以出现心包炎和肺动脉高压。肾脏损害常见间质性肾炎，常通过激发试验检出。间质性膀胱炎在 SS 患者中常见，可以很严重。胃肠道表现包括由于口干和食管功能障碍造成的消化不良。SS 患者常出现甲状腺功能减退。SS 患者出现淋巴瘤的几率是普通人群的 40 倍。神经系统表现见于 20% 的 SS 患者，包括中枢神经系统受累、脑神经损伤、脊髓病变和外周神经病变。

三、实验室检查和其他辅助检查

（一）实验室检查

SS 患者血清中可以有 ANA 和类风湿因子（RF），还可以有多克隆性免疫球蛋白增高。RF 是针对免疫球蛋白 IgGFc 段的抗体，现在的检测方法包括乳胶凝集法和酶联免疫吸附法。使用间接免疫荧光方法检测，采用鼠肝或者 Hep-2 细胞作为底物，约 90％的 SS 患者可以出现 ANA，但是其核型既可以有均质型，也可以有斑点型，没有哪一种核型在 SS 有特异性。在 SS 中的 ANA 的靶抗原尚未阐明，但是其中斑点型 ANA 最常见的靶抗原是 SSA 和 SSB。现在检测 SSA 和 SSB 抗体的方法主要有欧盟点印迹法和免疫印迹法，还有对流免疫扩散法。对流免疫扩散法阳性率低，而且无法区分 60kD 和 52kD 的抗 SSA 抗体，但是它是最特异的抗 SSA 和抗 SSB 抗体的检测方法。免疫印迹法检测抗 SSA，可以有 60kD 和 52kD；有文献认为，52kD 主要见于 SS，而 60kD 主要见于 SLE；免疫印迹法检测抗 SSB 抗体，可以有 45kD、47kD 和 48kD。欧盟公司的自身抗体诊断试剂是得到广泛国际认可的试剂，其点印迹方法检测抗 SSA 和 SSB 抗体，同样存在无法区分抗体亚组分的缺陷，临床使用中应注意结合临床判断抗体的价值和意义。

此外，SS 患者还可以有一些 SS 靶组织抗原的抗体。抗 α-胞衬蛋白抗体是 2000 年左右发现的 SS 相对特异性抗体，当时认为是 SS 特异性抗体。随后的研究发现，原发性 SS 和继发性 SS、类风湿关节炎、SLE 等疾病都可以出现抗 α-胞衬蛋白抗体，其阳性率依次为 73％、40％、29.5％、19.5％，所以其并非 SS 特异性抗体。其后有学者提出抗 β-胞衬蛋白抗体可能是 SS 特异性抗体，但是国内外对其研究尚少，尚难定论其在 SS 诊断中的价值。近年来，有一些文献发现，抗毒蕈碱 M_3 受体是 SS 的特异性抗体，有文献使用转染了人 M_3 受体蛋白的细胞系作为底物，采用间接免疫荧光法检测抗 M_3 抗体，发现抗 M_3 受体抗体是 SS 特异性抗体，特异性达到 95％以上。但是抗 M_3 抗体检测中重要问题是其重复性较差。

最近还有文献提出 M_3 抗体的线性表位抗体是 SS 的特异性抗体，特异性达到 95％；有学者实验室的初步试验表明，抗 M_3 抗体特异性没有文献报告的那么高，约为 85％。不同实验室结果差异的原因可能与患者的种族、诊断标准、试剂来源等有关。还有一些器官特异性抗体，如抗泪液中蛋白 lipocalin 的抗体，文献报道是 SS 的特异性抗体，但是仅仅是小样本研究，尚待进一步证实。国内报道抗腮腺导管抗体在 SS 诊断中有一定价值，值得进一步研究。但是一般说来，器官特异性抗原的抗体在系统性自身免疫性疾病中往往不是特异性抗体，可能与局部器官损害有关。还有学者报道，并发肾小管酸中毒的 SS 患者常出现抗碳脱氢酶抗体。

（二）生化检查

SS 约 30％可以出现间质性肾炎、远端肾小管酸中毒（Ⅰ型），轻症患者不出现血 pH 降低，而尿酸化功能障碍，尿 pH 升高，多大于 6；血 pH 增高仅见于重症患者，呈酸中毒；还可以出现尿液浓缩功能障碍，尿比重降低。SS 患者由于远端肾小管泌氢障碍，远端小管腔内外 H^+ 梯度缺陷，H^+ 泵缺陷、远端小管的 Na^+-H^+ 交换障碍，使 H^+-K^+ 交换增加，尿钾排出增多，出现低钾血症；由于 Na^+-H^+ 交换障碍，Ca^{2+} 被动用作为基盐造成尿钙丢失过多，血钙浓度降低，刺激甲状旁腺分泌，而 PTH 又可以抑制肾小管对磷的重吸收，出现低钙低磷血症，容易产生骨矿化障碍，导致软骨病发生；由于尿钙排出增加及尿中枸橼酸浓度下降，可以导致钙盐在肾脏的沉积而出现结石或者肾的钙化。

对于轻症肾小管酸中毒，可以经由氯化铵负荷试验而检出。可以采用三日法：口服氯化铵 0.1 g/（kg·d），连用 3 天。第 4 日测定患者 CO_2CP 及尿液、血液 pH。阳性标准为血 pH 及 CO_2CP 下降，而尿 pH＞5.5。也可以采用一次法，一次服用氯化铵 0.1 g/kg，服药后 3～8 小时内每小时测定尿标本 pH，＞5.5 为阳性反应。应该注意，氯化铵负荷试验不能用于有明显酸中毒的患者，对患有肝病，特别是肝功能不良者，易诱发肝性脑病，应该改用氯化钙负荷试验。

（三）影像学检查

SS 患者可以出现腮腺肿大，可以通过腮腺 B 超检查腮腺，检查腮腺导管结构，鉴别单纯腮腺肿大与腮腺淋巴瘤。SS 患者行腮腺核素检查，可以发现腮腺分泌功能下降。行腮腺造影，可以显示腮腺末梢导管雪花样扩张。

SS 患者可以出现间质性肺炎，可以通过高分辨 CT 检出，表现为毛玻璃样、网格状改变、蜂窝样改变。SS 患者并发肾小管酸中毒时还可以出现肾结石，可以由 B 超检出；还可以出现骨软化，由 X 线检出。

四、诊断和鉴别诊断

（一）诊断标准

详情见表 2-8。

表 2-8　干燥综合征的诊断标准

眼症状（至少存在 1 项）

每天眼干持续大约 3 月；周期性严重沙砾感；每天使用人工眼液超过 3 次

口腔症状（至少存在 1 项）
每天觉得口干，持续至少 3 个月；成年后周期性腮腺肿大；进干食需要使用液体饮料

眼干的客观证据（至少存在 1 项）

Schirmer 试验；角膜染色（使用 van Bijsterveld 积分系统，玫瑰红染色积分≥4 分）；泪腺活检灶性淋巴细胞浸润

口感客观证据（至少存在 1 项）

唾液腺核素扫描；腮腺造影；未刺激的唾液流率（＜1.5 mL/15min）

实验室异常（至少存在 1 项）

抗 SSA 或抗 SSB 抗体；ANA；IgM 型类风湿因子

唾液腺活检提示有灶性淋巴细胞浸润

小唾液腺活检在 4mm2 组织中有≥1 个淋巴细胞灶，1 个灶定义为 50 个淋巴细胞浸润

五、治疗及预后

对于 SS 的治疗，历来争议比较大。由于 SS 是不可能治愈的，

所以控制症状和减少内脏器官损伤就成为治疗的目标。症状控制包括使用人工液体替代天然液体。可以使用不含防腐剂的人工泪液，用法一般是每次 1～3 滴，每天 3～4 次。可以使用硼酸软膏，有角膜溃疡时使用眼罩保护眼睛，有时可以使用泪道栓塞剂来缓解眼干症状。

SS 患者疾病进展缓慢，其多数脏器受累发展较慢。发生淋巴瘤的危险因素为持续性肿大的腮腺、淋巴结肿大、肝脾肿大、单克隆高球蛋白血症和抗体阴转。

第七节　抗磷脂综合征

抗磷脂综合征（antiphospholipidsyndrome，APS）是一种以反复动脉、静脉血栓形成、习惯性流产和（或）血小板减少，以及抗磷脂抗体（主要为抗心磷脂抗体和狼疮抗凝物阳性）为主要特征的自身免疫性疾病。临床上将单独出现的 APS 称为原发性抗磷脂综合征（primaryantiphospholipidsyndrome，PAPS），而伴发于系统性红斑狼疮或其他自身免疫性疾病、肿瘤、感染等疾病者称为继发性抗磷脂综合征（secondaryantiphospholipidsyndrome，SAPS）。APS 多见于成年人，儿童亦可出现。因流产是本病的一个突出表现，故女性发病明显高于男性，60％～80％的 PAPS 患者是女性。APS 有家庭聚集现象，但与此相关的 HLA 基因型尚不清楚。

一、病因及发病机制

在实验动物模型中，用病毒多肽、细菌多肽和异质性 β2 糖蛋白 1（β2GP1）进行主动或被动免疫，均可诱发多克隆的 APL、LA，以及和 APS 相关的临床事件。目前推测感染诱导病理性抗磷脂抗体的产生，但仍缺乏直接证据。

由于高滴度 APL 在无症状患者可持续多年，因此推测血栓形成与即刻的血管损伤或内皮细胞激活有关。在体外，APL 促进白细胞黏附到内皮细胞上；在体内，APL 可导致胚胎吸收，增加创伤诱导的实验性动脉血栓的体积和持续时间。APL 与胎盘中的天然抗凝物——附加因子 V（胎盘抗凝蛋白 I）竞争磷脂，使胎盘内血栓形成。蛋白 C、蛋白 S 以及抗凝血酶Ⅲ先天性缺乏或因子 V 基因突变可以增加 APL 阳性患者血栓形成的危险。

二、临床表现

APS 的主要表现是反复静脉或动脉血栓形成所致的各种临床症状以及习惯性流产、早产、死胎等病态妊娠的发生。

（一）血栓形成及其表现

APS 血管性血栓形成的临床表现，取决于受累血管的种类、部位和大小，缺血性脑卒中是动脉血栓最常见的表现，静脉血栓形成以下肢深静脉血栓和肺栓塞最常见，还可表现为肾静脉、下腔静脉、肝静脉、视网膜和颅内静脉窦（矢状窦、海绵窦等）血栓形成。微血管受累可出现肾衰竭和皮肤梗死。

（二）习惯性流产

习惯流产和胎死宫内是 APS 的主要特征之一，以妊娠 10 周后最多，但也可见于妊娠早期。

三、实验室检查和其他辅助检查

（一）一般实验室检查

APS 中血小板多为轻中度减少，北京协和医院资料提示重度血小板减少亦不少见。APS 患者出现肾小球血栓形成时可有血尿和蛋白尿，严重时可有肾功能改变。血补体减低、红细胞管型尿和脓尿提示狼疮肾炎。如果肝脏出现血栓形成，可以出现转氨酶升高。急性期患者 ESR 和 CPR 可以出现不同程度的升高。

（二）有诊断意义的自身抗体

APL 的结合抗原是磷脂结合蛋白 β2GP1，而不是磷脂本身。β2GP1 又称载脂蛋白 H，血浆浓度为 200 ng/mL。当 β2GP1 与带负电荷的表面结合时，发生构象改变，暴露出隐蔽抗原；或者

β2GP1 分子聚集，使抗原密度增高，从而具有抗原活性。β2GP1 的抗原性和磷脂结合位点需要第 5 功能区的八肽和二硫键。

1. 抗心磷脂抗体（ACL）

ACL 是目前最常检测的 APL，常见 IgG 型和 IgM 型，单独的 IgA 型很少见。目前多应用标准化的酶联免疫吸附法（ELISA）定量或半定量测定 ACL。国外大多数实验室检测结果：正常值：IgG 型＜16GPL（G ＝ IgG；PL ＝ phospholipid）u/mL，IgM 型＜5MPLu/mL；低滴度阳性范围：17～40GPL 或 MPLu/mL；高滴度阳性范围：＞80GPLu/mL或＞40MPLu/mL。国内多用阴性（－）、低滴度（＋）、中等滴度（＋＋）及高滴度阳性（＋＋＋～＋＋＋＋）来表达 ACL 的实验结果。ELISA 法检测的 ACL 对诊断 APS 敏感性较高，特异性相对低，常作为筛选试验。有条件可以进一步检测 IgG 抗体亚型，其中高滴度 IgG2ACL 提示病情严重，预后差。

2. 狼疮抗凝物（LA）

LA 因首先在 SLE 患者中发现，且在体外具有抗凝作用而得名。实际上约半数 LA 阳性患者无 SLE；LA 在体内与血栓形成密切相关，而罕有出血倾向。

LA 是一组能延长凝血时间的抗体，抑制磷脂依赖的凝血反应。LA 是一种 IgG 型或 IgM 型免疫球蛋白，在体外能干扰并延长各种磷脂依赖的凝血试验。LA 有异质性，没有一种试验能测定全部的 LA。检测 LA 的筛选试验有活化的部分凝血活酶时间、白陶土凝血时间及 Russell 蛇毒凝血时间等。鉴定 LA 需要 4 步处理过程：①磷脂依赖的凝血筛选试验（APTT、KCT 或 RVVT）延长；②加入正常缺乏血小板的血浆不能纠正上述筛选试验中延长的凝血时间；③加入过量磷脂可以缩短或纠正上述筛选试验中延长的凝血时间；④排除其他凝血疾患，如因子Ⅷ抑制剂或肝素。但是，有时应用商品化试剂盒，当混合试验（待测血浆与正常血浆 1∶1 或 4∶1 混合）不正常，即报告 LA 阳性，尚没有研究评价其正确性。LA 对诊断 APS 有较高的特异性，北京协和医院的资料还提示 LA 与血栓形成的相关性大于 ACL。

近年国内外对抗 β2GP1 抗体研究很多，其检验方法逐渐标准化，而且大多数学者认为 ELISA 检测的抗 β2GP1 抗体与 APS 临床事件的相关性更强，但其在 APS 发病中的意义仍有待进一步阐明。因此临床上对于高度怀疑 APS 而 ACL 和 LA 阴性者，应检查 β2GP1。抗磷脂酰丝氨酸和抗磷脂酰乙醇氨抗体的检测试验亦未标准化。另外，抗凝血酶原、凝血酶调节蛋白及其他凝血蛋白的抗体有时与 APL 伴随出现，一些患者还可有抗内皮细胞抗体。自身抗体介导的高凝状态可能是以相似临床模式为特点的一组疾病。

此外，对静脉血栓闭塞患者应视情况检测蛋白 C、蛋白 S、抗凝血酶Ⅲ和因子Ⅴ和凝血酶原基因突变等。对反复动脉血栓形成者应检测血浆同型半胱氨酸。

（三）其他实验室抗体检查

抗磷脂综合征患者可有 ANA 和抗 ds-DNA 抗体阳性。因为新生儿狼疮是所有自身免疫性疾病的一个潜在的并发症，APS 妊娠期妇女应常规检测抗 Ro/SSA 和抗 La/SSB 抗体。

（四）影像学检查

动脉造影、静脉造影和磁共振（MRI）可显示与临床症状相对应的血管闭塞和梗死，年轻人出现多发性脑梗死常提示 APS。超声心动图可显示严重的 Libman-Sacks 心内膜炎。

（五）活组织病理检查

皮肤、肾脏或其他组织活检显示非炎症性血管闭塞。炎症性血管炎提示合并 SLE 或其他结缔组织病。

四、诊断和鉴别诊断

（一）诊断标准

APS 需要临床表现和实验室两方面的资料。APS 可以累及各系统而出现不同的临床症状，主要表现为动静脉血栓形成、习惯性流产以及灾难性血管栓塞，部分患者还可以出现网状青斑。实验室检查主要为 ACL 和 LA。2004 年修订的 APS 分类诊断标准（Sapporo）如下。

1. 临床标准

（1）血管栓塞：任何组织或器官的动、静脉和小血管发生血栓≥1次。

（2）异常妊娠：①≥1次发生于妊娠10周或10周以上无法解释的形态学正常的胎儿死亡。②≥1次发生于妊娠34周之前因严重的先兆子痫、子痫或者明确的胎盘功能不全所致的形态学正常的新生儿早产。③≥3次发生于妊娠10周之前的无法解释的自发性流产，必须排除母体解剖或激素异常以及双亲染色体异常。

2. 实验室标准

（1）狼疮抗凝物至少2次阳性，间隔至少12周。

（2）中/高滴度IgG/IgM型ACL至少检测2次，间隔至少12周。

（3）IgG/IgM型抗β2GP1抗体至少检测2次，间隔至少12周。

诊断APS必须符合至少1项临床标准和1项实验室标准。

（二）鉴别诊断

当患者出现APL阳性或者具有APS常见的流产、血栓形成时，应注意除外其他情况。

五、治疗及预后

抗凝是APS最基本和最重要的治疗，可应用华法林、普通肝素和低分子肝素（LMWH）。对血清学阳性但无临床症状的患者，行预防性抗凝治疗是不适宜的。华法林可致胎儿畸形，妊娠期需应用普通肝素或低分子肝素。

第三章

消化系统自身免疫性疾病

第一节　自身免疫性胃炎

自身免疫性胃炎的描述，最早可以追溯到 1849 年 ThomasAddison 发现恶性贫血（perniciousanemia，PA）。Thomas 发现这类胃炎患者均存在巨细胞性贫血，缺乏维生素 B_{12}（钴胺素）和内因子，予维生素 B_{12} 治疗有效，考虑其胃黏膜损伤可能与营养缺乏相关。1940 年后，因行经口胃黏膜活检或死后尸检的普及，恶性贫血与胃炎及黏膜萎缩关联得以明确。20 世纪后期，随着技术的进步，人们先后发现了针对内因子和胃壁细胞的自身抗体，才进一步明确了萎缩性胃炎与自身免疫之间的关系。

1973 年，Strickland 等根据胃炎血清免疫学检查及胃内病变的分布，将慢性萎缩性胃炎分为 A 型（自身免疫型）与 B 型（细菌引起）两个独立的类型。一般常说的自身免疫型胃炎即指 A 型慢性萎缩性胃炎。

一、病因及发病机制

自身免疫性胃炎北欧多见（2006 年荷兰初级医疗中心血清学证明的萎缩性胃体炎约为 3.4%），我国只有少数病例报道。可同时伴有其他自身免疫性疾病，如桥本甲状腺炎、Ⅰ型糖尿病等（此三者同时发生时为自身免疫性疾病 3 型）。患者血清中往往存在自身抗体，如壁细胞抗体（parietalcellantibody，PCA）和内因子抗体（intrinsicfactorantibody，IFA）。PCA 存在于血液及胃液中，其相应抗原为壁细胞分泌小管微绒毛上的质子泵 H^+/K^+-

ATP 酶。其亦见于一些不伴恶性贫血的萎缩性胃炎和极少数健康人，在其他自身免疫性疾病中 PCA 的阳性率也较高。主要导致胃壁细胞总数减少，胃酸分泌减少或缺乏。

内因子由胃壁细胞分泌，食物中的维生素 B_{12} 必须与内因子结合才在末端回肠吸收。IFA 存在于患者血清及胃液中，使内因子缺乏，引起维生素 B_{12} 吸收不良，与恶性贫血发病有关，仅见于 A 型慢性萎缩性胃炎伴恶性贫血患者。

恶性贫血具有遗传背景，家庭成员中萎缩性胃炎、低酸或无酸、维生素 B_{12} 吸收不良的患病率及 PCA、IFA 检测阳性率均较高。

近年还发现 Hp 感染患者中也存在自身免疫反应，其血清抗体能与宿主胃黏膜上皮起交叉反应，其机制主要与 Hp 抗原模拟有关，不过欧洲作者通过地区流行病学调查认为 Hp 感染导致免疫性胃炎的比例可以忽略不计。

另外有报道胃 H^+/K^+-ATP 酶特异性 Th_1 T 细胞的激活在自身免疫性/萎缩性胃炎的发生中起至关重要的作用。通过实验动物模型的建立，目前也提出自身免疫性疾病的产生，除了机体产生具有抗某一特异性抗原的抗体外，去除产生免疫细胞的器官也是原因之一。

二、临床表现

一般消化道症状较少，体征多不明显，有时可有上腹轻压痛。恶性贫血患者常有疲软、舌炎及轻微黄疸。

三、实验室检查及其他检查

（一）胃液分析

自身免疫性胃炎患者胃酸降低，重度者可无酸。

（二）血清胃泌素分析

正常者<100 ng/L。胃体黏膜萎缩时可中度升高，伴有恶性贫血者显著升高，可达 1000 ng/L 或以上。

（三）自身抗体

血清 PCA 常呈阳性，IFA 阳性率比 PCA 低，但如胃液中检查出 IFA，对诊断恶性贫血帮助较大。

（四）血清维生素 B_{12} 浓度及维生素 B_{12} 吸收试验

正常人空腹血清维生素 B_{12} 浓度为 $300\sim900\ ng/L$，$<200\ ng/L$ 肯定存在血清维生素 B_{12} 缺乏。Schilling 试验能检测维生素 B_{12} 的吸收情况，维生素 B_{12} 缺乏和内因子缺乏所致的吸收障碍有助于恶性贫血的诊断。

四、诊断和鉴别诊断

确诊主要依赖胃镜检查及胃黏膜活检组织学检查。同时检测血清胃泌素及相关自身抗体等。

（一）内镜检查

国内 2000 年慢性胃炎研讨会将胃炎分为慢性浅表性胃炎和萎缩性胃炎，同时存在平坦糜烂、隆起性糜烂或胆汁反流，则诊断为浅表性或萎缩性胃炎伴糜烂或胆汁反流。萎缩性胃炎的诊断依据是：黏膜呈颗粒状，黏膜血管显露、色泽灰暗、皱襞细小。自身免疫性胃炎病变多分布在胃体。

（二）组织病理学检查

1. 取材

用于临床诊断建议取 3 块（胃窦大、小弯各 1 块，胃体小弯 1 块）；用于科研时按悉尼系统要求取 5 块（胃窦和胃体大、小弯各 1 块，胃角小弯 1 块）。胃镜医师应向病理医师提供活检部位、内镜所见及简要病史等资料，以提高诊断的正确性。

2. 病理诊断报告

诊断要包括部位特征及形态学变化程度（幽门螺杆菌、炎症、活动性、萎缩、化生、异型增生 6 方面），有病因可见的要报告病因。要报告每块活检材料的组织学变化，以便临床医师结合内镜所见作出正确诊断。其基本病理变化均是自身免疫性胃炎多为胃体处弥漫性黏膜变薄、腺体减少。

（三）Strickland 分类法

在我国，按 Strickland 分类法，B 型萎缩性胃炎多见，A 型萎缩性胃炎很少见，且有一部分萎缩性胃炎患者既有胃窦炎症，又有壁细胞抗体，不能列入上述两个类型。故国内不少学者提出将慢性萎缩性胃炎分为 AⅠ型、A2 型、BⅠ型和 B2 型。其分型主要根据自身抗体的情况，血清壁细胞抗体阳性属 A 型，血清壁细胞抗体阴性属 B 型。A 型中又分为两个亚型，胃窦无病变者为 AⅠ型，胃窦胃体均有病变者为 A2 型。B 型则根据胃体和胃窦病变的轻重程度分为 BⅠ型（胃窦病变较胃体重）和 B2 型（胃体病变较胃窦重或胃体、胃窦病变相似者）两个亚型。同时累及胃窦、胃体的萎缩性胃炎可称为 AB 型。但目前并未普及。

（四）鉴别诊断

本病主要与 B 型萎缩性胃炎进行鉴别，见表 3-1。

表 3-1　A 型萎缩性胃炎与 B 型萎缩性胃炎对比一览表

	A 型萎缩性胃炎	B 型萎缩性胃炎
别称	慢性胃体炎、自身免疫性胃炎	慢性胃窦炎、慢性多灶性萎缩性胃炎
累及部位	胃体、胃底	胃窦
基本病理变化	黏膜变薄、腺体减少	黏膜变薄、腺体减少
发病率	少见	常见
病因	多由自身免疫性反应引起 20% 并发甲状腺炎、白斑病、艾迪生病 胆汁反流、非甾体抗炎药、嗜酒烟等	Hp 感染所致（70%～90%）
贫血	常伴有，甚至恶性贫血	无
血清维生素 B_{12}	↓↓（恶性贫血时吸收障碍）	正常
抗内因子抗体 IFA	＋（占 75%）	无
抗壁细胞抗体 PCA	＋（占 90%）	＋（占 30%）
胃酸	↓↓	多正常或↑，晚期胃窦 G 细胞损害时↓
血清胃泌素	↑↑（恶性贫血时更高）	↓

五、治疗及预后

（一）治疗

可分为对症治疗及对因治疗两方面。

1. 对症治疗

（1）增强胃黏膜防御：适用于有胃黏膜糜烂、出血或症状明显者。

（2）动力促进剂：适用于以上腹饱胀、早饱症状为主者。

（3）中药：辨证施治，可与西药联合应用。

（4）抗抑郁药、镇静药：适用于睡眠差、有明显精神因素的患者。

2. 对因治疗

（1）维生素 B_{12}：适用于有恶性贫血的患者。

（2）糖皮质激素：近期动物实验提示泼尼松龙有一定治疗效果。

（二）预后

部分患者可能发展为胃癌。

第二节　自身免疫性肝炎

自身免疫性肝炎（autoimmunehepatitis，AIH）是一种较少见的原因不明的慢性进展性肝脏疾病，以高丙种球蛋白血症、血清自身抗体阳性及组织学表现为界面性肝炎为特征性表现。确诊需除外其他慢性肝病，包括肝豆状核变性、慢性病毒性肝炎、药物性肝病、非酒精性脂肪肝及其他自身免疫性肝病，如原发性胆汁性肝硬化、原发性硬化性胆管炎等。若未予有效治疗，可逐渐进展为肝硬化，最终导致肝功能失代偿。目前 AIH 常用的治疗方案为糖皮质激素单用或联合硫唑嘌呤，其有效应答率超过 80%，有效改善了 AIH 的预后。

一、病因及发病机制

AIH 的发病机制尚不明确，可能与多种因素的共同作用有关，包括遗传基础、诱发因素、多种抗原决定簇的暴露、免疫细胞的激活、效应细胞的扩增等。研究显示，AIH 的易感等位基因位于 DRB1 基因上。不同种族有不同的易感等位基因型，在北美及北欧白种患者为 DRB1 * 030 及 DRB1 * 0401，在墨西哥、日本及阿根廷患者为 DRB1 * 0404 及 DRB1 * 0405。AIH 的诱发因素包括感染、药物、毒素等。感染因素主要为病毒，包括麻疹病毒、肝炎病毒、巨细胞病毒、EB 病毒等，其中 AIH 与肝炎病毒关系更为密切；药物因素包括酚丁、甲基多巴、呋喃妥因、双氯芬酸、干扰素、米诺环素（美满霉素）、阿托伐他汀等，另据报道，中草药包括总状升麻、大柴胡汤等亦与 AIH 的发病有关。但上述诱发因素与 AIH 的起病在时间上并无明确的相关性。

二、临床表现

AIH 大多数隐袭起病，大部分患者临床症状及体征不典型，部分患者甚至首诊时即已出现肝硬化症状。乏力是最常见的症状，其他常见症状包括食欲不振、上腹部不适或疼痛、多肌痛等。肝肿大是最常见的体征，其他体征包括黄疸、脾肿大等。部分患者无明显的临床症状和体征，只是在生化检查中发现肝功能异常后才被诊断为 AIH。

少数患者表现为急性、亚急性甚至暴发性发作。40%～50% 的患者伴发其他自身免疫性疾病，其中以自身免疫性甲状腺炎、Grave 病以及类风湿关节炎最为常见。已经进展至肝硬化的患者亦可并发肝细胞癌，但发病率较低。

三、实验室检查和其他辅助检查

（一）生化指标

生化检查方面，最常见为血清转氨酶升高；高胆红素血症亦常见（83%），但一般小于 3 倍正常值；碱性磷酸酶升高常见，但一般小于 2 倍正常值，大于 2 倍正常值者仅占 33% 左右；高丙种球蛋白血症为多克隆性，以 IgG 水平升高为主。

（二）免疫学指标

AIH 患者血清中可检测到多种自身抗体，包括抗核抗体（ANA）、抗平滑肌抗体（SMA）、抗肝肾微粒体抗体（抗 LKM1）、抗可溶性肝抗原/肝胰抗体（抗 SLA/LP）、核周型抗中性粒细胞胞浆抗体（pANCA）、抗去唾液酸糖蛋白受体抗体（抗 ASGPR）、抗肝特异性胞浆抗体（抗 LC1）、抗肌动蛋白抗体等。根据血清自身抗体谱，将 AIH 分为以下 2 个亚型。

1. 1 型 AIH

标志性抗体为 ANA 和 SMA，但两者均非 AIH 的特异性抗体，其诊断价值远不如 AMA 在 PBC 诊断中的价值；与之相比，抗肌动蛋白抗体对Ⅰ型 AIH 的诊断特异性更高；另外，其他自身抗体，包括 pANCA、抗 SLA/LP 亦有助于Ⅰ型 AIH 的诊断。抗体阳性的标准取决于检测方法，一般将滴度≥1∶80 确定为阳性，但在儿童患者，低滴度阳性亦有意义。

2. 2 型 AIH

标志性抗体是抗 LKM1 和抗 LC1，在诊断和鉴别诊断中起着非常重要的作用。抗 LKM1 的靶抗原为 CYP2D6（P450ⅡD6），一种药物代谢酶，在少数丙型病毒性肝炎患者血清中亦可出现。1 型与 2 型 AIH 的临床特点比较见表 3-2。

（三）病理学

AIH 的病理学表现以界面性肝炎为主要特征，但并非特异性表现。严重者可出现桥接样坏死、肝细胞玫瑰花结样改变、结节状再生等组织学改变。如同时合并汇管区小叶间胆管的异常，如胆管炎、胆汁淤积等，则提示重叠综合征的诊断（AIH 合并 PBC 或 PSC）。随着疾病的进展，肝细胞持续坏死，肝脏出现进行性纤维化，最终发展为肝硬化。

四、诊断和鉴别诊断

AIH 的临床诊断要点包括：①血清转氨酶水平升高，不伴有碱性磷酸酶水平明显升高；②高丙种球蛋白血症，以 IgG 升高为

主；③自身抗体 ANA、SMA、抗 LKM1 等阳性；④肝活检提示
界面性肝炎；⑤除外病毒性肝炎、遗传代谢性肝脏疾病、酒精性
肝病、药物性肝损害及其他自身免疫性肝病等疾病。

表 3-2　Ⅰ型与 2 型 AIH 的临床特点比较

	Ⅰ型	2 型
特征性抗体	ANA	抗 LKM1
	SMA	抗 LC1
	抗肌动蛋白抗体	
	抗 SLA/LP	
	pANCA	
地域分布	广泛	广泛；北美罕见
发病年龄	任何年龄段	主要累及儿童和青少年
性别	女性约占 75%	女性约占 95%
合并其他自身免疫性疾病	常见	常见
临床严重程度	轻重不一	一般病情严重
发病时组织学表现	轻重不一	一般较重
治疗失败	不常见	常见
撤药后复发	不定	常见
需要长期维持治疗	不定	几乎 100%需要

　　1992 年国际自身免疫性肝炎研究小组制订了 AIH 的具体诊断
评分系统，并于 1999 年进行了修订（表 3-3），将治疗前 10～15 分
的患者定义为可疑 AIH，大于 15 分的患者定义为确诊 AIH。部分
患者虽自身抗体阴性，但综合其他方面亦可诊断为 AIH。一部分
患者虽符合 AIH 的诊断标准，但伴有碱性磷酸酶水平明显升高
（超过正常 5 倍以上），大多数病例经过有效免疫抑制剂治疗后碱
性磷酸酶水平可降至正常，若其水平仍持续升高，应考虑是否存
在 AIH 与原发性胆汁性肝硬化或原发性硬化性胆管炎的重叠综
合征。

表 3-3　自身免疫性肝炎的诊断评分系统

指标	表现	积分	指标	表现	积分
性别	女性	2	合并自身免疫性疾病	甲状腺炎、结肠炎、滑膜炎等	2
ALP/AST（ALP/ALT）	＞3	−2	其他自身抗体	抗 SLA/LP、抗肌动蛋白抗体、抗 LC1、pANCA	2
	＜1.5	2			
	＞2.0	3	病理学表现	界面性肝炎	3
	1.5～2.0	2		浆细胞浸润	1
γ球蛋白或 IgG 高于正常水平	1.0～1.5	1		玫瑰花结样	1
	＜1.0	0		无上述表现	−5
				胆管改变	−3
ANA、SMA 或 抗 LKM1 滴度				其他改变	−3
	＞1∶80	3	治疗反应	完全缓解	2
	1∶80	2		复发	3
	1∶40	1			
	＜1∶40	0			
AMA	阳性	−4			
病毒指标	阳性	−3			
	阴性	3			
服药史	有	−4	治疗前积分		
	无	1	确诊		
			疑诊		
饮酒史	＜25g/d	2	治疗后积分		
	＞60 g/d	−2	确诊		
			疑诊		
HLA	DR3 或 DR4	1			

在临床实际工作中，根据上述临床诊断要点一般不难做出 AIH 的诊断，仅对于不典型病例或进行临床研究时才采用上述诊断评分系统。有研究显示，该诊断评分系统的诊断敏感性较高，可达97%～100%，但不太适用于儿童患者，因儿童自身抗体水平较成年人低。

酒精性肝病与 AIH 在实验室检查、组织学表现上有较多相似之处，可资鉴别的是：AIH 以血 IgG 水平升高为主，而酒精性肝病以血 IgA 水平升高为主；酒精性肝病患者虽可出现 ANA、SMA 阳性，但一般滴度较低，且很少出现抗 LM1 及 pANCA 阳性。其他需要鉴别的疾病包括肝豆状核变性、慢性病毒性肝炎、药物性肝病、非酒精性脂肪肝及其他自身免疫性肝病等。

目前，国内多数实验室尚未开展抗 SLA/LP、抗 ASGPR、抗 LC1 等抗体及 HLA 基因型检测，肝活检也因为存在并发症而不被多数患者所接受，使 AIH 的诊断评分系统的临床应用受到一定限制。

五、治疗及预后

（一）治疗指征

与肝功能指标相比，是否进行激素、免疫抑制剂治疗更取决于肝脏的炎症表现。AIH 本身具有一定波动性，血清转氨酶可在一段时间内自发降至正常，在此种情况下仍存在潜在的炎症坏死，稍后指标仍会升高，因此并不能将血清转氨酶的水平作为判断疾病活动性的唯一指标，而肝脏活检对于决定是否进行治疗及治疗的应答具有很大作用。若血清转氨酶升高超过 3 倍正常值，同时肝脏活检提示界面性肝炎，则建议开始治疗。非活动性肝硬化同时伴有门脉高压的患者，若不存在肝细胞炎症反应或虽有轻度界面性肝炎，但没有明显症状，则不需要进行药物治疗。

（二）治疗方案

单独应用泼尼松或小剂量泼尼松联合硫唑嘌呤治疗 AIH 能明显缓解症状，改善生化指标异常及组织学异常，并提高生存率。

目前更倾向于使用联合方案，主要是由于其引起激素相关性不良反应的几率相对较小。对于已经出现细胞减少、硫唑嘌呤甲基转移酶缺陷、对硫唑嘌呤不耐受或患有肿瘤的患者，建议单独使用激素治疗。对于绝经后妇女或患有骨质疏松、高血压、脆性糖尿病、肥胖或精神状况不稳定的患者，则建议使用联合治疗。临床应用时可根据实际情况酌情调整减量速度。

（三）治疗终点

将以下情况定义为治疗终点。

1. 完全缓解

完全缓解指临床症状消失、炎症指标恢复正常、肝组织学恢复正常或仅有轻微活动性。因组织学恢复比临床及实验室指标的恢复滞后3～6个月，因此治疗疗程应相应延长。研究显示，治疗终止时已获得组织学完全缓解的患者撤药后复发率仅为20%，相反，未达到完全缓解的病例撤药后复发率可达50%。

2. 治疗失败

治疗失败指治疗期间各项指标恶化，表现为 AST、胆红素水平升高，组织学活动性进展，或出现腹腔积液、肝性脑病等表现，此时应停止上述方案的治疗，或采用大剂量治疗方案（泼尼松60 mg/d单药或泼尼松30 mg/d联合硫唑嘌呤150 mg/d）。大剂量治疗方案虽可使70%的患者生化指标得到改善，但组织学得到改善者仅有20%，且多需要长期治疗。

3. 不完全反应

不完全反应指症状改善，但未达到完全缓解的标准。如经过3年正规治疗未达到完全缓解，则提示完全缓解的可能性很小，可考虑停药。

4. 药物的毒副作用

硫唑嘌呤的毒副作用包括胆汁淤积性肝病、恶心、呕吐、皮疹、血常规抑制等。激素的毒副作用包括水钠潴留、高血压、糖尿病、低钾血症、骨质疏松、精神异常等。对于暂时及可逆性的毒副作用无须停药。

（四）一般治疗

在治疗过程中应监测血糖、血压、血钾、血钙、肝功能、血常规等指标，及时给予对症治疗；可同时应用其他保肝、降黄药物，如谷胱甘肽、多烯磷脂酰胆碱（易善复）、熊去氧胆酸（优思弗）等；如已出现失代偿期肝硬化表现，可给予相应治疗。

（五）疗效及预后

泼尼松单独或联合应用硫唑嘌呤治疗 AIH，3 年完全缓解率可达 65%，使 AIH 患者的 10 年预期生存率超过 90%；治疗前已进展至肝硬化的患者，治疗后仍可能达到完全缓解，从而延长生存期。有 13% 的患者由于出现了治疗相关性不良反应而被迫中断治疗，9% 的患者虽然进行了常规治疗，但病情仍进行性恶化，13% 的患者经过治疗后病情虽有所缓解，但不能达到完全缓解。在达到完全缓解的患者中，有 50%～86% 在撤药后复发，多在撤药后 6 个月内出现，因此患者在撤药期间应每 3 周复查 1 次生化指标，在撤药后每 3 个月复查 1 次生化指标至少 1 年，其后每年复查 1 次。若 1 年后仍持续缓解，则复发的可能性降至 10%，此时可适当放宽监测要求。

复发时一般无明显症状，多靠实验室检查发现。血清 AST 水平升高超过 3 倍以上常提示组织学表现界面性肝炎改变。对于多次复发的患者（复发≥2 次），应给予长期维持治疗（泼尼松＜10 mg/d，平均 7.5 mg/d）。对于因药物毒副作用而无法继续应用泼尼松或硫唑嘌呤的患者，可考虑环孢素、6-巯嘌呤、熊去氧胆酸、甲氨蝶呤或环磷酰胺等治疗方案，但均尚未获得大规模临床试验证实。对于常规治疗失败而出现肝功能失代偿的患者，可考虑肝移植手术，移植后 5 年生存率可达 96%，但仍有移植后复发、慢性排斥等可能性。

第三节 慢性自身免疫性胰腺炎

自身免疫性胰腺炎（autoimmunepancreatitis，AIP）是由自身免疫介导，以胰腺肿大、胰管不规则狭窄为特征的一种特殊类型的慢性胰腺炎。1961 年 Sarles 等首次提出原发性硬化性胰腺炎的概念，1995 年 Yoshida 等正式提出自身免疫性胰腺炎的命名，Ito 等于 1997 年提出 AIP 的诊断标准。随着研究和认识的深入，自身免疫性胰腺炎已经成为慢性胰腺炎的一个独立分型。

AIP 多发于老年人，大部分患者年龄大于 50 岁，男性约为女性的 3 倍。日本对 AIP 的报道最多，AIP 的人群确切发病率尚不清楚，其发病率与种族、地理环境无明显相关性，东西方不同国家 AIP 在慢性胰腺炎中所占的比例相似，约为 3.92%～6%。

一、病因及发病机制

AIP 患者常伴有高 γ-球蛋白血症、血清 IgG 及 IgG4 水平升高，支持其发病机制与自身免疫因素相关。AIP 可与其他自身免疫性疾病共存，常见的有干燥综合征、原发性硬化性胆管炎、原发性胆汁性肝硬化，还有溃疡性结肠炎与系统性红斑狼疮等。这一现象提示胰腺与其他外分泌腺可能存在共同的靶抗原。AIP 患者常可检测到抗核抗体、类风湿因子、抗乳铁蛋白抗体及抗碳酸脱水酶 II（anti-carbonicanhydrase II，ACA II）抗体。乳铁蛋白和 ACA II 分布在胰腺、唾液腺、胆管和远端肾小管等外分泌器官的上皮细胞中。动物实验提示，乳铁蛋白和 ACA II 可能为 AIP 的靶抗原。

AIP 活检可见胰腺导管周围大量 $CD4^+$、$CD8^+$ T 淋巴细胞浸润，它们分泌多种细胞因子，增强局部炎症反应，破坏导管上皮细胞和导管内胰岛前体细胞，从而影响胰腺内、外分泌功能。根据 $CD4^+$ T 细胞产生的细胞因子不同，进一步分为 Th_1 细胞及 Th_2 细胞。Th_1 细胞可产生 IL-2、TNF-α、INF-γ，介导细胞免疫，激活巨噬细胞吞噬反应及细胞毒性反应。转基因鼠 AIP 动物模型提示 $CD4^+$ Th_1 细胞与鼠 AIP 的早期发病有关。Th_2 细胞产生 IL-4、IL-5、IL-6、IL-10，促进体液免疫及变态反应，可能与疾病进展，尤其是局部 B 细胞的活化有关。

遗传学方面，在日本人群中 DRB10405DRB10401 单倍体基因型与 AIP 有关。

二、临床表现

AIP 起病隐匿，患者症状一般比较轻微，缺乏典型的胰腺炎特点。可以有轻度的上腹痛或上腹部不适，伴或不伴有恶心、呕吐、食欲减退、乏力、体重减轻等非特异性症状。部分患者因体检发现胰腺肿大而就诊。因胆总管胰腺段狭窄所致的胆汁淤积性黄疸是 AIP 的特征性表现，近 1/3 的患者黄疸呈波动性，部分患者甚至以胆汁淤积性黄疸为首发症状。AIP 容易合并糖尿病而引起高血糖。体格检查可以发现皮肤巩膜黄染、上腹部轻压痛，少数患者可有浅表淋巴结肿大，部分患者可无阳性体征。

三、实验室检查和其他辅助检查

（一）实验室检查

（1）血常规嗜酸性粒细胞比例及总数升高。

（2）血淀粉酶升高 多数患者血清淀粉酶轻度升高，升高达正常值 3 倍以上者少见。

（3）肝功能：表现为胆汁淤积性肝功能异常。

（4）血糖升高。

（5）高 γ-球蛋白血症、血清 IgG 及 IgG4 水平升高。

（6）抗碳酸脱水酶Ⅱ（ACAⅡ）抗体、抗乳铁蛋白抗体、抗核抗体、抗线粒体抗体等多种自身抗体阳性。

（7）部分患者可以有肿瘤标志物 CEA、CA19-9 升高。

其中，血清 γ-球蛋白升高，IgG 及 IgG4 水平升高，自身抗体阳性对 AIP 具有重要的诊断价值。

（二）影像学检查

1. 腹部 B 超

胰腺弥漫性回声降低伴肿胀，似腊肠样，边界清晰。

2. 超声内镜

胰腺弥漫性肿大、边缘毛糙、回声不均匀，呈絮状斑点。

3. 腹部 CT 和 MRI 扫描

CT 显示胰腺弥漫性增大，信号增强，边界清晰，无胰腺囊肿和钙化，增强 CT 可见病变区域胰腺实质均一性延迟强化。MRI 扫描示 T_1 像信号减弱，动态观察胰腺实质延迟增强。部分患者 CT 或 MRI 扫描可发现胰周囊状低密度环，CT 扫描呈低密度信号，MRI 扫描 T2 像呈低强度信号，其形成可能与胰周脂肪组织的炎症及纤维化有关。

4. 逆行性胰胆管造影（ERCP）

可见主胰管弥漫性或节段性不规则狭窄、变形，可出现指压征。管壁不规则狭窄是 AIP 的特征性表现。类固醇治疗后胰管狭窄可缓解。此外还可以有胆总管胰腺部狭窄及上段胆管扩张。

四、诊断和鉴别诊断

AIP 尚无统一的诊断标准，目前主要采用综合诊断的方法。凡是慢性胰腺炎患者胰腺明显肿胀、血清 γ-球蛋白明显升高，即应怀疑本病的可能。日本胰腺病学会 2002 年提出了 AIP 的诊断标准：①影像学检查提示主胰管弥漫性不规则狭窄（长度＞1/3 主胰管）以及胰腺弥漫性肿大；②实验室检查提示血清 γ-球蛋白和（或）IgG 升高，或自身抗体阳性；③组织学检查发现胰腺淋巴细胞、浆细胞浸润以及纤维化。其中第 1 条诊断标准为必须，加上第 2 条或第 3 条诊断标准，AIP 的诊断即可成立。

AIP 与酒精性慢性胰腺炎不难鉴别：酒精性慢性胰腺炎患者一般年龄较轻，临床症状较重，主胰管明显扩张，胰腺实质萎缩，常伴胰腺钙化、结石和假性囊肿；自身抗体为阴性，血清球蛋白多数呈正常。AIP 可以表现为无痛性进行性黄疸，需要与浸润性淋巴瘤、弥漫性胰腺癌等恶性肿瘤相鉴别。AIP 与胰头癌的鉴别要点有：AIP 的血清 CA19-9 呈低水平，增强 CT 显示均一性延迟强化，ERCP 显示胰腺主导管狭窄段较长（大于 30 mm），且狭窄远端主胰管多无扩张（低于 6 mm）；胰腺癌肿块直径大于 3 cm 后易出现坏死和出血，故大多数胰腺癌增强 CT 检查可见不规则的低密度肿块影，ERCP 显示胰管梗阻更常见于胰腺癌。激素治疗有效有助于鉴别。诊断有疑问时，可行超声内镜引导下细针穿刺胰腺活检。

五、治疗及预后

（一）治疗

部分患者不经治疗可自行缓解，绝大多数患者无须给予针对急性胰腺炎的治疗。口服糖皮质激素治疗对临床症状的缓解、实验室及影像学检查的改善均有效。AIP 并发 Ⅱ 型糖尿病或其他特殊类型糖尿病者激素治疗后糖尿病可获缓解。常用药物为泼尼松口服，初始剂量为 $30 \sim 40$ mg/d，症状缓解后继续用药 $2 \sim 4$ 周后开始以每周 5mg 逐渐减量，减量至 5 mg/d 时维持，总疗程通常为 6 个月。由于类固醇激素的不良反应，使用时应权衡利弊，采用恰当的剂量和疗程。有文献报道，熊去氧胆酸能较好地治疗 AIP，使其并发的糖尿病、肝功能损害明显改善，胰腺体积减小。对有黄疸者，尤其是伴有细菌感染时，需要行经皮肝穿刺胆道引流或内镜下胆管引流，并应在激素应用前给予抗生素治疗。对激素治疗无效的胆总管狭窄的患者，应外科手术缓解症状，同时也是与恶性疾病进行鉴别的手段。

（二）预后

AIP 的预后主要取决于并发症的严重程度，长期预后情况尚不清楚。

第四节　原发性胆汁性肝硬化

原发性胆汁性肝硬化（primarybiliarycirrhosis，PBC）是一种慢性进行性胆汁淤积性肝脏疾病，其发病率为 40/100 万～400/100 万，北欧地区发病率最高，国内尚无明确的发病率统计。主要受累人群为中年女性，占 90%，发病高峰在 50 岁左右，25 岁以下发病者少见。

一、病因及发病机制

其病因尚不明确，可能为在一定遗传背景下，由于持续性感染（细菌、病毒、真菌等）、环境毒理因素或毒物作用等，导致免疫调节紊乱或自身免疫反应，最终导致胆管损伤。其组织病理学特点为汇管区炎症及免疫介导的肝内胆管的破坏，最终导致肝纤维化、肝硬化及肝衰竭。

二、临床表现

约 $50\%\sim60\%$ 的患者在诊断时并无症状，但其中大多数在 $2\sim4$ 年内会进展至出现明显的临床表现。乏力和皮肤瘙痒是最常见的症状。乏力可见于 60% 以上的患者，其严重程度与肝病的严重程度无关，亦无确切有效的治疗方法。皮肤瘙痒常发生在黄疸出现之前数月至数年，可为局灶性或弥漫性，通常夜间明显，接触毛织品、其他织物或高温可使症状加重。部分患者有可以自行缓解的右上腹不适。长期胆汁淤积使胆汁酸分泌和排泄减少，致脂肪和脂溶性维生素吸收障碍，可出现脂肪泻、皮肤粗糙和夜盲症（维生素 A 缺乏）、骨软化和骨质疏松（维生素 D 缺乏）、出血倾向（维生素 K 缺乏）等症状。疾病晚期可出现腹腔积液、水肿、食管静脉曲张等门脉高压表现。部分患者伴有其他自身免疫性疾病，如干燥综合征、系统性硬化症、类风湿关节炎、甲状腺炎等。PBC 患者肝胆系统恶性肿瘤的发病率增高，但并不像其他导致肝硬化的原因那样高。

体征往往与疾病的分期有关，无症状患者查体无异常发现，随着疾病的进展，可出现皮肤色素沉着、蜘蛛痣、瘙痒和搔抓引起的表皮脱落、黄色瘤、黄疸、腹腔积液、水肿等表现。近 70% 的患者有肝肿大，约 35% 的患者可有脾肿大。

三、实验室检查和其他辅助检查

（一）免疫学指标

1. 抗线粒体抗体（antimitochondrialantibodies，AMA）

诊断 PBC 的敏感性为 95%，特异性为 98%。在线粒体膜上共存在 9 种自身抗原（M1～9），其中 M2 为位于线粒体内膜的丙酮酸脱氢酶复合物的 E2 亚基，M2 亚型 AMA 诊断 PBC 的特异性最高。AMA 的滴度水平及抗原亚型和 PBC 的临床病情无关，在临床症状出现之前数年即可呈阳性，应用药物治疗或肝脏移植成功后，血清 AMA 亦不消失。有极少数患者（＜5%）临床表现、生化及组织学均符合 PBC 的诊断，但 AMA 检测阴性，称为 AMA 阴性的 PBC，其自然病程与 AMA 阳性的 PBC 患者并没有显著差异。

2. 抗核抗原抗体

抗核抗原抗体包括抗核心蛋白 gp210 抗体、抗核心蛋白 p62 抗体等。最常见的核型表现为核周型和核点型，这两种核型对 PBC 的诊断特异性很高。核心蛋白 gp210 是 210kD 的跨膜糖蛋白，参与核心复合体成分的黏附。AMA 阳性的 PBC 患者中约 25% 抗 gp210 抗体阳性，AMA 阴性的患者中该抗体阳性率可达 50%。抗 gp210 抗体诊断 PBC 的特异性达 99%，并且可作为 PBC 患者的预后指标，阳性提示预后不良。抗 p62 抗体是 PBC 的另一特异性抗体，在 PBC 患者中阳性率约为 25%。

3. 其他自身抗体

除上述特异性抗体外，PBC 患者还可出现抗平滑肌抗体、抗核抗体、抗甲状腺抗体、抗 DNA 抗体等。

4. 免疫球蛋白

不论 AMA 阳性与否，几乎所有 PBC 患者均有血清 IgM 水平的升高。

（二）生化指标

大多数 PBC 患者的血清生化指标呈胆汁淤积性改变。在疾病的早期及无症状期即可出现 ALP 升高，且通常是最为明显的实验室异常。GGT 和 γGT 的升高与之平行。血清 ALT 和 AST 水平多正常或仅轻度升高，一般不超过正常值上限的 5 倍。如果血清 ALT 和 AST 水平明显升高，则需进一步检查以除外合并其他原因所致的肝病。在疾病的较晚期可出现胆红素（以结合胆红素升高为主）、胆汁酸的升高及血脂异常等。

（三）影像学检查

超声、CT、ERCP 等影像学检查可明确有无肝外胆管梗阻，除外结石、胆管狭窄、肿瘤等引起继发性胆汁性肝硬化的病因。

（四）肝脏的病理学表现

PBC 的病变主要在汇管区。其病理演变可分为 4 期：Ⅰ期（胆小管炎期），主要为非化脓性破坏性胆管炎；Ⅱ期（胆小管增生期），主要为纤维组织增生和不典型胆小管增生；Ⅲ期（瘢痕形成期），表现为汇管区瘢痕形成，并向另一汇管区扩展或向肝小叶内延伸；Ⅳ期（肝硬化期），表现为大小不等的多小叶再生结节。胆汁淤积严重者，毛细胆管内可见胆栓。

四、诊断和鉴别诊断

（一）诊断标准

目前 PBC 的诊断主要基于以下 3 条标准：①血清 AMA 阳性；②肝酶升高，以 ALP 升高为主，持续时间＞6 个月；③肝脏组织病理学特点符合上述表现。符合上述 3 条标准为确定诊断，符合 2 条标准为疑似诊断。有学者认为肝活检对诊断 PBC 并非必需，但其优势在于可以明确疾病的病理分期，并对治疗有一定的指导作用。对于临床症状不典型的病例，尤其是 AMA 阴性者，诊断较困难，此时需行肝脏活检以明确诊断。

（二）鉴别诊断

PBC 需与继发性胆汁性肝硬化相鉴别。继发性胆汁性肝硬化可由肝内外胆管结石、肿瘤、瘢痕狭窄、胆管硬化、炎症、感染、先天性解剖异常、慢性胰腺炎及药物等因素引起。除肝硬化的表现外，常兼有原发病的各种症状、体征及实验室特点，一般不难鉴别。

另外，尚需与其他自身免疫性肝病，如原发性硬化性胆管炎（PSC）和自身免疫性肝炎（AIH）相鉴别。PSC 以男性患者多见，主要累及大胆管，表现为大胆管狭窄，临床表现为进行性胆汁淤积性黄疸，常合并炎症性肠病，如溃疡性结肠炎或克罗恩病，实验室检查特点为血清胆红素和 ALP 显著升高，AMA 及 ANA 阴性，诊断主要依靠 MRCP 或 ERCP。AIH 的临床表现与 PBC 相似，但其 ALT、AST 水平明显升高，免疫球蛋白升高以 IgG 为主，抗平滑肌抗体阳性，肝脏组织病理学表现以肝细胞损害为主而胆管损害较轻，可资鉴别。若同时具备两种疾病的特点，可诊断为重叠综合征。

五、治疗及预后

（一）治疗

1. 针对 PBC 的病因治疗

根据作用机制的不同，可分为胆酸类、免疫抑制剂及糖皮质激素类等。

（1）熊去氧胆酸（优思弗）：唯一一种经美国 FDA 批准用于治疗 PBC 的药物。剂量为 $12\sim15$ mg/（kg·d），可降低血清胆红素、ALP、ALT、AST、胆固醇及 IgM 水平。研究显示，其可显著降低 PBC 患者的肝移植率及死亡率；在 PBC 的早期应用可延缓肝纤维化的进程，但在疾病的晚期应用无效。该药使用安全、不良反应小，患者一般耐受良好，极少部分患者出现脱发、体重增加、腹泻或腹胀等不良反应。

（2）秋水仙碱：多项随机、双盲、前瞻性研究显示秋水仙碱可降低血清 ALP、ALT 及 AST 水平，但不如熊去氧胆酸有效；还可缓解瘙痒症状，并使肝脏组织学得到改善。但亦有研究显示秋水仙碱治疗 PBC 无效。新近的荟萃分析结果显示，秋水仙碱可使肝硬化主要并发症的发生率下降，并延缓行肝移植的时间。现将秋水仙碱主要用于对熊去氧胆酸反应不完全的患者，剂量为 0.6 mg，每天 2 次。

（3）甲氨蝶呤：疗效尚不确切，部分研究显示对熊去氧胆酸反应不完全的 PBC 患者合并应用甲氨蝶呤可改善生化异常和肝脏组织学异常，使部分肝硬化前期的患者达到持续缓解。但另一些研究显示，甲氨蝶呤单用或合并应用熊去氧胆酸均无效。现甲氨蝶呤主要用于对熊去氧胆酸和秋水仙碱反应不完全的患者，剂量为每周 0.25 mg/kg，口服，主要不良反应为间质性肺炎。

（4）其他药物：布地奈德联合应用熊去氧胆酸可改善生化异常和肝脏组织学异常，但可加重骨质疏松。泼尼松疗效有限，且亦可加重骨质疏松。其他药物，如苯丁酸氮芥、青霉胺、硫唑嘌呤、环孢素等，或无效，或有明显的不良反应，均不提倡应用。

（5）治疗原则：强调治疗个体化的原则。一般以熊去氧胆酸作为初始治疗；1年后若疗效不满意，可加用秋水仙碱；再1年后若联合治疗效果仍不满意，可加用甲氨蝶呤。瘙痒症状缓解、血清ALP水平下降至低于正常值的150%及肝脏组织病理学改善均提示疗效满意。如果加用甲氨蝶呤1年后各项指标仍无改善，则应停用该药物。

2. 肝移植

可显著改善PBC患者的生存率，是肝衰竭患者唯一有效的治疗方法。移植后1年及5年的生存率分别为92%和85%，3年及10年的复发率分别为15%和30%。血清AMA在移植后仍会持续阳性。

3. 针对PBC症状和并发症的治疗

（1）瘙痒：考来烯胺8～12 g/d口服可使大部分患者的瘙痒症状得到缓解，无效时可给予利福平150 mg，每天2次。抗组胺药可用于轻症患者。此外，纳洛酮、昂丹司琼、氟美西诺、他莫昔芬、苯巴比妥以及血浆置换等均可应用。

（2）骨质疏松：对PBC患者应行骨质疏松方面的筛查，并根据情况给予钙剂和维生素D治疗。

（3）晚期患者出现肝硬化的并发症，如食管胃底静脉曲张、腹腔积液、肝性脑病等，应给予相应的治疗。

（二）预后

无症状患者的中位生存期为10～16年，而有症状者的生存期仅为7年左右。许多开始没有症状的患者在5年内逐渐出现症状，但也有部分患者可以多年没有临床表现。目前尚没有检验方法可以预测患者是否会进展出现临床症状。黄疸加深、腹腔积液、黄瘤消失者预后差。

第五节　原发性硬化性胆管炎

原发性硬化性胆管炎（primarysclerosingcholangitis，PSC）是一种病因不明的慢性胆汁淤积综合征。

在西方国家其发病率约为 6～8/100 000，男性患者多见，约占 70%。约 80% 的 PSC 患者合并炎症性肠病，其中绝大部分为溃疡性结肠炎（约占 90%）。相反，炎症性肠病患者合并 PSC 的情况并不多见，发生率仅为 1.2%～5.6%。该病的发病率随地域及种族的不同而存在差异，国内尚无流行病学统计资料。

一、病因及发病机制

PSC 的病因和发病机制尚不明确。目前较公认的观点是在遗传易感的基础上，环境因素诱发了免疫应答的异常，从而导致胆管上皮或同时累及结肠上皮的慢性炎症，最终导致胆汁淤积。感染和毒素是否致病尚存在争议。

二、临床表现

PSC 的发病年龄多在 25～45 岁，亦有新生儿及高龄者发病的报道。男性多见，男女比例为（1.5～2）：1。

PSC 多起病隐匿，20%～44% 的患者可无症状，或因溃疡性结肠炎筛查肝功能异常而诊断，或因碱性磷酸酶升高行 ERCP 而诊断。最常见的临床症状为黄疸、皮肤瘙痒及右上腹痛。体重下降及乏力亦较常见，多与厌食及小肠吸收不良有关。但对于病情稳定的患者，短期内体重下降应警惕恶性肿瘤，如胆管癌等。因 PSC 发展至胆管癌的几率高于普通人群，约为 10%～30%，其发生胰腺癌和结肠癌的几率亦高于普通人群。少数患者（约 10%）可有寒战、高热、右上腹痛、黄疸以及肝功能损害等细菌性胆管炎的表现。随着病情的进展，可出现终末期肝病的表现。

病程早期的体格检查通常是正常的。随着病情的进展，可以出现黄疸、肝脾肿大以及肝掌、蜘蛛痣等终末期肝病的体征。

三、实验室检查和其他辅助检查

（一）实验室检查

PSC 患者典型的生化指标异常为 ALP 升高，GGT 及 5′-核苷酸酶也可相应升高。ALT 及 AST 水平通常也会升高，但很少超过3～4 倍正常值。胆红素水平可正常，随着病情的进展而升高，以结合胆红素升高为主。晚期患者可以有清蛋白减低及 PT 延长。

PSC 患者血清中免疫球蛋白水平通常升高，以 IgM 升高为主。65%～84% 的患者 ANCA 阳性，35% 的患者抗内皮细胞抗体（anti-endothelialcellantibody，AECA）（为提示血管损害的标志物）阳性，其他常见的抗体包括抗心磷脂抗体及 ANA。AMA 通常阴性。

（二）影像学检查

逆行性胰胆管造影（endoscopic retrogradecholangiopancreatography，ERCP）是诊断 PSC 的金标准，其不仅可为 PSC 的诊断提供有力的依据，还可显示病变的分布以及主要狭窄部位，有利于制订进一步的介入治疗方案。大多数患者肝内外胆管均受累，表现为弥漫分布的多灶性狭窄和扩张，狭窄段一般不长，0.2～2 cm，扩张段多呈囊状或憩室状。肝内小胆管系统受累，常使造影剂充盈困难，因而呈现典型的枯树枝样改变。对仅有肝外胆管异常的患者，应注意除外其他导致胆管狭窄的原因。

其他影像学检查，如 MRCP 对 PSC 的诊断阳性预测值为85%～94%，作为无创性检查，在患者存在 ERCP 禁忌证时可替代 ERCP 协助诊断 PSC。腹部 B 超和 CT 检查可提示肝内外胆管扩张及淋巴结肿大等，但均为非特异性改变。

（三）病理学表现

PSC 患者的肝脏病理学表现多种多样。最具特征性的病变为"洋葱皮"样纤维化，表现为纤维组织围绕小胆管呈同心圆样排列，但该表现的阳性率仅为 50% 左右。根据病理学表现可将 PSC 分为以下 4 期。

1. Ⅰ期

表现为胆管上皮的变性退化，伴有淋巴细胞的浸润和汇管区瘢痕形成，可以有胆管增生及特征性的"洋葱皮"样改变。

2. Ⅱ期

胆管消失更为突出，炎症和瘢痕样改变延伸至肝实质。

3. Ⅲ期

可出现汇管区之间的纤维化。

4. Ⅳ期

Ⅳ期即肝硬化期。

四、诊断和鉴别诊断

（一）诊断

PSC 诊断的主要依据：①临床症状和体征（乏力、皮肤瘙痒、黄疸、肝脾肿大及炎症性肠病表现等）；②血清生化学改变（ALP升高等）；③肝脏病理学改变；④胆管造影提示硬化性胆管炎的典型改变；⑤除外其他引起硬化性胆管炎的病因。对于炎症性肠病伴胆汁淤积性肝损害的患者，应行进一步检查以明确 PSC 的诊断。

（二）鉴别诊断

其他与 PSC 有相似胆管造影表现的疾病包括：HIV 胆管病变、结石、缺血性胆管炎、胆系肿瘤或动脉内化疗导致的胆管狭窄以及先天性异常等。

五、治疗及预后

（一）治疗

1. 基础疾病的药物治疗

目前尚没有针对 PSC 确切有效的治疗药物。多项随机对照研究表明，熊去氧胆酸（UDCA）13～15 mg/（kg·d）可改善 PSC 患者的血生化异常，明显降低 ALP、GGT 及胆红素水平，但对肝脏组织学改善不肯定。另有研究认为，更大剂量的 UDCA［20～30 mg/（kg·d）］对 PSC 疗效更佳，甚至可在肝组织学水平上改善小胆管损害，延长患者的寿命。其他一些药物，包括糖皮质激素、硫唑嘌呤、甲氨蝶呤、环孢素等均未被证实有效。

2. 内镜下治疗

对于伴有进行性加重的黄疸、皮肤瘙痒或复发性胆管炎，且经证实有明显的肝外胆管狭窄的 PSC 患者，经内镜治疗解除胆道梗阻是非常有必要的，包括括约肌切开术、球囊扩张术及临时支架置入术等。80％以上的患者在 1 年内无须进一步处理，60％的患者可以持续到 3 年无须进一步治疗。部分研究结果显示，内镜下治疗可改善 PSC 患者的生存率。

3. 肝移植

肝移植是唯一有效的治疗 PSC 的方法，适用于终末期肝病患者（表现为曲张静脉出血、腹腔积液、肝性脑病等）及难治性复发性胆管炎患者。移植后的 1 年生存率可达 94％，5 年生存率可达 86％。但移植后 PSC 的复发率亦较高，可达 10％～20％，然而复发并不影响存活率。值得注意的是，伴有炎症性肠病的 PSC 患者在肝移植术后发生直结肠癌的危险性并未降低。

（二）预后

PSC 与合并存在的炎症性肠病是相对独立的两个病程。有研究表明，PSC 的 10 年存活率约为 70％，未进行肝移植的患者的中位生存期为 9～12 年。部分患者病情迅速恶化，也有部分患者可以多年维持病情稳定。现已建立预后模型来帮助预测肝移植的时机。

第六节 炎症性肠病

炎症性肠病分为溃疡性结肠炎（ulcerativecolitis，UC）和克罗恩病（Crohn′sdisease，CD）

一、溃疡性结肠炎

UC 又称慢性非特异性溃疡性结肠炎，系原因不清的大肠黏膜的慢性炎症和溃疡性病变，主要累及直肠黏膜、乙状结肠黏膜，也可逆行向上扩展至左半结肠、右半结肠，甚至全结肠和末端回肠。

西方 UC 发病率为 3/10 万 ～ 14.3/10 万，患病率为 39/10 万～234/10 万，男女之比为 1.2：1，20～30 岁青年男性多发。亚洲发病率低于西方国家，但近 10 年呈上升趋势。亚洲 UC 的年发病率为 1.0/10 万～2.0/10 万，患病率为 4.0/10 万～44.3/10 万，日本一项全国性调查显示，UC 发病高峰年龄为 20～29 岁。

（一）病因及发病机制

溃疡性结肠炎的病因至今仍不明。基因因素可能具有一定地位。心理因素在疾病恶化中具有重要地位，原来存在的病态精神如抑郁或社会距离在结肠切除术后明显改善。有认为溃疡性结肠炎是一种自身免疫性疾病。

目前认为炎性肠病的发病是外源物质引起宿主反应、基因和免疫影响三者相互作用的结果。

（二）临床表现

起病多缓慢、隐匿，往往发病数周甚至数月才就诊；少数可急性起病，常误诊为急性肠道感染性疾病（如急性细菌性痢疾）。多数患者（60％～70％）病程反复发作，发作间期症状可缓解；少数患者（5％～10％）首次发作后病情长期缓解，可持续 10 年之久，这类患者一般都属轻型。也有少数患者（5％～15％）症状持续，病情活动而不缓解。部分患者在发作间期可因饮食不节、劳累、感染、精神刺激等而诱发或加重临床症状。

1. 消化系统表现

（1）腹泻：大多数患者有腹泻。腹泻程度轻重不一，甚至出现大便失禁。部分患者可有夜间腹泻和（或）餐后腹泻。直肠严重受累时，可出现里急后重感。粪质多呈糊状，混有大量黏液，常带脓血。直肠炎或直肠乙状结肠炎患者可能有大便干结和便秘。

（2）血便、黏液便、脓血便：病变限于直肠者可便鲜血，血液或与大便不相混，亦可为黏液血便。病变或扩展至直肠以上，血液往往与粪混合或出现血性腹泻。出血量较大，可排血块。

（3）腹痛：大多数患者腹痛并不突出。轻型或病变间歇期可无腹痛或仅有腹部不适。一般有轻度至中度腹痛，系左下腹或下腹的阵痛，亦可涉及全腹，有腹痛－便意－便后缓解的规律。若并发中毒性巨结肠或炎症波及腹膜，则有持续性剧烈腹痛。

（4）其他症状：如纳差、呕吐、恶心、腹胀。

（5）体征：轻中型患者多无阳性体征，部分患者受累肠段可有轻度压痛。直肠指检可能正常，或感染黏膜肿胀、肛管触痛、指套染血。重型或急性暴发型患者可有明显鼓肠、腹肌紧张、腹部压痛和（或）反跳痛。

2. 全身表现

一般出现在中型或重型患者.

（1）发热：中重型患者的急性期常有低度、中度发热，部分可有午后发热伴多汗，重者可有高热、心率增快等毒性症状。发热提示炎症活动或合并感染。

（2）消瘦和低蛋白血症：常见于重型或慢性迁延不愈者。与摄入减少、肠道丢失过多的蛋白质，机体高代谢状态及蛋白质合成减少等有关。

（3）贫血：可能继发于失血或慢性炎症所致的骨髓抑制；对于业已治疗的患者，可能与药物（如 6-巯嘌呤、柳氮磺吡啶等）所致的骨髓抑制有关。

（4）水与电解质平衡紊乱：常见为脱水、低钠血症、低钾血症。

（5）水肿：可能继发于贫血和低蛋白血症。

3. 肠外表现

（1）国外报道 40%～50% 的 IBD 患者有肠外表现，国内有报道 8.5% 的 UC 患者有肠外表现，较国外少见。常见有外周关节炎、结节性红斑、坏疽性脓皮病、巩膜外层炎、前葡萄膜炎、口腔复发性溃疡等，这些肠外表现在结肠炎控制或结肠切除后可以缓解或恢复。骶髂关节炎、强直性脊柱炎、原发性硬化性胆管炎及少见的淀粉样变性等，可以与 UC 共存，但与 UC 本身的病情变化无关。

（2）发生机制目前尚不清楚，可能与自身免疫因素有关，亦可能与 UC 合并细菌感染引起菌血症，或某些有毒物质被吸收，以及治疗药物不良反应有关。有资料显示，某些患者具有发生特定肠外表现的倾向，组织相容性抗原 HLAB8 阳性患者易于合并肝病，HLA-B27 阳性者易发生强直性脊柱炎。

4. 并发症

以下是两种常见的并发症。

（1）中毒性巨结肠：约 5%～13% 的溃疡性结肠炎呈暴发型。一般结肠（通常是横结肠）呈急性极度扩张，肠壁变薄而脆，常有自发或手术引起的单个或多发性穿孔，形成纤维素性或纤维素性化脓性腹膜炎，黏膜有广泛溃疡甚至完全剥脱，暴露肌层。如不急诊手术，死亡率很高。

（2）癌变：UC 合并肠癌的发病率比正常人群高 5～10 倍，癌变率与病程成正比。病程 10 年者癌变危险性为 5%，20 年者为 20%，25 年者为 40% 以上。全结肠炎比局限于远段结肠的 UC 更易癌变。长期慢性者比急性反复发作者易癌变。

（三）实验室检查和其他辅助检查

1. 实验室检查

实验室检查可以分为以下几个方面。

（1）血常规检查。①贫血：病情严重程度不同，贫血严重程度也不同，原因考虑为慢性出血、铁及其他造血物质缺乏、某些治疗药物（如 SASP）引起溶血、与慢性炎症有关的骨髓造血抑制等。另外，尽管肾功能可能正常，EPO 分泌不足在 IBD 贫血的形成中亦起着重要作用。②白细胞计数：大多数患者正常。中重型患者可有轻度升高，有时以中性粒细胞增高为主，严重者可出现核左移及中毒颗粒。③血小板：血小板计数可升高，重型患者可大于 100×10^9/L。

（2）粪便检查。①粪便常规：肉眼观以糊状黏液脓血便为最常见，重者粪质极少，少数患者以血便为主，伴有少量黏液或无黏液。镜检可见大量红细胞、脓细胞，还可见嗜酸性粒细胞；急性发作期粪便涂片常见大量多核的巨噬细胞。②病原学检查：目的是除外感染性结肠炎，是本病诊断的一个重要步骤。细菌培养：应反复多次检查，常规培养可排除痢疾杆菌和沙门菌感染。有条件者应进行特殊培养，以排除弯曲菌属、难辨梭状芽胞杆菌和耶尔森菌感染。部分还应进行淋球菌或衣原体的特殊培养。溶组织内阿米巴滋养体检查：尤其是血性黏液便，反复多次检查，镜检时注意取新鲜粪便，同时注意保温。粪便集卵：留取每次的全部粪便，进行集卵和孵化，以除外慢性血吸虫病及其他寄生虫感染。病毒学检查：本病急性发作时，应尽可能用电镜或免疫电镜在粪便中找病毒颗粒，或用免疫学方法找病毒特异性抗原，以排除病毒机会性感染。

（3）炎性指标。CRP 及血沉是代表急性炎症反应的标准实验室指标。CRP 半衰期短，仅 19 小时，可以显示炎症活动的连续性变化，高水平的 CRP 提示疾病活动或合并细菌感染，CRP 水平可用于指导治疗和随访。ESR 精确度较低，随疾病活动而升高，但与结肠病变的相关性优于与回肠病变的相关性，其他实验室指标（α-酸性蛋白酶、IL-6、sIL2R、肠渗透率）都有类似作用，但这些参数都缺乏特异性，不足以与肠道感染鉴别。

（4）免疫学检查：60%～70% 的 UC 患者抗中性粒细胞核周胞浆抗体（pANCA）呈阳性，约 40% 的 CD 患者也可呈阳性，循证医学发现，结合 pANCA 和抗酿酒酵母抗体（ASCA）有利于鉴别 CD 和 UC。很多研究认为 UC 活动度与 ANCA 阳性与否及滴度没有关系，因此监测 ANCA 对疾病活动及复发的判断没有价值。

2. X 线检查

X 线检查包括以下方面。

（1）腹部平片：目前很少用腹部平片诊断 UC。然而其在确定病变范围方面仍有一定价值，尤其在诊断中毒性巨结肠时尤其重要，中毒性巨结肠一般先见于横结肠，但结肠的任何部位都可累

及，横结肠直径平均达 8.5 cm，结肠轮廓可出现不规则，表现为
"指压迹"，易并发急性肠穿孔，常发生在乙状结肠，穿孔时可见
膈下游离气体，但有时穿孔部位朝向后腹膜，气体可通过膈肌进
入胸腔、颈部而不出现游离气体。

（2）钡餐及钡剂灌肠检查：临床应用较多，可弥补结肠镜检
查的不足，并能较好地反映结肠功能性变化，可观察小肠病变，
不足是在 UC 初发、病变不明显时常出现假阴性。①急性期改变：
受累结肠袋变浅，肠管轮廓边缘毛糙不齐或呈锯齿状，多数浅小
溃疡可使结肠边缘呈多而细小毛刺状突出。较大的溃疡形成时，
周围黏膜水肿，可使结肠边缘出现一连串大小相仿的溃疡小壁龛。
②慢性期改变：黏膜皱襞粗乱，腔内有多发大小不等的颗粒样或
息肉样充盈缺损，病程长者，肠管有广泛纤维结缔组织增生，管
腔僵直，自下而上连续性向心性狭窄，有时可见多发性假息肉状
影。肠壁严重纤维化者，狭窄肠管常光滑而僵直，呈铅管征。

（3）内镜：内镜检查包括乙状结肠镜和结肠镜，各有其优缺
点，可根据患者实际情况加以选用，内镜检查可确定病变范围，
还可用于癌变的监视、狭窄和息肉的诊断及治疗。

UC 内镜表型比较有特征性，病变在大肠内呈连续性分布，大
部分首先累及直肠、乙状结肠，然后逐渐逆行向上蔓延，少数可
累及回肠末端。当其病变局限于右侧结肠或呈区域性分布时，与
CD 较难鉴别，但与 CD 不同的是 UC 为假性不连续病变，因为大
部分病例从内镜下表现为"正常"黏膜，而进行组织活检仍可见
UC 缓解期或炎症修复后的改变。

3. 其他检查

如超声、CT 和 MRI 可以协助诊断 IBD，用于显示肠腔外病变
和并发症（如窦道和脓肿），以及估计病变范围。

（四）诊断和鉴别诊断

1. 诊断标准

（1）确诊 UC：腹泻或便血 6 周以上，伴有至少进行一次乙状
结肠镜或结肠镜检查，且发现 1 个以上的下述表现：黏膜易脆、

点状出血、弥漫性炎性溃疡；钡剂检查发现溃疡、肠腔狭窄或结肠缩短的证据；手术切除或活检标本在显微镜下有特征性改变。

（2）疑诊 UC：①病史不典型，结肠镜或钡剂灌肠检查有相应表现。②有相应病史，伴可疑的结肠镜检查表现，无钡剂灌肠检查。③有典型病史，伴可疑的钡剂灌肠发现，无乙状结肠镜或结肠镜检查报告。④手术标本大体表现典型，但组织学检查不肯定。

排除感染性结肠炎、缺血性结肠炎、放射性结肠炎、孤立性直肠溃疡、CD 结肠炎后，如果有明确的组织学检查发现，如非肉芽肿性、连续性黏膜炎症和直肠受累延及结肠可确诊，缺乏组织学证据则属疑诊。

2. 鉴别诊断

（1）急性自限性结肠炎（ASLC）和阿米巴结肠炎：ASLC 通常在 4 周内消散，其病因常疑为沙门菌、志贺菌、大肠埃希菌、难辨梭状芽胞杆菌和溶组织内阿米巴感染等。75％以上的患者急性发作时伴有发热和腹泻每日 10 次以上，虽然大便培养阳性的患者不足 50％，但也有助于诊断。ASLC 和 IBD 的粪便内均可见白细胞，但 ASLC 中不常见外周血血小板增加。ASLC 患者的结肠隐窝通常正常，固有层以多形核细胞浸润为主，在性病性淋巴肉芽肿或梅毒患者的黏膜上可见巨细胞，肉芽肿罕见。在新鲜粪便、黏膜分泌物或黏膜活检中发现滋养体可确诊阿米巴结肠炎，有关的血清学检测有助于诊断，75％～85％的急性阿米巴结肠炎患者的血清中可检测出阿米巴抗体。

（2）缺血性结肠炎通常不累及直肠，组织学可见含铁血黄素的巨噬细胞，结肠黏膜中浅表上皮常遭破坏，深层隐窝未累及。

（3）显微镜下结肠炎包括胶原性结肠炎和淋巴细胞结肠炎，当出现无痛性大量腹泻不伴便血时应考虑此病。内镜检查通常正常，诊断有赖于上皮细胞层下发现增厚的胶原带或上皮内淋巴细胞增多。

（4）放射性肠炎、转流性肠炎或 NSAIDs 肠病在有确切病史时应予考虑。过敏性紫癜的诊断应建立在发现有 IgA 在皮肤紫癜性皮疹、肾脏或肠道沉积的证据。

（5）恶性淋巴瘤通常有进行性严重腹泻、便血和腹痛，多见于年轻患者。组织学对诊断具有决定性意义。结肠癌通常有便血，可有或无腹痛和梗阻症状，结肠镜加活检有确诊价值。

（6）CD 和 UC 的临床和内镜特征见表 3-4。

表 3-4　UC 和 CD 的临床和内镜特征

	UC	CD
疾病部位	仅结肠	胃肠道任何部位
分布	弥漫性	
黏膜和黏膜下	透壁性	
并发症		
瘘管和脓肿	少见	常见
狭窄	不常见	常见
癌变危险	相当常见	很少
结肠镜表现	弥漫性易脆或溃疡	局限性阿弗他溃疡、线性溃疡
铺路石征		
肛周病变	少见	约 75%

（五）治疗及预后

1. 治疗

药物治疗，根据不同的情况进行选择。

（1）轻中型远端结肠炎。①治疗：可口服氨基水杨酸制剂，或局部应用水杨酸、激素治疗。局部水杨酸治疗优于局部激素和口服氨基水杨酸制剂。联合口服氨基水杨酸制剂，及局部应用水杨酸治疗的效果常更好。上述治疗无效的患者，或全结肠炎的患者，可口服泼尼松治疗，每天 40~60 mg。上述药物治疗 2~4 周，对 40%~80% 的 UC 患者有效。②维持治疗：美沙拉秦栓剂或每二天晚上用美沙拉秦灌肠治疗，可用于远端结肠炎的维持治疗。其他药物，如柳氮磺吡啶、巴柳氮等也能用于结肠炎的维持治疗。

用美沙拉秦局部与全身联合维持治疗的临床疗效要好于单一用药。激素局部治疗对维持治疗效果不明显。

（2）轻中型活动性广泛结肠炎。①治疗：需口服用药，或口服药物结合局部用药。药物首选柳氮磺吡啶，4～6 g/d，如柳氮磺吡啶不能耐受，可改用5-氨基水杨酸制剂，开始剂量为2 g/d，后可增至4.8 g/d。效果不明显者或想尽快缓解病情者可考虑口服皮质激素治疗，推荐剂量为40～60 mg/d，临床症状缓解后可每周减量5～10 mg，减量至20 mg/d，每周减量2.5 mg。对口服泼尼松不敏感或依赖，但尚不需要静脉用药的患者可给予硫唑嘌呤1.5～2.5 mg/（kg·d），或6-巯嘌呤（6-MP）治疗。②维持治疗：氨基水杨酸可用于维持治疗，对激素依赖，或对激素抵抗的患者用氨基水杨酸不能很好维持治疗时，可考虑应用硫唑嘌呤和6-MP。推荐剂量为柳氮磺吡啶2～4 g/d，或5～SAS 4 g/d。

（3）重型结肠炎：应给予激素静脉治疗，如果患者以前使用皮质激素治疗，则住院后给予氢化可的松300 mg/d或甲泼尼龙60 mg/d静脉治疗，如果未接受激素治疗，可酌情考虑使用ACTH静脉治疗。同时需加强胃肠外营养。如果经过7～10天治疗后病情仍无明显缓解，可考虑行全结肠切除术，或予环孢素静脉治疗。如果患者有明显中毒症状，或症状加重时，宜选用广谱抗生素治疗。需要注意的是，巨细胞病毒感染可能导致重型结肠炎，故对免疫抑制剂无效的患者应考虑该病毒感染的可能。

（4）贮袋炎：回肠肛门吻合术（IPAA）后患者若出现贮袋炎，表现为大便次数增多、血便、腹部痉挛性疼痛、里急后重、大便失禁、发热及肠外表现，应给予抗生素治疗，常用抗生素为甲硝唑250 mg，每天3次，或环丙沙星500 mg，每天2次。有的患者可出现大便次数增多、腹部痉挛痛，但内镜及组织学都正常，可能为"易激贮袋"，可予抗胆碱、抗抑郁及抗腹泻治疗。

手术治疗必须有绝对指征。

（1）绝对指征：内科治疗无效的出血、穿孔及高度怀疑癌变。

（2）其他指征包括：对常规内科最大剂量治疗无效的、伴或不伴巨结肠的重型结肠炎；病情虽不是很严重，但很顽固，内科治疗不能缓解；不能耐受内科治疗药物的不良反应。

2. 预后

（1）注意劳逸结合，不可太过劳累；暴发型、急性发作和严重慢性型患者，应卧床休息。

（2）注意衣着，保持冷暖相适；适当进行体育锻炼以增强体质。

（3）一般应进食柔软、易消化、富有营养和足够热量的食物。宜少量多餐，补充多种维生素。勿食生、冷、油腻及多纤维素的食物。

（4）注意食品卫生，避免肠道感染诱发或加重本病。忌烟酒、辛辣食品、牛奶和乳制品。

（5）平时要保持心情舒畅，避免精神刺激，解除各种精神压力。

二、克罗恩病

（一）病因及发病机制

本病病因不明，可能与感染、遗传、体液免疫和细胞免疫有一定关系。

克罗恩病为贯穿肠壁各层的增殖性病变，可侵犯肠系膜和局部淋巴结，病变局限于小肠（主要为末端回肠）和结肠，二者可同时累及，常为回肠和右半结肠病变。本病的病变呈节段分布，与正常肠段相互间隔，界限清晰，呈跳跃区的特征。病理变化分为急性炎症期、溃疡形成期、狭窄期和瘘管形成期（穿孔期）。急性期以肠壁水肿、炎变为主；慢性期肠壁增厚、僵硬，受累肠管外形呈管状，其上端肠管扩张。黏膜面典型病变有以下几点。

1. 溃疡

早期浅小溃疡，后成纵行或横行的溃疡，深入肠壁的纵行溃疡即形成较为典型的裂沟，沿肠系膜侧分布，肠壁可有浓重。

2. 卵石状结节

由于黏膜下层水肿和细胞浸润形成的小岛突起，加上溃疡愈合后纤维化和斑痕的收缩，使黏膜表面似卵石状。

3. 肉芽肿

无干酪样变，有别于结核病。

4. 瘘管和脓肿

肠壁的裂沟实质上是贯穿性溃疡，使肠管与肠管、肠管与脏器或组织（如膀胱、阴道、肠系膜或腹膜后组织等）之间发生粘连和脓肿，并形成内瘘管。如病变穿透肠壁，经腹壁或肛门周围组织而通向体外，即形成外瘘管。

（二）临床表现

起病大多隐匿、进展缓慢，从发病至确诊往往需数月至数年。病程呈慢性，长短不等的活动期与缓解期交替，有终生复发倾向。少数急性起病，可表现为急腹症，酷似急性阑尾炎或急性肠梗阻。本病临床表现在不同病例差异较大，多与病变部位、病期及并发症有关。

1. 消化道表现

消化道表现有以下几个方面。

（1）腹痛：以右下腹及耻骨上区多见，多数呈慢性间歇性疼痛，可为隐痛、钝痛或痉挛性阵痛，伴肠鸣音活跃或亢进。常于进餐时或餐后加重，排便或肛门排气后缓解。有时酷似急性阑尾炎，呈持续性右下腹痛，伴明显压痛和反跳痛。

（2）腹泻：每天腹泻 2～5 次或更多，粪质呈糊状或半流体，亦可为黏液便，常伴有肛门出血，脓血便少见。如结肠受累，可有血便，伴黏液或脓液，有直肠肛门病变时可有里急后重感。如小肠有广泛累及，可有脂肪泻，粪便量多、味臭、油腻。腹泻先是间歇性发作，病程后期可转为持续性，亦可有大便习惯改变，如便秘、腹泻与便秘交替。

（3）腹部包块：病程进入亚急性期时可出现肠壁增厚、肠腔狭窄、肠粘连及不完全性肠梗阻，腹部可触及质地柔软、膨胀的肠袢包块。慢性期可出现肠管僵直或形成假瘤征，则肿块质地较硬。肠系膜淋巴结肿大、内瘘形成或局部脓肿形成时亦可出现腹部包块，其边缘一般不清楚，质地中等，压痛明显，粘连多而固定，多位于右下腹部。

（4）便血：病变仅侵犯小肠时一般无便血。结肠受累时侵及血管可引起便血。本病血便发生率低于 UC，且出血量一般不多。

（5）瘘管形成：是 CD 的临床特征之一，是与 UC 相鉴别的依据。CD 透壁性炎症穿透肠壁全层至浆膜层，与肠外组织和器官相通，即形成瘘管。其发生率国外为 26％～48％，国内较低，为 9.15％。瘘可分为内瘘和外瘘，瘘管形成后，部分患者可无症状，肠道间内瘘形成可导致腹泻加重、营养不良及全身情况恶化。肠瘘通向的组织与器官因粪便污染可引起继发性感染，如膀胱感染、腹腔脓肿。本病为慢性穿透性过程，病变肠道浆膜常与周围组织发生粘连，故游离穿孔较少见，国外游离穿孔发生率为 1％～2％，但一旦发生引起急性弥漫性腹膜炎，可危及生命。

（6）肛门直肠周围病变：包括肛门直肠周围瘘管、脓肿形成及肛裂，约占 CD 患者的 1/3，尤其多见于结肠受累者。

（7）消化道其他部位受累表现：可累及食管、胃、十二指肠，引起相应症状，如吞咽困难、吞咽疼痛、烧心、上腹痛、恶心、呕吐等。

（8）其他症状：如食欲减退、厌食油腻、腹胀等。恶心、呕吐可为晚期或并发肠梗阻的症状。

2. 全身表现

全身表现中 CD 全身表现较 UC 多见且明显，多见于中重度患者。

（1）发热：较常见，由炎症病变和继发感染所致。一般为低至中度发热，病变广泛或继发感染者可有高热，并伴有明显的畏寒或寒战、多汗、心率增快等全身中毒症状。缓解期体温可正常。

（2）消瘦：较常见，与厌食、慢性腹泻、炎症消耗、吸收不良或蛋白质丢失有关。

（3）贫血：多为轻至中度贫血，少数可为重度贫血。与营养不良、慢性胃肠道失血有关。

（4）其他：低蛋白血症、乏力、水肿。儿童或少年期可影响生长发育。女性患者可有闭经，男性患者有性功能减退。

3. 肠外表现

本病可有全身多个系统损害，可伴有一系列肠外表现，包括杵状指（趾）、关节炎、结节性红斑、坏疽性脓皮病、口腔黏膜溃疡、虹膜睫状体炎、葡萄膜炎、小胆管周围炎、硬化性胆管炎、慢性活动性肝炎等，淀粉样变性或血栓栓塞性疾病亦偶有所见。

4. 并发症

肠梗阻最常见，由于肠壁纤维化、肠狭窄以及肠粘连导致。其次是腹腔内脓肿，偶可并发急性穿孔或大量便血。直肠或结肠黏膜受累者可发生癌变。肠外并发症有胆石症，系胆盐肠内吸收障碍引起；可有尿路结石，可能与脂肪吸收不良，使肠内草酸盐吸收过多有关。脂肪肝亦常见，与营养不良及毒素作用等因素有关。

（三）实验室和其他辅助检查

1. 实验室检查

实验室检查包括血液学、免疫学等检查。

（1）血液学检查：贫血常见；活动期白细胞计数增高，并发脓肿时可明显升高，以中性粒细胞为主。血小板计数可升高。

（2）粪便检查：粪便呈糊状或稀水样，镜检一般无红细胞、白细胞及黏液。隐血试验常为阳性，病原学检查为阴性。

（3）炎症指标：血沉明显加快，CRP 与 CD 活动性密切相关，可先是炎症活动性连续性变化，研究表明，CRP 升高的患者复发率高于 CRP 正常的患者，CRP＞20 mg/L 和 ESR＞15 mm/h，可作为复发的预测指标。异常升高的 CRP 提示合并细菌感染（如脓肿）。其他如 α_2-球蛋白、α_1-糖蛋白亦可预测复发风险。粪便标志物，如钙蛋白、乳铁蛋白或肿瘤坏死因子与肠面溃疡范围和炎症程度相关，可能对回肠结肠的炎症的存在和随后的临床复发有很高的预测价值。

（4）免疫学检查：ASCA 对 CD 有较高的特异性，但敏感性不强，ASCA 阳性也可见于白塞综合征、原发性硬化性胆管炎、自身免疫性肝炎和乳糜泻等，这些疾病的患者 ASCA 阳性率可达43%。CD 患者 ASCA 表达水平较稳定，与疾病严重程度、病程无关。最近 Targan 检测了 CD 患者针对几种特异性微生物抗原的免疫反应，OmpC 为大肠埃希菌外膜的穿孔素 C；I2 为一段与荧光假单胞菌相关的细菌 DNA 片段，CD 患者中，55% 呈抗 OmpC 阳性，50% 呈抗 I2 阳性。最近 Lodes 等发现，将对结肠炎 C3H/He-JBir 鞭毛蛋白产生反应的 T 细胞转输给免疫缺陷小鼠后能诱导小鼠结肠炎的发生。CBir 鞭毛蛋白血清学反应阳性的 CD 患者为50%，而 UC 患者和正常人分别为 6% 和 8%。

2. X 线检查

小肠病变应进行胃肠钡餐检查，结肠病变应进行钡剂灌肠检查。X 线表现为肠道炎症性改变，可见黏膜皱襞粗乱、纵行性溃疡或裂沟、鹅卵石征、假息肉、多发性狭窄、瘘管形成等 X 线征象，病变呈节段性分布。由于病变肠道激惹及痉挛，钡剂很快通过而不停留于该处，称为跳跃征；钡剂通过迅速而遗留一细线条状影，称为线样征，该征亦可能由于肠腔严重狭窄所致。由于肠壁深层水肿，可见填充钡剂的肠袢分离。

3. CT 及 B 超检查

CT 及 B 超检查对腹腔脓肿的诊断有重要价值。

4. 结肠镜检查

应进行全结肠及回肠末段结肠镜检查。病变呈节段性（非连续性）分布，见纵行溃疡，溃疡周围黏膜正常或增生呈鹅卵石样，病变之间黏膜外观正常（非弥漫性），可见肠腔狭窄、炎性息肉。病变处多部位深凿活检有时可在黏膜固有层发现非干酪坏死性肉芽肿或大量淋巴细胞聚集。

因为 CD 为肠壁全层性炎症，累及范围广，故其诊断往往需要 X 线与结肠镜检查的相互配合。结肠镜检查直视下观察病变，对该病的早期识别、病变特征的判断、病变范围及严重程度的估计较为准确，且可取活检，但只能观察到回肠末段，遇肠腔狭窄或肠粘连时观察范围会进一步受限。X线检查可观察全胃肠道，特别在显示小肠病变、肠狭窄及瘘管方面有重要价值，故可与结肠镜互补。

（四）诊断和鉴别诊断

1. 诊断标准

（1）确诊CD：手术标本在肉眼观察和组织学检查有典型表现，显示节段性、穿壁性病变，裂隙性溃疡和非干酪性肉芽肿，固有层和黏膜下淋巴细胞聚集。

（2）疑诊CD：①剖腹探查发现肠道有典型肉眼改变，但未行组织学检查。②手术标本具有典型大体特征而组织学检查结果不明确。③结肠镜表现符合并具有组织学特征强烈提示CD。④放射学检查显示伴有梗阻或瘘管的慢性炎症。

排除感染（特别是肠结核）、缺血、放射损伤、淋巴瘤或癌后，如果存在肉芽肿伴下列特征性改变之一，如跳跃性溃疡、不连续溃疡、裂隙性溃疡、瘘管、狭窄或阿弗他溃疡等；或无肉芽肿，但有上述病变中的3项，可确诊CD。如果只有2项病变表现而无肉芽肿，则应考虑为疑诊。病变仅累及结肠，基于上述标准不能明确诊断为UC或CD时，应考虑为未定型结肠炎。

2. 鉴别诊断

（1）急性自限性结肠炎和阿米巴结肠炎、缺血性结肠炎、显微镜下结肠炎、放射性肠炎、转流性肠炎、NSAIDs肠病、过敏性紫癜、恶性淋巴瘤和癌的鉴别见UC。

（2）肠结核：CD与肠结核在临床表现、内镜检查、放射学和病理学检查方面表现相似，两种疾病相互误诊率达50%。亚太地区诊断CD应特别慎重，首先应排除肠结核。有鉴别意义的临床特征包括CD易累及肛周和形成肠瘘，肠结核患者既往或现有肠外结核。内镜检查有助于鉴别诊断，其表现为CD呈纵行溃疡，而肠结核为横行溃疡。组织病理学特征对鉴别诊断最有价值，肠道和肠系膜淋巴结内小的、分散的和松散的非干酪性肉芽肿是CD的特征；大的、致密的和融合的干酪样肉芽肿和抗酸染色阳性是肠结

核的特征。不能除外肠结核时可抗结核治疗 4～8 周。亦可行 PCR
检测组织肠结核 DNA，据报道肠结核患者 PCR 检测的阳性率可
达 70%。

（3）白塞综合征：白塞综合征诊断标准：反复口腔溃疡、生
殖器溃疡、眼病和皮肤病变，针刺反应阳性。HLA 分型有助于鉴
别诊断，HLA-B51 等位基因在白塞综合征患者中出现的几率
很高。

（4）UC：见 UC 部分。

（五）治疗及预后

1. 诱导缓解

所有患者必须强制戒烟。

（1）轻度小肠病变：推荐大剂量的 5-ASA 初始治疗，或推荐
抗生素（甲硝唑或环丙沙星），但通常因其不良反应而不作为一线
用药。结肠型 CD 可选用 5-ASA 和（或）抗生素，SASP 有效，但
应警惕其不良反应。

（2）中度小肠病变：推荐布地奈德/泼尼松和（或）抗生素治
疗，但不推荐 5-ASA。中度结肠型 CD 推荐 GCS、5-ASA 或抗生
素。局部使用 5-ASA 可能对左半结肠 CD 有效。

（3）重度小肠型结肠型 CD：可静脉使用 GCS 和抗生素。免疫
抑制剂可作为辅助治疗，AZA 和 6-MP 起效缓慢，不能单独使用。
生物制剂，如英夫利昔单抗是有效的，但最好避免用于梗阻型
CD。所有重症患者均应考虑营养支持，可选择要素饮食或多餐饮
食作为辅助治疗。严重营养缺乏的患者应采用全胃肠外营养。

2. 维持缓解

不论疾病严重程度如何，在诱导缓解期就应开始维持治疗。5-
ASA 对于 CD 的维持效果有限。SASP 由于不良反应发生率高而不
推荐。患者应被告知在"可预见的将来"将长期使用 5-ASA，可
以是 3～5 年甚至终身使用。AZA 和 6-MP 可有效的维持缓解，但
由于潜在的毒性而保留作为二线治疗药物。AZA 和 6-MP 无效或
不能耐受时，可肌注或皮下注射 MTX。GCS 对维持缓解无作用。

初次治疗患者，定期使用英夫利昔单抗对 CD 有效，但最好和其他药物联合应用。

3. 特殊情况

累及胃十二指肠时和小肠治疗相同，另需加用抑酸治疗。对于肛周疾病，抗生素作为一线治疗，必要时可考虑脓肿引流和皮下置管。英夫利昔单抗对活动性病变有效。维持治疗也应考虑前述的抗生素、脓肿引流、英夫利昔单抗和免疫抑制剂。并发肠梗阻/狭窄时应考虑手术治疗。瘘管治疗同诱导治疗，可考虑英夫利昔单抗和（或）手术，肠－肠、肠－膀胱、肠－阴道瘘可考虑手术治疗。

4. 新型生物制剂

新型生物制剂可特异性阻断促炎活性的分子或产生大量天然抗炎活性的分子，可分为中和 α-肿瘤坏死因子的制剂、阻断细胞黏附分子的制剂、天然抗炎制剂和杂项制剂。英夫利昔单抗可抑制 TNF-α 的生物活性，并诱导分泌 TNF-α 的免疫细胞发生凋亡。最近认为其是治疗 CD 最有效的生物制剂，不仅对活动病变，而且对维持治疗和治疗瘘管同样有效。其他生物制剂尚需临床进一步验证疗效。

第七节　乳糜泻

乳糜泻是以对麦胶不耐受所致的小肠黏膜病变为特征的一种原发性吸收不良综合征。临床上有脂肪泻、体重减轻、营养不良等表现，又称成人乳糜泻、麦胶性肠病、非热带口炎性乳糜泻、特发性脂肪泻。本病在国外以欧美和澳洲的白种人中较多见。在欧洲的不同地区发病率不尽相同，一般为 0.03%。我国则少见。本病可存在于任何年龄组，多见于 2～6 岁儿童或 30～40 岁青壮年。女性多于男性。

一、病因及发病机制

本病的病因和麦胶（面筋）有关。乳糜泻患者禁食麦类（小麦、大麦或燕麦）后症状迅速缓解，小肠病变可逐渐恢复正常。再食用麦类食品后可使疾病复发或加重。麦粉中含有 $10\%\sim15\%$ 的麦胶，能被乙醇分解为麦胶蛋白，后者是一高分子多肽，富含谷氨酰胺和脯氨酸。用电泳方法可获得 α、β、γ、$\delta4$ 种麦胶蛋白，均有致病作用。麦胶引起小肠病变有多种学说。酶缺乏学说认为，乳糜泻患者肠黏膜缺乏分解麦胶蛋白的肽酶，麦胶蛋白不能进一步分解，因而具有毒性。遗传学说的依据为具有组织相容 Ag-DR3 和 Ag-BQw2 分子的人群比不具有这些基因分子者的发病率高 40 倍。免疫学说的证据是小肠固有膜的浆细胞和 T 淋巴细胞增多，血清 IgA 增多以及存在抗麦胶蛋白抗体。新近的研究发现，肠黏膜的组织学损害和细胞因子（1FN-γ、INF-α、IL-2 和 IL-6）在肠黏膜的表达增加有关。因此，乳糜泻的病因可能是多方面的，其中细胞免疫和体液免疫在病因和发病机制中可能起重要作用。

小肠黏膜的广泛损害可导致：①吸收面积减少，特别是在小肠近段。因此可致在小肠吸收的营养物质，如脂肪、氨基酸、糖类、多种维生素以及钙、铁、镁等吸收不良；②肠黏膜多种酶的分泌减少或活性减弱进一步加剧营养物质的消化吸收障碍；③肠道激素（如 CCK 和促胰液素）产生减少，使胆囊排空延缓，胆汁分泌减少，胰外分泌不足；④小肠运动减弱，可致小肠细菌过度生长，影响胆盐代谢。大量革兰阳性厌氧杆菌，如厌氧乳酸杆菌，能使结合型胆汁酸水解为游离型胆汁酸，后者溶解度低，易析出并改变肠道 pH，故影响微胶粒形成，而且极易在近段小肠被吸收，因此妨碍了脂肪的吸收。此外，它还能损伤吸收上皮细胞的亚微结构，抑制刷状缘双糖酶活力，影响单糖及氨基酸的转运，因此还影响碳水化合物和蛋白质的吸收。吸收不良的轻重和小肠黏膜损害的程度和部位有关。局部轻度损害者，吸收不良可能不明显。广泛累及者，除脂肪、蛋白质和糖的丢失外，还伴有水和电解质的大量丢失，从而出现相应的临床症状。

二、临床表现

乳糜泻的发病比较隐匿，很多患者在起病后数月、数年后才能被确诊，老年患者尤其如此。据一项 228 例成人乳糜泻的调查，60 岁以后被确诊的患者达 19%，其中有些患者诊断延迟达 50 年之久。发病年龄有两个高峰，即婴幼儿（添加麦类食物后）及青壮年。病程表现为发作与缓解的波动性，进食麦类（小麦、大麦、黑麦、燕麦）食物症状加重（活动期），忌麦类食物症状缓解。症状的个体差异很大，消化道表现主要有腹泻、脂肪泻、腹痛、腹胀不适等。脂肪泻者大便油腻、恶臭。水泻者亦多见，常表示病变已累及回肠，腹痛多不剧烈或为隐痛。多数患者食欲下降、倦怠、体重减轻或消瘦，严重者出现营养不良。消化道以外表现以贫血最常见。为铁和（或）叶酸缺乏所致，约占半数，老年人则可高达 80%。其他，如骨病和皮肤表现（如疱疹性皮炎）也不少见。乳糜泻患者的临床表现差异较大，有时仅以消化道以外症状为主，给诊断带来困难。乳糜泻的症状不一定持续，可表现为发作和缓解交替。本病并发恶性淋巴瘤者可达 6%～10%，也有报道合并胃癌、乳腺癌、皮肤黑色素瘤等而无恶性淋巴瘤。合并溃疡性空肠炎、溃疡性回肠炎、II 型糖尿病、风湿性疾病、自身免疫性甲状腺炎和干燥综合征等发生率也均明显高于对照组。

三、实验室检查和其他辅助检查

（一）血清学检查

1. 抗 IgA 肌内膜抗体

抗 IgA 肌内膜抗体（EMA）是一种针对人和猴组织中平滑肌细胞外基质成分的抗体，目前认为其靶抗原是一种组织转谷氨酰胺酶（tTG）。最初时其检测以猴食管为底物，费用较高，现多数实验室采用来源丰富的人脐带或人空肠作为底物。血清中的 IgAEMA 与肌内膜结合，产生特殊染色，可通过间接免疫荧光法观察。此抗体特异性高，仅在乳糜泻中出现，但仅能定性，在低滴度的 IgAEMA 水平中，或为阳性或为阴性。最初报道中，IgAEMA 检测的敏感性几乎为100%，但后来发现，随着肠道损伤的减轻，其敏感性降低。在一项研究中，IgAEMA 对小肠黏膜完全萎缩患者的敏感性达100%，但对部分萎缩者敏感性仅为31%。Sanders 等报道14例肠易激综合征患者新近被诊断为乳糜泻时，IgAEMA 为阴性。

2. 抗 tTG 抗体

组织转谷酰胺酶（tTG）是由被损坏的上皮组织所释放的一种细胞质内蛋白质。Dieterich 等研究发现，乳糜泻患者 tTG 的自身抗原可通过 IgAEMA 识别。tTG 抗体有 IgA 和 IgG 两种亚型。IgA 酶联免疫吸附测定（ELISA）可定量检测 tTG 抗体水平，避免了 IgAEMA 检测费时、费力、费用偏高以及结果需主观判断的缺点，现已广泛应用于临床。利用豚鼠或人 tTG 作为底物的 IgGtTG 抗体检查方法不久就可广泛应用，将有助于对伴 IgA 缺陷的乳糜泻患者的诊断。IgAtTG 抗体和 IgAEMA 的敏感性均较高。在一项含136例乳糜泻患者和207例正常对照者的临床研究中，IgAtTG 抗体的敏感性和特异性分别为95%和94%。

3. 抗麦胶蛋白抗体

抗麦胶蛋白抗体（anti-gliadinantibodies，AGA）是针对麸蛋白产生的抗体，麸蛋白是麸质的主要蛋白成分。AGA 有 IgA 和 IgG 两种亚型，曾是诊断乳糜泻的指标之一。近年研究发现，AGA 的敏感性和特异性中等，IgA 的特异性较 IgG 稍高。高滴度 AGA 较低滴度诊断乳糜泻更可靠。连续检测血清 AGA 可观察患者的治疗效果和顺应性。经去麸质饮食治疗后 AGA 滴度降低，受麸质激发后则升高。多种胃肠疾病，如炎症性肠病、消化性溃疡、胃食管反流病和胃肠炎等可见 AGA 假阳性。另外，抗网硬蛋白抗体（ARA）在 CD 血清中也升高。其 IgA 抗体的敏感性及特异性分别达到97%和98%，即使在无症状患者中亦可检出。

IgAtTG 和 IgAEMA 敏感性均很高，两者的阴性预测值亦很高，若检查结果为阴性，则可不进行小肠活检。IgGAGA 敏感性较低，因此意义较小，1%～2% IgAAGA 缺陷的乳糜泻患者 Ig-

GAGA 可为阳性。临床上通常同时检测 IgA-AGA 和 IgG-AGA，可稍提高敏感性，但费用增高，且有假阳性的可能，尤其是 Ig-GAGA。IgAEMA 和 IgAtTG 特异性较高，即使在低危患者中也有较高的阳性预测值。相比之下，IgAAGA 和 IgGGAGA 的特异性较低，低危人群中其阳性预测值也低。总之，AGA 阳性提示需行小肠黏膜活检以除外乳糜泻；IgAtTG 和 IgAEMA 的特异性很高，若阳性则可诊断乳糜泻，但仍需考虑行小肠黏膜活检以进一步明确诊断。

　　IgA 缺陷的乳糜泻患者缺乏 IgG。2%～5% 的乳糜泻患者有选择性 IgA 缺陷，其 AGA、EMA 或 tTG 抗体的 IgG 亚型检查结果通常为阳性。由于 tTG 或 EMA 的 IgG 仍未广泛应用或验证，IgA 缺陷患者应行小肠活检。乳糜泻亦可发生在血清学检查阴性的情况下，全部绒毛萎缩患者的抗体几乎均为阴性。检查前应确定患者未接受去麸质饮食治疗（同样适用于小肠活检）。单独血清学检查阳性不足以作出乳糜泻的诊断。同样，单次血清标志物检查阴性也不能排除乳糜泻。乳糜泻血清标志物可用于症状不典型和高危患者的筛查，但目前专家认为无须在人群中广泛筛查。

　　（二）小肠活检

　　小肠活组织标本病理检查是诊断乳糜泻的金标准。内镜检查是获得小肠黏膜最简便的方法。活检可取自十二指肠的第二或第三部分。有研究将同一患者的十二指肠与空肠黏膜进行比较，结果显示差异很小。若从十二指肠采集的标本足够，应用常规大小活检钳钳取标本的效果与大活检钳相同。因此可以常规内镜活检结果代替小肠镜空肠黏膜活检。

　　乳糜泻的小肠活检特征包括：①绒毛部分或完全萎缩；②隐窝增生；③上皮内淋巴细胞或浆细胞浸润。

　　按 Marsh 分类，小肠损害分为 4 期。0 期：病变侵及黏膜层；1 期：上皮内淋巴细胞数目增加，固有层出现淋巴细胞；2 期：隐窝增生伴绒毛萎缩；3 期：全部绒毛萎缩。患者经去麸质饮食治疗几周后，小肠黏膜表现开始改善，特征性损害完全缓解并恢复正常结构可能需要 1 年。单纯绒毛萎缩也可见于一些其他胃肠道疾病，但 EMA 和 tTG 抗体很少见于这些疾病。牛奶不耐受、热带口炎性腹泻、放射损伤、化疗药物导致的腹泻、移植物抗宿主疾病、慢性缺血、贾第虫病、克罗恩病、自身免疫性肠病、肠病相关 T 细胞淋巴瘤、胃肠炎、嗜酸性粒细胞性胃肠炎、重度营养不良、佐－埃综合征、难治性口炎性腹泻、胶原性结肠炎等疾病的黏膜变化与乳糜泻类似。小肠活检有几方面的局限性，如定位不准、标本不完整或取材不当，可能导致过度或过低诊断乳糜泻。近年出现的色素内镜和放大内镜可提高活检的准确性。若同时合并其他消化系统病变，病理医师将更难辨别潜在的乳糜泻。2 岁以下儿童不适合行小肠活检。

四、诊断和鉴别诊断

（一）诊断标准

乳糜泻的诊断主要包括临床表现、试验性治疗及负荷试餐、血清学和病理活检。

20 世纪 70 年代的诊断标准包括：①最初的具有诊断意义的小肠活检；②去麦胶饮食 3～6 个月后再次活检，病理证实好转；③含麦胶饮食后镜下病变再度出现。此标准有很大的局限性：①先后 3 次活检，患者不易接受；②不利于无症状患者的诊断；③潜伏期患者黏膜活检正常。故而寻求实用、经济且可靠性高的检测途径成为人们关注的焦点。近年来，血清学检查被广泛采用。

当前，乳糜泻的诊断可根据单次符合乳糜泻改变的小肠活检、去麸质饮食治疗后临床改善和血清检查。IgG-AGA 敏感性较高，在未经治疗患者中阳性率为 65%～100%，但其特异性仅为 50%～60%，IgA-AGA 特异性可达 72%～100%，将两者联合测定，敏感性达 96%～100%，特异性达 96%～97%。但有 2%～3% 的乳糜泻患者合并选择性 IgA 缺乏，这些患者中增高的 IgG-AGA 是唯一的血清学指标，但 IgA 的滴度具有年龄和食物中麦胶负荷量依赖性。IgAEMA 仅在乳糜泻和疱疹性皮炎中呈阳性，而在其他胃肠道疾病，如克罗恩病、溃疡性结肠炎中呈阴性。饮食治疗的患者，滴度可下降甚至转阴。其敏感性及特异性分别达97％和98％。

对于有症状的患者，IgA EMA 应为首选，但其局限性有二：①2％～3％的患者有 IgA 缺乏；②2 岁以下小儿中敏感性相对较低，仅为 80％。联合测定 IgG-AGA 和 IgA-AGA，敏感性及特异性均达 95％以上。如 3 种抗体均阳性，阳性预测值达 99.3％；同时阴性时，阴性预测值达 99.6％。对于乳糜泻患者的直系亲属以及 IDDM、IgA 缺乏、癫痫伴脑钙化、反复口疮性口炎、缺铁性贫血、牙釉质发育不良等易感人群，应进行血清学筛查。IgG-AGA 可作为筛选试验，阳性者进一步测定高特异性 IgA 类抗体（ARA、AMA、AGA）。IgA 阴性者须除外 IgA 缺乏症。这一筛选方案有利于无症状患者的发现，经去麦胶饮食治疗后，其组织学均得到改善。另有部分个体仅为血清学 IgA 抗体阳性，既缺乏临床表现，又无黏膜损害，是否属于潜伏期乳糜泻尚不得而知。

潜伏期乳糜泻的诊断须符合：①正常饮食下，空肠黏膜活检正常；②在此前或此后的其他某一时间活检示黏膜平坦，绒毛萎缩，在去麦胶饮食后，黏膜改变可以恢复。有学者认为，这类患者镜下黏膜组织学正常，但实际已出现病理生理及免疫学异常：$r/\Delta T$ 细胞受体的表达增加；空肠通透性异常；空肠液及胃肠道灌洗液中 IgM-AGA、IgA-AGA 及其他 IgM 抗体浓度增加。

（二）鉴别诊断

本病应与其他肠道器质性疾病、胰腺疾病所致的吸收不良加以鉴别。

五、治疗及预后

本病病因明确，去除病因即获缓解。研究表明，严格控制饮食，至少 83％的患者预后良好，且可减少并发症的出现，所以尽早诊断、及时治疗对患者尤其重要。

第四章

血液系统自身免疫性疾病

第一节　特发性血小板减少性紫癜

特发性血小板减少性紫癜（idiopathicthrombocytopenic pur-pura，ITP）是一类临床上较为常见的出血性疾病，其特点是皮肤黏膜出血、血小板数量减少及寿命缩短，骨髓巨核细胞数正常或增多并伴有成熟障碍。大多数患者血液中可检出抗血小板抗体，但缺乏明确的外源性致病因子，因此又称为特发性自身免疫性血小板减少性紫癜。

一、病因及发病机制

目前 ITP 确切的发病机制尚不清楚，目前主要存在三个方面的研究内容。

（一）细胞和体液免疫异常

调节性 T 细胞是一种 $CD4^+$ $CD25^+$ 并具有免疫抑制功能的 T 细胞亚群，该细胞能抑制自身反应性 T、B 细胞的活化和增殖，以及自身抗体的产生。ITP 患者可能体内由于缺乏调节性 T 细胞，从而使自身免疫反应不能被有效抑制。近年来发现细胞毒性 T 细胞（CTL）和自然杀伤性（NK）细胞通过诱导细胞凋亡，从而在自身免疫性疾病中扮演重要的角色，CTL 的血小板破坏作用可能是慢性 ITP 发病中的一个重要的机制。

（二）血细胞异常

近年来，有学者提出 ITP 患者血小板和巨核细胞也存在异常，提示 ITP 不仅表现为血小板数量减少，同时存在功能障碍，并且与免疫功能紊乱有一定关系。研究发现，ITP 患者骨髓巨核细胞存在多种形态和超微结构异常，如空泡形成、线粒体增大等。采用流式细胞术等研究发现，血小板表面分子 CD_{45}、CD_{14}、HLA-DR 等表达异常。细胞内颗粒也有报道存在 P-选择素和糖蛋白异位表达的异常。有研究发现，ITP 患者血小板表面表达 $CD_{62}P$ 增加，血浆可溶性 $CD_{62}P$ 升高或正常，提示 ITP 存在血小板活化，而大量暴露的 $CD_{62}P$ 可能引起自身反应性 T 细胞的活化，自身抗体的产生有可能激活血小板。ITP 患者体内血小板黏附和聚集功能降低，说明血小板功能降低。

（三）感染病毒

感染人类疱疹病毒 6 型、巨细胞病毒、EB 病毒、EB 肝炎病毒、幽门螺杆菌等，刺激 B 细胞活化增生，产生能与正常组织发生交叉反应的自身抗体，即抗血小板抗体和血小板相关抗体 IgG，从而导致血小板的破坏。

二、临床表现

根据发病机制、诱发因素、临床表现，ITP 分急性和慢性两种，在疾病早期两者很难鉴别，但治疗效果及转归迥然不同。

（一）急性 ITP

急性 ITP 多见于儿童，春冬两季易发病，多数有病毒感染史，为自限性疾病。一般认为是急性病毒感染后的一种天然免疫反应，一旦病源清除，疾病在 6～12 个月痊愈。表现为突然发生的皮肤出血，以四肢远端居多，小至针尖状，大者可呈片状瘀斑；黏膜出血常见为鼻出血、牙龈出血。重症者可以出现湿性出血（躯干部位）、口腔血疱、胃肠道出血（便血、呕血）、关节出血、月经增多（已经发育的年长女孩），甚至会出现危及生命的颅内出血。出血程度与血小板计数有关，颅内出血多发生在血小板计数 $< 20 \times 10^9/L$ 时。还有些少见的出血，比如结膜出血等，体检时要给予注意。

（二）慢性 ITP

慢性 ITP 多见于成人，男女之比约为 1：3，一般认为属自身免疫性疾病的一种。起病较缓，以皮肤黏膜出血为主。常呈持续性或反复性发作。出血程度随血小板数目不同而有所变化，一般来讲要轻于急性 ITP，有时甚至在体检血常规异常时才被发现。本病病死率为 1%，多数是因颅内出血而死亡。

无论急性还是慢性 ITP，体检时脾一般不大，个别反复发作者可有轻度脾肿大，这时更要注意做好排除诊断。

三、实验室检查和其他辅助检查

（一）血小板

血小板异常的情况：①急性型血小板多在 $20 \times 10^9/L$ 以下，慢性型常在 $50 \times 10^9/L$ 左右；②血小板平均体积偏大，易见大型血小板；③出血时间延长，血块回缩不良；④血小板功能一般正常。

（二）骨髓象

不同骨髓象的表现：①急性型骨髓巨核细胞数量轻度增加或正常，慢性型骨髓巨核细胞显著增加；②巨核细胞发育成熟障碍，急性型者尤为明显，表现为巨核细胞体积变小，胞浆内颗粒减少，幼稚巨核细胞增加；③有血小板形成的巨核细胞显著减少（＜30%）；④红系及粒系、单核系正常。

（三）血小板相关抗体（PAIg）及血小板相关补体（PAC3）

80% 以上的 ITP 患者 PAIg 及 PAC3 阳性，主要抗体成分为 IgG，亦可为 IgM、IgA，偶有 2 种以上抗体同时出现。

（四）血小板生存时间

90% 以上的患者血小板生存时间明显缩短。

（五）其他

可有程度不等的正常细胞或小细胞低色素性贫血。少数可发现溶血的证据（Evans 综合征）。血浆中血小板 GP Ⅰ b 裂解片段检测有助于本病与血小板生成障碍性血小板减少症鉴别。

四、诊断和鉴别诊断

根据中华医学会儿科学分会血液学组 1998 年 6 月修订的

《ITP 诊疗建议》，诊断标准如下。

（1）血小板计数 $<100\times10^9/L$。

（2）骨髓巨核细胞增多或正常，有成熟障碍。成熟障碍主要表现为幼稚型和（或）成熟型无血小板释放的巨核细胞比例增加，巨核细胞颗粒缺乏，胞浆少。

（3）有皮肤出血点、瘀斑和（或）黏膜出血等临床表现。

（4）脾脏无肿大。

（5）具有以下 4 项中任何 1 项：①肾上腺皮质激素治疗有效；②脾切除有效；③血小板相关抗体（PAIg、PAC3）或特异性抗血小板抗体阳性；④血小板寿命缩短。

（6）排除其他可引起血小板减少的疾病，如再生障碍性贫血、白血病、骨髓增生异常综合征（MDS）、其他免疫性疾病以及药物性因素等。

ITP 患者血小板计数减低持续 6 个月以上可以考虑慢性 ITP。此外，由于 ITP 呈高度的异质性，不同年龄阶段有各自的发病特点，治疗方式的选择也各不相同。

五、治疗及预后

（一）急性 ITP

由于 80% 的患者可自行恢复，可采取保守治疗。但要注意患儿颅内出血的可能，避免剧烈运动及外伤，避免使用阿司匹林、布洛芬。因为这些药物有增加出血的危险。非住院患者应定期复查血小板计数。

（二）慢性 ITP

目的是提升血小板数目，减少出血，对血小板计数 $<50\times10^9/L$、有明显出血倾向或血小板计数 $<20\times10^9/L$ 的患者要积极治疗。

1. 肾上腺皮质激素

肾上腺皮质激素是治疗本病的首选药物。用激素治疗时曾用安慰剂进行对照，发现激素治疗组的血小板在早期往往要比对照组升高明显得多，不过后期会引发一系列不良反应，如高血压、糖尿病、睡眠紊乱、体重增加（而短期应用则很少出现这些不良反应），在急性 ITP 中，短期口服或者静脉用大剂量激素可显著升高血小板数目，从而起到止血的作用。

2．脾切除

脾切除是治疗本病最有效的方法之一，目的是减少血小板抗体生成，消除血小板破坏的场所。临床医师必须小心谨慎的评估患者的病情，掌握脾切除的适应证。切除指征：①经过皮质激素和各种内科治疗无效，病程超过 6 个月；②激素治疗虽有效，但产生依赖；③激素治疗有禁忌证，或随访有困难；④有颅内出血倾向，经内科治疗无效。

3．免疫抑制剂

以上两种方法都不适用时可选用。此外，免疫抑制剂与糖皮质激素合用可提高疗效及减少激素用量。

4．其他

大剂量丙种球蛋白、抗 Rh（D）免疫球蛋白可用于治疗难治性 ITP。血浆置换可减少循环中抗体和免疫复合物，提升血小板。

第二节　特发性粒细胞减少症

循环血液中的白细胞计数 $< 4.0 \times 10^9 / L$ 时称为白细胞减少。由于中性粒细胞在白细胞中占绝大部分（$50\% \sim 70\%$），所以白细胞减少在大多数情况下是因为中性粒细胞减少所致。当周围血中的中性粒细胞绝对计数 $< 2.0 \times 10^9 / L$ 时为轻型粒细胞减少，凡粒细胞绝对数值成人 $< 1.5 \times 10^9 / L$，便称为粒细胞减少症。在临床上，中性粒细胞减少症和粒细胞减少症同义，如果白细胞计数 $< 2.0 \times 10^9 / L$，中性粒细胞绝对计数（ANC）$\leqslant 0.5 \times 10^9 / L$，甚或消失、发病急、症状重，就称为粒细胞缺乏症。引起粒细胞减少症的因素很多，包括原发性和继发性。原发性粒细胞减少包括：婴儿遗传性粒细胞缺乏症、同种免疫性粒细胞减少症、周期性中性粒细胞减少症、慢性特发性中性粒细胞减少症、中性粒细胞减

少伴胰腺功能不全、无效粒细胞生成、先天性代谢性缺陷病伴粒细胞减少、先天性白细胞颗粒异常综合征等。这部分病例通常无病因可查，属特发类型，本部分主要对这一类型的疾病进行总结。

一、病因及发病机制

原发性粒细胞减少的病因多为先天性、遗传性、家族性。其中慢性特发性中性粒细胞减少症（ACIN）是一组原因不明的中性粒细胞减少症候群，国内尚无统一的诊断标准，临床主要靠排他性诊断。国外 Papadaki 等检测 ACIN 患者血清炎性细胞因子后提出，由于体内不明原因低程度的炎症反应，造血负性调节因子增加，内皮细胞活化，致使白细胞生成减少，黏附和移出血管外加速。慢性隐性感染和抗原刺激反应等常导致骨髓成熟障碍，且多伴有浆细胞及组织细胞增生。

二、临床表现

中性粒细胞是人体抵御病原微生物的第一道防线，因而粒细胞减少的临床症状主要是易有反复的感染。患者发生感染的危险性与中性粒细胞计数多少、减少的速率以及其他免疫系统受损的程度直接相关。有的粒细胞缺乏症患者单核细胞明显增多，可起重要的补偿作用，从而减轻感染的危险。肺、泌尿系、口腔部和皮肤是最常见的感染部位，黏膜可有坏死性溃疡。由于介导炎症反应的粒细胞缺乏，所以感染的局部表现可不明显，如严重的肺炎在胸片上仅见轻微浸润，亦无脓痰；严重的皮肤感染部形成脓液；肾盂肾炎不出现脓尿等。感染迅速播散，发展为败血症，若不及时救治，病死率极高。原发性自身免疫性粒细胞减少通常发生在新生儿，发病率约为 1/100000。尽管在发病时有严重的粒细胞缺乏 $[（5\sim10）\times10^5/L]$，但是通常感染症状不是很严重，并且 95% 的病例在 2~3 岁时会自愈。

三、实验室检查和其他辅助检查

实验室检查主要用于排除被检查者是否有其他原发疾病等。

（一）血常规

白细胞减少、中性粒细胞减少、淋巴细胞百分率相对增加。根据中性粒细胞减少的程度可分为轻度、中度和重度。

（二）骨髓

本病多呈增生性贫血（红系以中幼红为主）骨髓象；再生障碍性贫血危象时可呈再生障碍性贫血的骨髓改变。

（三）骨髓粒细胞贮备功能检测

氢化可的松试验：通过静脉注射氢化可的松，观察中性粒细胞变化，可测定骨髓粒细胞储备功能，对特发性和药物性粒细胞减少进行鉴别。

（四）粒细胞边缘池功能检测

用肾上腺皮质激素后可使骨髓粒细胞释放，以了解骨髓贮备粒细胞的量及释放功能。皮下注射 0.1％肾上腺素 0.1～0.3 mL 后，粒细胞增加至原来水平的 2 倍或达到正常范围，提示"假性粒细胞减少症"。

（五）白细胞凝集素或中性粒细胞抗体检测

免疫性粒细胞减少者的粒细胞表面和血清中可测得粒细胞抗体，通常采用粒细胞凝集试验或粒细胞免疫荧光试验。中性粒细胞抗原 NA1 和 NA2 是粒细胞表面 Fcγ Ⅲ 受体上的糖蛋白，对 NA 研究证实抗 NA 抗原的抗体与粒细胞水平成反比。但多次输血者或经产妇亦可呈阳性。

（六）体外骨髓细胞培养

骨髓 CFU-GM 培养基粒细胞集落刺激活性测定可鉴别细胞缺陷或体液因素异常。

四、诊断和鉴别诊断

（1）详细了解病史了解有无感染史、使用药物史、接触放射线或化学物质史，有无慢性炎症、自身免疫性疾病等基础疾病。注意发病的年龄及家族史，了解有无反复发作，即规律性、发病急缓等。

（2）临床上可无症状，或有头晕、乏力、低热、食欲减低、失眠、多梦、畏寒、心慌等。易患感冒等病毒性和细菌性感染。

（3）血液中白细胞总数多为（2.0～4.0）×10^9/L。中性粒细胞绝对值<1.5×10^9/L，单核细胞、嗜酸性粒细胞常增加，淋巴细胞相对增加或正常，红细胞或血小板数正常。

（4）骨髓象正常或轻度增生，一般有粒系的增生不良或成熟障碍或有细胞质的改变，红系及巨核系正常，淋巴细胞及网状内皮细胞可相对增加。

（5）排除其他有明确病因的诊断。

五、治疗及预后

（一）防治感染

轻度粒细胞减少者不需特别的预防措施；重度减少者感染率增加，但不主张预防性应用抗生素；重度减少或粒细胞缺乏的患者，则宜采取无菌隔离措施。但若患者一旦发热，在尚未获得细菌培养结果之前，也应迅速给予经验性抗生素治疗，一般用适量庆大霉素类、链霉菌产物类和第二、第三代头孢菌素（如头孢呋辛、头孢噻肟等），待细菌培养及药物敏感试验结果有报告后再行调整。

（二）粒细胞输注

抗生素治疗无效可试用，但由于目前诸多问题影响其疗效，且仅能在有条件的医院才能实施，故尚未能推广。

（三）刺激粒细胞生长的药物

1.造血生长因子

粒细胞-巨噬细胞集落刺激因子（GM-CSF）、粒细胞集落刺激因子（G-CSF）是目前治疗粒细胞减少应用较广泛的药物。多采用小剂量［5 U/（kg·d）］皮下注射。收到较好的效果，而毒副作用减少。

2.其他升白药物

口服碳酸锂、利血生等能轻度升高白细胞

（四）其他

如免疫抑制剂、骨髓移植、脾切除等。

第三节　自身免疫性溶血性贫血

自身免疫性溶血性贫血（autoimmunehemolyticanemia，AIHA）系指各种原因刺激产生抗自身红细胞抗体，导致红细胞破坏，寿命缩短的一种较常见的难根治的贫血，临床特点有贫血、黄疸、网织红细胞增高和直接抗人球蛋白试验（direct antiglobulintest，DAT）即 Coombs 试验阳性。

根据自身红细胞抗体作用于红细胞所需的温度可分为 3 大类：温抗体型、冷抗体和温冷双抗体型。

（1）温抗体：与红细胞最适反应温度为 $35\sim40℃$ 的自身抗体称为温抗体。又可分为不完全性温性抗体及温性自身溶血素。依据分子结构不同分为 IgG、IgM、IgA 三类。据统计，单纯温性不完全自身抗体约占所有自身抗体的 68.9%。

（2）冷抗体：与红细胞最适反应温度在 30℃ 以下，特别是 4℃ 的自身抗体称为冷抗体。有 3 个亚型：冷凝素、双向溶血素、冷凝素和双向溶血素抗体混合型。前两种可分别引起冷凝素综合征和阵发性寒冷性血红蛋白尿症。

（3）温冷双抗体：即患者体内同时存在以上两种抗体。

一、病因及发病机制

根据病因可分为以下两类。

（一）特发性

特发性自身免疫性溶血性贫血约占所有病例的半数，发病原因不明。大多年龄较大，女性较多。

（二）继发性

继发性自身免疫性溶血性贫血与其他疾病同时存在或先后存在，约占 AIHA 的 55%。多种疾病均能并发自身免疫性溶血性贫血，其中最多见的是慢性淋巴细胞白血病、各种恶性淋巴瘤、全身性红斑狼疮和某些病毒感染。药物中以甲基多巴、嘌呤类似物（氟达拉滨和克拉屈滨）引发为多见。其他如非淋巴系统的肿瘤、良性肿瘤、囊肿、溃疡性结肠炎等较为少见。外伤、外科手术、妊娠可以是激发因素。在婴幼儿中感染引起者较为多见。在老年人中则以慢性淋巴细胞白血病较为多见。由于引起 AIHA 的病因很多都能引起免疫性异常，而且 AIHA 可作为淋巴增殖性疾病或系统性红斑狼疮的首发表现。为此，经多方检查诊为原发性 AIHA 者应密切随访。

自身免疫性溶血性贫血产生的抗体能作用于自己正常的红细胞。研究认为，这种抗体对红细胞表面的抗原可能有几种作用。

（1）患者的红细胞表面发生了某些改变，而机体不能识别，当作"外来"的抗原，随之产生特异性抗体。特别值得注意的是，温抗体时常与红细胞的 Rh 抗原发生免疫反应。

（2）某些疾病，如慢性淋巴细胞白血病等淋巴系统疾病，或如红斑狼疮等自体免疫性疾病，可能与自身免疫性溶血性贫血一样，是由同一种外来原因（例如病毒）引起的免疫反应紊乱。

（3）可能在对外来抗原发生正常免疫反应时，自体组织的某些成分也发生交叉免疫反应。

二、临床表现

本病临床表现多样化，轻重不一。一般起病缓慢，数月后才发现有贫血，表现为全身虚弱及头晕。以发热和溶血为起始症状者相对较少。急性型多发生于小儿，特别是伴有病毒感染者，偶见于成人患者；起病急骤，有寒战、高热、腰背痛、呕吐、腹泻。溶血性贫血严重时，可有休克及神经系统表现，如头痛、烦躁，甚至昏迷。皮肤黏膜苍白、黄疸见于 1/3 的患者。半数以上有脾肿大，一般为轻中度肿大、质较硬，无压痛。原发性病例中 1/3 有中度肝肿大，肝质地硬，但无压痛。部分患者有淋巴结肿大。温抗体型 AIHA 患者中约 26% 既无肝脾肿大，也无淋巴结肿大。温抗体型自身免疫性溶血性贫血发病以女性为多见，尤其是原发性者。从婴儿至老年都可累及，有报道 73% 系 40 岁以上女性患者。邢莉民等对近十年来温冷双抗体型 AIHA 患者进行分析，多发生于女性，同 20 世纪 80 年代相比，在同期的 AIHA 中所占比例有所增加（分别为 22.1％和17.6％），发病率高于国外报道（分别为 22.1％和 7.0％），发病年龄小于国外报道。

三、实验室检查和其他辅助检查

查 AIHA 的一般检查主要用于确定被检查者是否贫血、是否溶血、有无自身免疫迹象或其他原发病。

（一）血常规

贫血或伴有血小板、白细胞数下降，网织红细胞计数升高（再生障碍性贫血危象时可明显降低）。

（二）骨髓

多呈增生性贫血（红系以中幼红为主）骨髓象；再生障碍性贫血危象时可呈再生障碍性贫血的骨髓改变。

（三）抗人球蛋白（Coombs）试验

直接抗人球蛋白试验（DAT）是测定结合在红细胞表面不完全抗体和（或）补体较敏感的方法，为诊断 AIHA 较特异的实验室指标。抗人球蛋白抗体是完全抗体，可与红细胞表面多个不完全抗体的 Fc 段结合，起搭桥作用而使致敏红细胞发生凝集现象。由于免疫血清的不同，可分为抗 IgG、抗补体 C3 和抗 IgG＋C3 三种亚型。

（四）酶处理红细胞凝集试验

酶（胰蛋白酶、木瓜蛋白酶等）处理红细胞凝集试验方法是酶处理的 Rh 基因型 O 型红细胞与患者血清孵育，发生凝集反应为阳性结果。

（五）冷热溶血试验

模拟患者发病的体外试验，将患者的血液置于冰箱中一些时候，再置于室温中。

（六）血浆或血清

高血红蛋白血症和（或）高胆红素血症。

（七）尿常规

高尿胆原或高游离血红蛋白或高含铁血黄素。

（八）免疫指标

丙种球蛋白量可升高，C3 水平可下降，可出现抗 O、血沉、类风湿因子、抗核抗体、抗 DNA 抗体等指标的异常。

（九）其他

包括心、肺、肝、肾功能等检查，不同原发病可能在不同脏器有不同表现。

四、诊断和鉴别诊断

对获得性溶血患者，DAT 阳性为 IgG 和（或）C3 型，4 个月内无输血或特殊药物史，结合临床表现可考虑为温抗体型自身免疫性溶血性贫血。对 DAT 阴性的 AIHA 诊断比较困难，必须进行更敏感的试验，例如补体结合抗体消耗试验等。有时通过激素治疗和排除其他溶血性贫血而得到确诊。冷凝集素综合征患者除典型临床表现外，冷热溶血试验阳性为诊断本病的依据。确定自身免疫性溶血性贫血的患者，必须进一步明确是否存在原发性疾病。

五、治疗及预后

（一）病因治疗

积极寻找病因，治疗原发病。感染所致的 AIHA 大多可治愈；继发性卵巢囊肿、畸胎瘤等手术后的患者可治愈；继发于造血系统肿瘤的患者，在治疗的同时可加泼尼松，多数患者需长期治疗。

（二）肾上腺皮质激素

常规性药物，治疗的机制是皮质激素抑制了巨噬细胞清除被附抗体红细胞的作用，或抗体结合到红细胞的作用降低，或抑制抗体的产生。一般在用药后 4～5 天，单核吞噬细胞系统清除受抗体或补体致敏红细胞的能力减退。撤除激素后约 $10\%\sim16\%$ 的患者能获长期缓解，如治疗 3 周无效，需要及时更换中医疗法。发生感染往往诱使溶血加重，应增加药量，同时加强有针对性的抗生素治疗。

（三）免疫治疗

对治疗无效或必须依赖大剂量激素维持且禁忌切脾，或者切脾无效者均可使用。治疗期间必须观察血常规，至少每周检查 1 次，应注意骨髓抑制、严重感染。

（四）脾切除

适用于原发性温抗体型 AIHA，年龄在 4 岁以上，激素治疗无效或有依赖者，免疫抑制剂治疗无效或有明显毒副作用者。脾内栓塞的远期疗效不如脾切除。

临床实践中一般脾切除的适应证为：①皮质激素治疗无效或有禁忌证；②需大剂量皮质激素维持；③溶血常复发；④皮质激素加免疫抑制剂治疗无效。

（五）其他治疗

（1）大剂量丙种球蛋白。

（2）抗淋巴细胞球蛋白。

（3）血浆置换法：AIHA 患者输血原则是能不输血就尽量不输血，必要时应予以输注洗涤红细胞。轻型冷抗体型 AIHA 患者不影响劳动，需要注意保暖。冷凝集素综合征以治疗原发病为主，预后也与原发病有关。有明显溶血时输血要慎重，因为正常供者的红细胞更易遭受冷抗体的损害，有冷抗体存在时，配血有困难，可按温抗体型 AIHA 输血方案，保温下输注浓缩红细胞，克服组织缺氧状态。

（4）处理危重患者的抢救可用免疫抑制剂抑制抗体的产生。原发初治患者多数用药后反应良好、月余至数月血常规可恢复正常，但需维持治疗。反复发作者疗效差，病程数月至数年不等，病死率约为 50%。继发者预后随原发病而异，继发于感染者控制感染即愈；继发于自身免疫性疾病或肿瘤者预后较差。

第四节　恶性贫血

恶性贫血系巨幼细胞贫血的一种。本症的特点是呈大红细胞性贫血，骨髓内出现巨幼红细胞系列，并且细胞形态的巨型改变也见于粒细胞、巨核细胞系列，甚至某些增殖体细胞。该巨幼细胞亦在骨髓内破坏，出现无效性红细胞生成。好发于北欧斯堪的纳维亚人，我国罕见。可分为特发性恶性贫血和症候性恶性贫血（胃切除后恶性贫血、妊娠恶性贫血等）。

一、病因及发病机制

维生素 B_{12} 属水溶性微量元素。人类不能合成维生素 B_{12}，只能从动物食物中获得。食物中维生素 B_{12} 的吸收需要与胃底部黏膜壁细胞分泌的内因子结合。这种内因子－维生素 B_{12} 复合物能防止维生素 B_{12} 在回肠被肠酶破坏或被某些细菌夺取，使维生素 B_{12} 运输至回肠黏膜微小绒毛处（有一种特殊的维生素 B_{12} 感受器），被肠黏膜上皮细胞所吸收，而内因子不被吸收。内因子是由分泌胃酸的同一胃黏膜壁细胞所分泌，所以它的分泌与胃酸分泌是相平行的。

恶性贫血的发生原因是维生素 B_{12} 的缺乏，其中特发性恶性贫血是由于患者体内免疫紊乱，产生抗壁细胞或内因子抗体，后者可以和内因子－维生素 B_{12} 复合体或内因子结合，阻止维生素 B_{12} 与内因子结合，使内因子失去活性，导致维生素 B_{12} 吸收障碍。

（一）症候性恶性贫血

症候性恶性贫血是由于维生素 B_{12} 摄取量不足、吸收障碍、利用障碍，或需要量增多而引起。如缺乏维生素 B_{12}、叶酸的饮食；40 岁以上的人因胃黏膜萎缩，造成维生素 B_{12} 吸收不良；全素食造成维生素 B_{12} 摄取不足；消化道手术后（胃、回肠或胰腺病变或切除），会因内因子的分泌不足而导致维生素 B_{12} 吸收不良；营养不良者、洗肾患者、早产儿、以羊乳为主食者、空肠切除者、妊娠妇女、慢性溶血症患者、慢性酒精中毒者等可能存在体内叶酸缺乏；服用化疗药、抗癫痫药、避孕药等影响维生素 B_{12} 的吸收。

维生素 B_{12} 的功能是多样的。在人类的组织中，有两种生化反应需要维生素 B_{12} 的参与：①从高半胱氨酸合成甲硫氨酸的反应，产生的四氢叶酸与 DNA 的合成有关；②甲基丙二酸辅酶 A 转变为琥珀酸辅酶 A，产生的琥珀酸辅酶 A 与血红素的合成有关。维生素 B_{12} 缺乏时，影响上述 2 种生化反应的正常进行，四氢叶酸、琥珀酸辅酶 A 减少，DNA 和血红素合成障碍而导致巨幼细胞贫血。

（二）成年型恶性贫血

成年型恶性贫血多数发生在 40 岁以上，发病率随年龄而增高。90％左右的患者血清中有壁细胞抗体，60％的患者血清及胃液中找到内因子抗体，有的可找到甲状腺抗体，恶性贫血可见于甲状腺功能亢进、慢性淋巴细胞性甲状腺炎、类风湿关节炎等，胃镜检查可见胃黏膜显著萎缩，有大量淋巴、浆细胞的炎症浸润。慢性萎缩性胃炎一般分 A 型和 B 型两种。A 型发病与免疫因素有关，血清胃壁细胞抗体阳性；B 型发病与免疫机制无关，故血清胃壁细胞抗体阴性。通常认为恶性贫血是 A 型慢性萎缩性胃炎的终末期表现。

（三）幼年型恶性贫血

本病也有少数幼年型恶性贫血，后者可能和内因子先天性缺乏或异常及回肠黏膜受体缺陷有关。这些患儿循环中存在内因子抗体，但壁细胞抗体只有一半病例可以检测到。本病和遗传也有一定关系，患者家族中患病率比一般人群高 20 倍。70％～95％的病例可发生脊髓后侧索联合变性和周围神经病变，也可先于贫血出现。

二、临床表现

DNA 和血红素合成障碍引起巨幼细胞贫血、白细胞减少、血小板减少，产生乏力、头晕、易倦等贫血表现。部分有全血细胞减少，尤其老年患者，易被误诊为再生障碍性贫血、骨髓增生异常综合征。缺乏维生素 B_{12} 引起如食欲减退、腹胀、腹泻及舌炎等消化道症状，以舌炎最为突出，舌质红、舌乳头萎缩、表面光滑，俗称"牛肉舌"，伴疼痛。常伴神经系统表现，如乏力、手足麻木、感觉障碍、行走困难等周围神经炎、亚急性或慢性脊髓后侧索联合变性表现，如无欲、嗜睡或精神错乱。维生素 B_{12} 缺乏尚可影响中性粒细胞的功能。

三、实验室检查和其他辅助检查

（一）血液检查

红细胞与血红蛋白不成比例下降，红细胞下降的程度超过血红蛋白，常呈大细胞正色素性贫血。平均红细胞容积（MCV）大多在 $110 \sim 140fl$ 间，平均红细胞血红蛋白浓度（MCHC）为 $30\% \sim 35\%$。由于大红细胞较多，平均血红蛋白量（MCH）多增高至 $33 \sim 38pg$，但如同时缺铁，则可以较低。血片中红细胞大小不匀很明显，但以大者居多，正常者和小者亦有；形状很不规则，很多细胞呈卵圆形或各种不规则形。白细胞计数常减少至 $(3 \sim 4)$ $\times 10^9$/L。中性粒细胞分叶增多，4 叶以上者多见。血小板计数减少，血小板可变大或形状不规则。

（二）骨髓检查

骨髓有核细胞增生活跃，呈巨幼细胞性增生。粒、红比值明显下降。最突出的变化为巨幼红细胞的出现，幼红细胞比例常大于 40%。可以见到较多畸形的有丝分裂。粒系细胞和巨核细胞也都有巨幼样变化。需要注意的是这类细胞在用维生素 B_{12} 治疗 24 小时后即可消失。

（三）生化检查

血清维生素 B_{12} 浓度明显降低。测定方法常用微生物法及放射免疫法，后者的敏感度和特异度均高于前者，且测定方便。正常值为 $200 \sim 900pg/mL$，低于 $100pg/mL$ 诊断为缺乏。血清铁浓度及转铁蛋白饱和度均增高，治疗后很快降低。血清乳酸脱氢酶（LDH）常增高，血清触珠蛋白浓度降低。

（四）维生素 B_{12} 吸收试验（Schilling 试验）

空腹口服[57]钴标记的维生素 B_{12} $0.5\mu g$，2 小时后肌注未标记的

维生素 B_{12} 1 mg。收集 24 小时尿，测定排出的放射性[57]钴。正常人应超过 7%，低于 7% 表示维生素 B_{12} 吸收不良，恶性贫血常在 4% 以下。如吸收不良，间隔 5 天重复上述试验，且同时口服 60 mg 内因子，如排泄转为正常，则证实为内因子缺乏，否则为肠道吸收不良。如给患者服用抗生素后吸收有改善，提示为肠道菌群过度繁殖，与宿主竞争维生素 B_{12} 所致。

（五）甲基丙二酸

维生素 B_{12} 缺乏使甲基丙二酰 CoA 转变为琥珀酰 CoA 受阻，使体内甲基丙二酸量增多并从尿中大量排出。

（六）自身抗体测定

血清壁细胞抗体可采用间接免疫荧光法测定。取经过处理的健康大白鼠胃体组织黏膜腺体做抗原标本，用兔抗人 γ-球蛋白或 IgG 标记的异硫氰酸盐荧光素做荧光抗体。正常人阴性，阳性主要见于恶性贫血（90%～100%）和 A 型萎缩性胃炎（B 型阴性）。甲状腺疾病、糖尿病、肾上腺皮质功能减退症及缺铁性贫血亦常阳性。

（七）胃液分析

显示游离盐酸消失，即使在注射组胺或倍他唑后亦不出现。胃液分泌量及所含酶均减少。

（八）诊断性治疗

试用生理剂量的叶酸（0.2 mg/d）或维生素 B_{12}（1 μg/d）治疗 10 天，观察用药后患者是否有临床症状改善，网织红细胞升高，巨幼红细胞形态迅速好转以及血红蛋白上升，从而达到诊断目的。由于应用生理剂量，故有助于鉴别叶酸或维生素 B_{12} 缺乏。

四、诊断和鉴别诊断

根据病史及临床表现，血常规呈大细胞性贫血，可考虑巨幼细胞贫血，在排除其他大细胞性贫血疾病后，即可诊断。进一步测定血清维生素 B_{12} 浓度，用 Schilling 试验、抗壁细胞抗体检测等方法明确诊断。

五、治疗及预后

（一）病因治疗

改变不合理的饮食结构，治疗胃肠道疾病，停用影响维生素 B_{12} 吸收的药物。

（二）补充治疗

应补充足量直到应有的贮存量。维生素 B_{12} 缺乏可应用肌内注射维生素 B_{12}，每天 100 μg，连续 2 周，以后改为每周 2 次，共 4 周或直到血红蛋白恢复正常，即初 6 周的治疗，维生素 B_{12} 总量应在2000 μg 以上。以后改为维持量，每月 100 μg，也可每2~4 个月给予 1 mg，但以每月给予一次维持量复发机会少。有神经系统症状者维生素 B_{12} 剂量应稍大，且维持治疗宜 2 周 1 次，凡神经系统症状持续超过 1 年者难以恢复。恶性贫血、胃切除及先天性内因子缺陷者需终身维持治疗。补充治疗开始后 1 周网织红细胞升高达到高峰，2 周内白细胞和血小板恢复正常，约 4~6 周贫血被纠正。

（三）其他辅助治疗

恶性贫血除用维生素 B_{12} 治疗外，还有其他一些疗法。

1. 叶酸

维生素 B_{12} 缺乏时可以同时伴有叶酸缺乏，故对恶性贫血（或其他原因引起的维生素 B_{12} 缺乏的巨幼细胞贫血）可以同时给予叶酸。但必须注意对维生素 B_{12} 缺乏的患者单纯用叶酸治疗而不给予维生素 B_{12} 是有害的，应予禁止。因为单独用叶酸治疗虽然也能使血常规进步，但对神经系统病变有害而无益。单独用叶酸治疗时，由于血液方面的进步消耗了更多的维生素 B_{12}，使神经系统组织内维生素 B_{12} 的缺乏更加严重，结果使神经系统的症状加重或本来没有而促使其出现，造成严重后果。因此，叶酸必须与维生素 B_{12} 同时应用。

2. 铁盐

恶性贫血治疗后，由于红细胞和血红蛋白的大量生成，需用大量铁，原来潜在的缺铁便表现出来。此时如给予铁剂治疗可引起第二次网织红细胞计数的上升，并加速血常规完全恢复正常。

3. 输血

维生素 B_{12} 治疗后，即使本来贫血很严重的患者，一般都能迅速改善，故多数患者不需输血。如果确有输血的适应证，最好用浓集的红细胞而不用全血，以防输入液太多，引起心力衰竭。输血速度应缓慢，特别是对于心力衰竭或老年患者。神经系统方面的改变，如果已经发生脊髓变性，有下肢瘫痪或括约肌功能紊乱等症状，很难再恢复正常。患者以后发生胃癌的机会比同龄人要高 3 倍，特别在男性中。

第五章
循环系统自身免疫性疾病

第一节 自身免疫性心肌炎

心肌炎是以心肌细胞坏死、纤维化和心肌组织内炎症细胞浸润为特征的临床常见病。1995 年世界健康联盟将心肌炎分为 3 类：特发性、自身免疫性和感染性，其中以柯萨奇病毒 B 组和埃可病毒感染所致的病毒性心肌炎在临床上最为多见。在病毒清除后的迁延期或慢性期，机体产生抗心肌组织成分的自身抗体，心肌组织内出现大量以单个核细胞为主的炎症细胞浸润，病毒感染后期表现为针对心肌细胞的自身免疫反应，这种感染后心肌持续的免疫损伤就称为自身免疫性心肌炎。

一、病因及发病机制

动物模型显示早期（1 周内）可见病毒性心肌细胞损害，随后（1~7 周）出现单核细胞浸润和慢性炎症。心肌炎启动和持续免疫应答的可能机制是分子模拟，即外来抗原与人体某些组织有着相似的抗原决定簇，由外来抗原激发人体产生的抗体，可以与这些组织产生交叉免疫反应而介导免疫损伤。40% 的心肌炎患者可检测到抗心肌组织的自身抗体，许多临床和实验表明，心肌炎和扩张型心肌病均可检测到抗心肌肌凝蛋白、抗心肌多肽自身抗体（抗 ANT 抗体）和抗 β 肾上腺素受体的抗体。

二、临床表现

（一）症状

起病前 1~4 周有上呼吸道和消化道感染病史，暴发性和隐匿性起病者，前驱感染史可不明显。乏力、活动耐力下降、面色苍白、心悸、心前区不适和胸痛为常见症状。重症患者出现充血性心力衰竭和心源性休克时可有呼吸急促、呼吸困难、四肢发凉和厥冷等。有三度房室传导阻滞时，可出现意识丧失和阿斯综合征。

（二）体征

心脏可增大；窦性心动过速，与体温和运动没有明确的关系；第一心音低钝，偶可闻及第三心音。出现充血性心力衰竭时，有心脏增大、肺底部可闻及细湿啰音，心动过速、奔马律、呼吸急促和发绀等；出现心源性休克时，有脉搏细弱、血压下降和面色青灰等。病毒性心肌炎心力衰竭和心源性休克除心肌泵功能本身衰竭外，也可继发于合并的心律失常导致的血流动力学改变。

三、实验室检查和其他辅助检查

（一）常规检测、血清酶学

白细胞可轻度增高，但核左移不明显；血沉可增快；活动期可有 AST、LDH、CK、CK-MB 增高。此外，血浆肌红蛋白、肌钙蛋白、心肌肌凝蛋白轻链亦可增高，其程度常与病变程度呈正相关。

（二）免疫学检测

往往会发现 T 细胞减少，补体 C3 及 CH50 降低，NK 细胞活性下降，IFN-α 效价增高，IFN-γ 效价降低；抗核抗体、抗心肌抗体、类风湿因子阳性率高于正常。

四、诊断和鉴别诊断

心肌炎目前尚无明确的诊断标准，1999 年全国心肌炎心肌病专题座谈会提出成人病毒性心肌炎诊断参考标准：

（一）病史与体征

在上呼吸道感染、腹泻等病毒感染后 3 周内出现心脏表现，如出现不能用一般原因解释的感染后重度乏力、胸闷、头晕（心排血量降低所致）、心尖第一心音明显减弱、舒张期奔马律、心包摩擦音、心脏扩大、充血性心力衰竭或阿斯综合征等。

（二）心律失常或心电图改变

上述感染后 3 周内新出现下列心律失常或心电图改变包括以下：窦性心动过速、房室传导阻滞、窦房阻滞或束支阻滞；多源、成对室性期前收缩，自主性房性或交界性心动过速、阵发性或非阵发性室性心动过速、心房或心室扑动或颤动；两个以上导联 ST 段呈水平型或下斜型下移≥0.01 mV 或 ST 段异常抬高或出现异常 Q 波。

（三）心肌损伤的参考指标

病程中血清心肌肌钙蛋白 I 或肌钙蛋白 T、CK-MB 明显增高，超声心动图示心腔扩大或室壁活动异常和（或）核素心功能检查证实左心室收缩或舒张功能减弱。

鉴别诊断方面，应该除外 β 受体功能亢进、甲状腺功能亢进、二尖瓣脱垂综合征及影响心肌的其他疾患，如风湿性心肌炎、中毒性心肌炎、冠心病、结缔组织病、代谢性疾病以及克山病等。

五、治疗及预后

（一）原发病的治疗

很关键。病毒感染者可予抗病毒药，如金刚烷胺等，伴细菌感染者可予抗生素。

（二）对症治疗

急性期应卧床休息，在症状、体征好转，心电图正常后方可逐步增加活动，予营养丰富、易消化饮食。出现心功能不全、心律失常、休克时应积极纠正。

（三）促进心肌代谢

维生素、能量合剂、肌苷、环磷腺苷（CAMP）、极化液等。

（四）免疫抑制剂

MTT 是迄今为止所有应用免疫抑制剂的研究中唯一的随机双盲临床试验，根据达拉斯标准诊断活动性心肌炎的患者，分别给予硫唑嘌呤和泼尼松或环孢素和泼尼松服用，疗程 6 个月，结果两种方案对患者的血流动力学或预后均无改善，也未见明显不良反应。某些小规模的研究提示，在某些特定类型的心肌炎患者使用免疫抑制剂是有效的，Cooper 等研究发现，环孢素和（或）硫唑嘌呤联合应用糖皮质激素治疗组织学证实的巨细胞心肌炎患者可以延长生存期。目前不推荐将免疫抑制疗法作为心肌炎治疗的常规。

大多数患者经过适当治疗后痊愈，不遗留任何症状或体征，极少数患者在急性期因严重心律失常、急性心力衰竭和心源性休克而死亡。

第二节　扩张型心肌病

扩张型心肌病（dilatedcardiomyopathy，DCM）是一种以心腔［左心室和（或）右心室］扩大、心肌收缩功能障碍为主要特征的原因不明的心肌疾病，也是除冠心病和高血压以外导致心力衰竭的主要病因之一。其临床表现以进行性心力衰竭、心律失常、血栓栓塞，甚或猝死为基本特征，可见于病程中任何阶段，至今尚无特异性治疗方法，预后极差，5 年生存率不及 50％。大多数病例可查出抗心内膜的自身抗体，其发病学意义尚不清楚。发病年龄为 20～50 岁，男性多于女性。患者多因两侧心力衰竭而就医。多数患者常因心力衰竭进行性加重而死亡或因心律失常而发生猝死。

一、病因及发病机制

扩张型心肌病以左心室或双心室扩张伴收缩功能障碍为特征，可以是特发性、家族性/遗传性、病毒性和（或）免疫性，病因不明，可能与下列因素有关。

（一）病毒性

近年来病毒性心肌炎增多，尤其柯萨奇病毒对心肌具有侵袭性，心肌炎后心肌纤维化、心肌肥大，最后形成心肌病。

（二）免疫异常

扩张型心肌病可有免疫调节异常，包括对心肌细胞的体液和细胞自动免疫的异常反应，自身清除细胞活性下降及异常的抑制细胞活性。

目前很重视将免疫介导的损伤作为扩张型心肌病的病因及发病机制。实验证明，抗心肌自身抗体都是心肌原发性损伤后的自身抗原的继发性产物。自身抗体又引起并持续加重心肌损害，促进心室重构。有的作者甚至提出扩张型心肌病就是由于自身抗体或感染启动性因素侵犯自身免疫所致的进行性心肌损害的结果。心脏 G 蛋白偶联受体家族中的 β1 肾上腺素能受体与 M2 胆碱能受体是调节心脏活动的主要受体。近几年发现在扩张型心肌病患者血清中存在抗 β1 与 M2 受体的自身抗体，提出自身免疫异常可能与心肌病的发病有关。

（三）遗传因素

目前研究发现本病与组织相容性抗原有关，患者 $HLA\text{-}B_{27}$、HLA_2、$HLADR_4$、$HLADQ_4$ 各位点增加，而 $HLADR_{w6}$ 位点则减少，通过家系调查和超声心动图对扩张型心肌病患者家族筛查证实，约 25％～50％的患者为家族性，常染色体显性遗传是最常见的遗传方式。

（四）其他因素

内分泌异常、心肌能量代谢紊乱、微血管痉挛等因素也可能引起心肌细胞坏死而导致扩张型心肌病。

（五）营养不良

门脉性肝硬化并发本病者多于一般人群，生活贫困的居民发病率较高，提示本病与营养有关，机体某些必需氨基酸或微量元素的缺乏，可能是发病因素之一。

二、临床表现

各年龄组均可发病，但以中老年居多，起病缓慢，常以无明显原因的充血性心力衰竭、心律失常、动脉栓塞、猝死为主要临床特征。早期症状轻，当病情发展到一定阶段，表现为充血性心力衰竭，一般先出现左心衰竭，表现为活动后心悸、气短、疲倦无力，渐渐发生夜间阵发性呼吸困难、端坐呼吸，甚至肺水肿。

出现右心衰竭症状时，多已进入病程后期，患者出现肝脏增大、有压痛、肝区胀痛、下肢水肿及多浆膜腔积液等。各种心律失常都可发生，为首见或主要表现，并有多种心律失常合并存在而构成比较复杂的心律失常。患者可以反复发生心律失常，有时甚至是顽固的心律失常。高度房室传导阻滞、心室颤动、窦房阻滞或暂停可导致阿斯综合征，成为致死原因之一。扩张型心肌病发生栓塞较常见，约占 18%，扩张型心肌病亦可发生猝死，与心律失常及栓塞有关。病程早期很少表现出心脏病体征，当病情发展到一定阶段，表现为充血性心力衰竭体征。

三、实验室检查和其他辅助检查

（一）实验室检查

1. 生化检查

肌钙蛋白是一种检测心肌损伤的简单、有效的特异的方法，可用于患者的随诊，不受观察者主观影响。有研究表明，随诊中血清肌钙蛋白 T（CTnT）浓度持续升高者左心室舒张末内径（LVEDd）增大、LVEF 降低，发生心脏事件的比例显著升高、生存率降低，提示血清 CTnT 浓度持续升高预示 DCM 患者预后不良。脑钠肽（BNP）是慢性心力衰竭的敏感指标，可用于判断病情严重程度和疗效观察。

2. 自身抗体检查

采用 ELISA 法检测抗 β_1 肾上腺素能受体与抗 M_2 胆碱能受体的自身抗体，可作为 DCM 的辅助诊断指标。

（二）X 线检查

心脏扩大为突出表现，以左心室扩大主，伴以右心室扩大，也可有左心房及右心房扩大。

（三）常规心电图

不同程度的房室传导阻滞，右束支传导阻滞常见。广泛 ST-T 改变，左心室高电压，左房肥大，由于心肌纤维化可出现病理性 Q 波，各导联低电压。

（四）超声心动图

左心室明显扩大，左心室流出道扩张，室间隔及左室后壁搏动幅度减弱。

（五）同位素检查

同位素心肌灌注显影，主要表现有心腔扩大，尤其两侧心室扩大，心肌显影呈称漫性稀疏。

（六）心内膜心肌活检

扩张型心肌病临床表现及辅助检查，均缺乏特异性，近年来国内外开展了心内膜心肌活检，诊断本病敏感性较高，特异性较低。

四、诊断和鉴别诊断

除实验室检查外，扩张型心肌病的诊断可以借助以下方法。

（一）常规心电图

表现为传导阻滞和各种复杂心律失常，ST-T 改变及病理性 Q 波，后者与广泛的心肌纤维化有关。

（二）动态心电图监测

90％的患者有复杂性心律失常，如多源性室性期前收缩、频发成对室性期前收缩或短阵室速。有持续性室速并有心室晚电位阳性者，猝死的危险性高。

（三）X 线检查

各房室腔显著增大，心胸比率＞0.6，心脏搏动减弱，肺血管纹理有肺静脉高压的表现，肺淤血较轻，与心脏增大不一致，偶有 KerleyB 线，可有心包积液。

（四）超声心动图

左心室明显扩大，左心室流出道扩张，室间隔及左心室后壁搏动幅度减弱，两者搏动幅度之和＜13mm。病变早期可有节段性运动减弱，二尖瓣前后叶搏动幅度减弱。二尖瓣开口小，二尖瓣叶可有轻度增厚。右心室及双心房均可扩大，心力衰竭时二尖瓣可呈类城墙样改变，心力衰竭控制后恢复双峰。

（五）核素显影

放射性核素心肌灌注显影主要表现有心腔扩大，尤其两侧心室扩大，心肌显影呈漫性稀疏，但无局限性缺损区，心室壁搏动幅度减弱，射血分数降低，放射性核素心肌灌注显影不但可用于诊断，也可用于同缺血性心肌病相鉴别。

（六）心血管造影及导管检查

心导管检查左心室舒张末压、左心房压及肺毛细血管楔压升高，心排血量和搏出量减少，射血分数降低。左心室造影可见左心室腔扩大，左心室壁运动减弱，冠状动脉造影多为正常。

（七）心内膜心肌活检（EMB）

EMB 对扩张型心肌病的诊断和治疗，不能提供有价值的证据，但有助于排除心肌炎。EMB 临床应用前景取决于研究亚细胞结构和分子结构的新技术的发展，对活检标本应进行进一步分析。近年涌现的新技术，如心肌细胞培养、β 受体定量、肌浆网功能检查、单个心肌细胞分离，说明 EMB 将具有广阔的临床应用前景。

五、治疗及预后

由于病因未明，预防较困难，治疗主要针对临床表现。

（1）休息，避免劳累，以免病情恶化。

（2）出现心力衰竭者可采用强心、利尿和扩血管治疗，扩血管药物必须从小剂量开始，避免引起低血压。β 受体阻滞剂可以通过去除心力衰竭患者肾上腺素能神经过度兴奋的有害作用而延长患者寿命，应从极小剂量起始，然后缓慢加量。钙拮抗剂（如地尔硫䓬）能够调节钙离子循环，改善心功能而用于治疗本病患者的心力衰竭。

（3）有心律失常，特别是快速室性心律失常和高度房室传导阻滞而有猝死危险者应积极使用抗心律失常药物或电学方法治疗。

（4）心功能重度减退、心腔明显扩大、长期卧床、有血管栓塞病史或深静脉血栓形成者可使用华法林抗凝，INR 控制在 2～3 左右。

（5）可以使用维生素 C、三磷酸腺苷、辅酶 A、辅酶 Q_{10} 等改善心肌代谢的药物，抗病毒和免疫治疗药物，如黄芪、生脉饮、牛磺酸等对改善心功能有一定疗效。

（6）对于药物治疗效果不佳、QRS 波群时限延长＞120 毫秒、EF≤0.35、QRS 波呈完全性左束支传导阻滞或室内传导阻滞者可以考虑安装双腔、三腔或四腔起搏器同步起搏左右心室治疗难治性心力衰竭。

（7）外科治疗可以行左心室减容成形术改善心功能；长期心力衰竭而内科治疗无效者如有条件可考虑心脏移植。

第三节　动脉粥样硬化

动脉粥样硬化（atherosclerosis，AS）是动脉硬化中最重要的一个类型，基本损害是动脉内膜局部呈斑块状增厚。病变主要累及主动脉、冠状动脉、脑动脉、肾动脉和其他重要脏器与四肢的动脉，最终导致管腔狭窄甚至完全堵塞，重要器官缺血缺氧、功能障碍以致机体死亡。多见于 40 岁以上男性及绝经期女性。

一、病因及发病机制

本病病因及发病机制均未完全明确，目前认为本病是多种因素作用于不同环节所致，可能与高血压、高脂血症、糖尿病、吸烟、肥胖等因素有关。

（一）病因

主要有的易患因素或危险因素如下。

1. 年龄

多见于 40 岁以上的中老年人，49 岁以后进展较快，但青壮年亦可有早期病变。

2. 性别

男性多见，男女比例为 2∶1，女性常见于绝经期之后。

3. 高脂血症

血总胆固醇、低密度脂蛋白（LDL）、甘油三酯、极低密度脂蛋白（VLDL）、载脂蛋白 B100、脂蛋白（α）（Lp［α］）增高，高密度脂蛋白（HDL）、载脂蛋白 AⅠ和 AⅡ降低，均属易患因素。

4. 高血压

冠状动脉粥样硬化患者 60%～70%有高血压，高血压患冠状动脉粥样硬化者较血压正常者高 4 倍，且无论收缩压抑或舒张压，增高都重要。

5. 吸烟

吸烟增加冠状动脉粥样硬化的发病率和病死率达 2～6 倍，且与每天吸烟支数成正比。

6. 糖尿病

糖尿病患者动脉粥样硬化的发病率较无糖尿病患者高 2 倍，冠状动脉粥样硬化患者中糖耐量减退颇常见。

较次要的有职业、饮食、肥胖、A 型性格、微量元素摄入、遗传。近年有人认为巨细胞病毒感染、炎症也可能与本病有关。

（二）发病机制

AS 的发病机制至今尚未明确，人们先后提出脂质浸润学说、动脉平滑肌细胞（SMC）增殖学说、血栓源性学说、损伤反应学说等假说。近年，炎症学说的提出和建立为 AS 的研究指明了方向。微生物的感染可能是炎症反应的始发因素。氧化型低密度脂蛋白是炎症过程潜在的诱导剂。高血压、糖尿病、吸烟、肥胖等是 AS 形成的重要危险因素。在 AS 患者血浆中检测到抗 LDL 抗体和 LDL-抗 LDL 免疫复合物，免疫细胞是 AS 斑块的主要成分，而单核—巨噬细胞在 AS 损伤的启动和发展中起重要作用，有多种证据表明体液免疫和细胞免疫在 AS 发生、发展中并存。

二、临床表现

通常在动脉出现严重狭窄或突然阻塞以前，动脉粥样硬化不会出现症状。粥样硬化形成的部位决定了所发生的症状；因此症状可以是心脏、大脑、肾脏或全身其他部位病变的反映。

当粥样硬化导致动脉严重狭窄时，该血管供血区域组织不能获得足够的富氧血液供应。动脉狭窄的第一个症状可能是当供血不能够满足组织需要时出现的疼痛或痉挛。例如，运动时心脏供血不足导致胸痛（心绞痛）的发生；或散步时由于下肢供血不足而出现下肢痉挛性疼痛（间歇性跛行）。典型情况下，这些症状是逐渐发生的，这反映了粥样斑块导致动脉血管的狭窄逐渐加重的过程。然而，当发生粥样硬化斑块破裂时症状发生或加重可以突然出现。

三、实验室检查

患者常有血胆固醇、甘油三酯增高，高密度脂蛋白减低，脂蛋白电泳图形异常，多数患者表现为第Ⅲ或第Ⅳ型高脂血症。多数患者血糖和 HbA_{1c} 升高，与糖尿病并存。由于炎症和感染在 AS 发病中的重要性得到了更深入的认识，一些血清标志物为判断 AS 的严重程度、预后等提供了实验室指标，包括 CRP、CRP 的单核苷酸变异、纤维蛋白原、D-二聚体、脑钠肽（BNP）等。以下是与动脉粥样硬化相关的抗原或抗体。

（一）氧化的低密度脂蛋白（OXLDL）

OXLDL 在动脉粥样硬化的发生、发展中起多方面的作用，其一是作为抗原引发动脉粥样硬化的免疫反应。动脉粥样硬化斑块部位的 $CD4^+$ T 细胞可对 OXLDL 产生免疫反应，并有实验证明是Ⅱ型组织相容性抗原（HLA）决定的方式。OXLDL 的代谢产物——溶血磷脂酰胆碱也具有免疫原性，与 OXLDL 共同参与内皮细胞损伤并促使该细胞释放黏附分子，产生免疫炎症反应。在动脉粥样硬化患者和实验动物血清中可以检测到 OXLDL 抗体。

（二）热休克蛋白（HSP）

动脉粥样硬化与其他多种自身免疫及炎症疾病一样，与 HSP 产生的抗体所引起的免疫反应有关。已经有几种 HSP 被发现存在于动脉粥样硬化损伤斑块中。HSP 在细胞受损伤时合成增加并促进 T 细胞依赖的抗体产生。有实验证明，用 HSP60 免疫高胆固醇饮食的兔子后其动脉粥样硬化程度加重，并有实验观察到动脉粥样硬化的严重程度与 HSP60 抗体含量相关。

（三）β2-糖蛋白 I b（β2-GPI）

除了血小板之外，内皮细胞也可以表达 β2-GPI。诸多炎症反应，包括动脉粥样硬化都可以产生 β2-GPI 抗体。β2-GPI 的致病机制仍不清楚，可能与其具有黏附磷脂分子的能力有关。

（四）磷脂抗体

磷脂抗体，包括心磷脂抗体，与复发性血栓形成以及动脉粥样硬化加速进展有关。不同的磷脂抗体可以识别 β2-GPI 或者氧化磷脂，介导针对细胞膜的免疫反应。

（五）病毒和细菌蛋白

有研究认为动脉粥样硬化的形成与病毒，如单纯疱疹病毒、巨细胞病毒等及细菌，如衣原体、幽门螺杆菌（Hp）等感染有关，因而认为动脉粥样硬化是一种感染性疾病。在动脉粥样硬化处的动脉壁上发现了主要感染人类的 I 型单纯疱疹病毒抗原和巨细胞病毒抗原，并发现其主要被动脉粥样硬化斑块上的 CD8$^+$ T 细胞识别。

四、诊断和鉴别诊断

40 岁以上的患者，如有主动脉增宽扭曲而能排除其他疾病，提示有主动脉粥样硬化的可能；如突然出现眩晕或步态不稳而无颅内压增高征象，则应疑有基底动脉粥样硬化所引起的脑供血不足；活动后出现短暂的胸骨后和心前区闷痛或压迫感，则应疑及冠状动脉供血不足；夜尿常为肾动脉粥样硬化的早期症状之一。此外，患者常伴有动脉粥样硬化的易患因子，如高血压、高胆固醇血症、低 HDL 血症、糖尿病以及吸烟等。如选择性进行心电图，放射性核素心、脑、肾等脏器扫描，多普勒超声检查，以及选择性血管造影等，有助明确诊断。X 线检查可见主动脉伸长、扩张和扭曲，有时可见钙质沉着。动脉造影可显示四肢动脉、肾动脉与冠状动脉由于粥样硬化所造成的管腔狭窄、病变部位及范围。多普勒超声检查有助于判断四肢动脉、肾动脉血流情况。

临床上，常需考虑与炎症性动脉病变（如多发性大动脉炎、血栓性闭塞性脉管炎等）及先天性动脉狭窄（如主动脉、肾动脉狭窄等）相鉴别。炎症性动脉病变多具有低热、血沉增快等炎症表现；先天性主动脉缩窄发病年龄轻，不伴有动脉粥样硬化的易患因素。

五、治疗及预后

要预防粥样硬化的发生，应该尽可能地减少那些可控制的危险因素，如血浆胆固醇水平增高、高血压、吸烟、肥胖和缺乏锻炼等。因此应该根据特定个体的危险因素采取相应的预防措施，如降低胆固醇水平、降低血压、戒烟、减轻体重和开始运动锻炼计划等。药物治疗包括以下几个方面。

（1）扩张血管药物。

（2）调脂药物：包括主要降低血胆固醇的药物（主要是他汀类）；仅降低胆固醇的药物（包括胆酸螯合树脂、普罗布考等）；主要降低甘油三酯的药物（贝特类、烟酸类与不饱和脂肪酸）；以及中草药（泽泻、首乌、茶树根等）。其中他汀类药物临床应用较为广泛，除了降低血胆固醇和 LDL 外，还可降低甘油三酯和VLDL，同时有升高 HDL 的作用，这类药物常见的不良反应有肌痛、胃肠道症状、失眠、血转氨酶和肌酸激酶增高等，不宜与贝特类或烟酸类合用，避免发生横纹肌溶解这一严重不良反应。

（3）抗血小板药物常用的包括环氧化酶抑制剂（阿司匹林）、抑制腺苷二磷酸活化血小板作用的药物（氯吡格雷）和血小板糖蛋白Ⅱb/Ⅲa 受体阻滞剂（阿昔单抗）。

（4）对于动脉血栓形成导致管腔狭窄或闭塞者可考虑溶栓继而抗凝治疗。

除此之外，对于冠状动脉、主动脉、肾动脉等狭窄或闭塞者，可以采用外科手术或者介入治疗的方法。对于由于细胞缺乏 LDL受体引起的家族性高胆固醇血症，有报道用基因治疗可使胆固醇和 LDL 水平明显下降，这为动脉粥样硬化的治疗开辟了一条新路。

第六章

神经系统自身免疫性疾病

第一节　重症肌无力

重症肌无力（myastheniagravis，MG）是乙酰胆碱受体抗体介导的、细胞免疫依赖的及补体参与的一种神经－肌肉接头（NMJ）处传递障碍的自身免疫性疾病。

病变主要累及 NMJ 突触后膜上乙酰胆碱受体（acetylcholinereceptor，AChR）。临床特征为部分或全身骨骼肌易于疲劳，呈波动性肌无力，常具有活动后加重、休息后减轻和晨轻暮重等特点。

MG 在一般人群中发病率为（8～20）/10 万，患病率为 50/10 万。估计我国应有 60 万 MG 患者，南方的发病率较高。

一、病因及发病机制

Patrick 和 Lindstrom（1973）应用从电鳗电器官提取纯化的 AChR 作为抗原，与福氏完全佐剂免疫家兔而成功地制成了 MG 的动物模型，即实验性自身免疫性重症肌无力（EAMG），为 MG 的免疫学说提供了有力的证据。在 EAMG 模型 Lewis 大鼠血清中可测到 AChR-Ab，用免疫荧光法检测 EAMG 的 Lewis 大鼠突触后膜，发现 AChR 数目大量减少，证明 MG 的发病机制可能为体内产生的 AChR-Ab，在补体参与下与 AChR 发生应答，足够的循环抗体能使 80% 的肌肉 AChR 达到饱和，经由补体介导的细脑膜溶解作用使 AChR 大量破坏，导致突触后膜传递障碍而产生肌无力。

MG 患者中胸腺几乎都有异常，10%～15% 的 MG 患者合并胸腺瘤，约70%的患者有胸腺肥大、淋巴滤泡增生。正常的胸腺是 T 细胞成熟的场所，T 细胞可介导免疫耐受以免发生自身免疫反应，而 AChR-Ab 由 B 细胞在增生的胸腺中产生。在胸腺中已检测到 AChR 亚单位的 mRNA，在正常和增生的胸腺中都能发现"肌样细胞"（mvoidceU），具有横纹并载有 AChR，因此推测在一些特定遗传素质的个体中，由于病毒或其他非特异性因子感染胸腺后，导致"肌样细胞"表面 AChR 构型发生变化，刺激机体的免疫系统，产生 AChR-Ab，并与 AChR 抗原肽序列（抗原决定簇）结合而引起自身免疫。胸腺激素在正常情况下促进 T 辅助细胞的分化，但长期过量合成可引起自身免疫反应，可能发生 MG；另外，终板 AChR 抗原免疫原性的改变也是可能的诱发因素。

二、临床表现

（1）女性多于男性，任何年龄组均可发病。家族性病例少见。感染、精神创伤、过度疲劳、妊娠、分娩等可为诱因。

（2）本病大多起病隐袭，首发症状多为一侧或双侧眼外肌麻痹。

（3）主要临床特征是受累肌肉呈病态疲劳，连续收缩后发生严重无力，甚至瘫痪，经短期休息后又可好转；有较规律的晨轻暮重波动性变化。

（4）呼吸肌、膈肌受累可出现咳嗽无力、呼吸困难，重症可因呼吸麻痹或继发吸入性肺炎而死亡。心肌偶可受累，常引起突然死亡。

（5）患者如急骤发生延髓支配肌肉和呼吸肌严重无力以致不能维持换气功能，即为危象。发生危象后如不及时抢救可危及患者生命，危象是 MG 患者死亡的常见原因。

三、实验室检查和其他辅助检查

（一）实验室检查

1. 常规检查

血、尿和脑脊液常规检查均正常。胸部 CT 可发现胸腺瘤，常见于年龄大于 40 岁的患者。

2. 电生理检查

电生理检查可见特征性异常，3 Hz 或 5 Hz 重复电刺激时，约 90％的全身型 MG 患者出现衰减反应；微小终板电位降低。单纤维肌电图显示颤抖（jitter）增宽或阻滞，阻滞数目在 MG 肌肉中增加。

3. 血清抗体检查

重症肌无力的血清抗体至少 74％的全身型和 54％的眼肌型 MG 患者有（AChR）血清抗体。全身型 MG 患者肌肉 AChR-Ab 检测阳性率为 85％～90％。一般无假阳性。一些眼肌型、胸腺瘤切除后缓解期患者，甚至有严重症状者可能测不出抗体，抗体滴度与临床症状不一致，临床完全缓解的患者其抗体滴度可能很高。

多数患者可测到肌肉特异性受体酪氨酸激酶（MuSK）抗体。达 50％的 AChR 抗体血清反应阴性的患者可检测到抗 MuSK 抗体。

肌纤蛋白（如肌凝蛋白、肌球蛋白、肌动蛋白）抗体可见于 85％的胸腺瘤患者，是某些胸腺瘤最早的表现。1/3 此类抗体（StrAbs）阳性的胸腺瘤患者没有 MG 表现，1/3 没有胸腺瘤的 MG 患者存在这些抗体。在年长患者和比较严重时出现率高。StrAbs 很少出现在 AChR-Ab 阴性的患者，限制了其在诊断方面的应用。StrAbs 的主要临床价值是预测胸腺瘤。50 岁前发病的 StrAbs 升高的 MG 患者 60％有胸腺瘤。抗核抗体、类风湿因子、甲状腺抗体也较正常者多见。

（二）其他辅助检查

1. 新斯的明试验

成年人一般用新斯的明 1～1.5 mg 肌注，若注射后 10～15 分钟症状改善，30～60 分钟达到高峰，持续 2-3 小时，即为新斯的明试验阳性。

2. 胸腺 CT 和 MRI

可以发现胸腺增生或胸腺瘤，必要时应行强化扫描进一步明确。

3. 单纤维肌电图

单纤维肌电图是较重复神经电刺激更为敏感的神经肌肉接头传导异常的检测手段。可以在重复神经电刺激和临床症状均正常时根据"颤抖"的增加而发现神经肌肉传导的异常，在所有肌无力检查中，灵敏度最高。

4. 乙酰胆碱受体抗体滴度的检测

乙酰胆碱受体抗体滴度的检测对重症肌无力的诊断具有特征性意义。80％～90％的全身型和 60％的眼肌型重症肌无力可以检测到血清乙酰胆碱受体抗体。抗体滴度的高低与临床症状的严重程度并不完全一致。

四、诊断和鉴别诊断

（一）诊断要点

下述检查有助于确诊。

（1）疲劳试验（Jolly 试验）。

（2）高滴度 AChR-Ab 支持 MG 的诊断，但正常滴度不能排除诊断。

（3）神经重复频率刺激检查。

（4）抗胆碱酯酶药物试验，包括新斯的明（Neostigmine）试验、腾喜龙（Tensilon）试验。

（二）鉴别诊断

1. 伴有口咽、肢体肌无力的疾病

如进行性肌营养不良、肌萎缩侧索硬化、神经症或甲状腺功能亢进引起的肌无力；其他原因引起的眼肌麻痹、眼肌痉挛偶见伴有轻度眼肌无力，但其眼睑闭合力弱涉及上下睑。

2. Lambert-Eaton 综合征

男性患者居多，多伴发癌症，患肌主要分布于下肢。

3. 其他疾病

肉毒杆菌中毒、有机磷农药中毒、蛇咬伤所引起的神经－肌肉传递障碍，均有明确病史，用新斯的明或腾喜龙后临床症状也会改善。

五、治疗及预后

（一）治疗

1. 对症治疗

抗胆碱酯酶药物常用新斯的明、溴吡斯的明。

2. 病因治疗

应用肾上腺皮质类固醇类、免疫抑制剂、免疫球蛋白，以及血浆置换、胸腺切除。

3. 危象处理

一旦发生危象，出现呼吸肌麻痹，应立即气管切开，用人工呼吸器辅助呼吸。

（二）预后

重症肌无力患者预后较好，小部分患者经治疗后可完全缓解，大部分患者可药物维持改善症状，绝大多数疗效良好的患者能进行正常的学习、工作和生活。

第二节　多发性硬化

多发性硬化（multiplesclerosis，MS）是以中枢神经系统白质脱髓鞘病变为特点的自身免疫性疾病，可能是遗传易感个体与环境因素作用而发生的自身免疫过程。由于其发病率较高、呈慢性病程和具有年轻人易患病倾向，成为最重要的神经系统疾病之一。

一、病因及发病机制

（一）病毒感染与自身免疫反应

MS 的确切病因及发病机制迄今不明。目前认为 MS 可能是 CNS 病毒感染引起的自身免疫性疾病，分子模拟学说可解释 MS 的发病机制。

MS 作为自身免疫性疾病而被人们认同的经典实验是用髓鞘素抗原，如 MBP 或含脂质蛋白（PLP）免疫 Lewis 大鼠，可造成

MS 的实验动物模型，即实验性自身免疫性脑脊髓炎（experimentalautoimmuneencephalomyelitis，EAE）。而且 EAE 可以通过 MBP 致敏的细胞系被动转移，即将 EAE 大鼠识别 MBP 多肽片段的激活 T 细胞转输给正常大鼠，正常大鼠也可发生 EAE，证明 MS 是 T 细胞介导的自身免疫性疾病。在 MS 病灶的小静脉周围可发现大量辅助性 T 细胞（CD4+），已证实巨噬细胞和星形细胞的主要组织相容性复合体Ⅱ类分子（MHCⅡ类）呈递的抗原可与 T 细胞受体发生反应，并刺激 T 细胞增殖，引起一连串相关的细胞反应，包括 β 细胞和巨噬细胞的活化以及细胞因子的分泌。

（二）遗传因素

MS 的遗传易感性可能是多基因产物相互作用的结果，MS 具有明显的家族性倾向。

（三）环境因素

MS 的发病率与高纬度寒冷地区有关。

二、临床表现

多发性硬化病变在空间上的多发性（即散在分布于 CNS 的多数病灶），及其在时间上的多发性（即病程中的缓解复发），构成了 MS 临床经过及其症状和体征的主要特点。

（1）患者出现神经症状前的数周或数月多有疲劳、体重减轻、肌肉和关节隐痛等。

（2）我国 MS 病例多为急性或亚急性起病，病程中复发、缓解是本病的重要特点。通常每复发一次均会残留部分症状和体征，逐渐积累而使病情加重。

（3）首发症状多为一个或多个肢体无力或麻木，或两者兼有；单眼或双眼视力减退或失明、复视、痉挛性或共济失调性下肢轻瘫、Lhermitte 征。

（4）MS 的体征多于症状，包括肢体瘫痪、视力障碍、眼球震颤和眼肌麻痹及其他脑神经受累。

三、实验室检查和其他辅助检查

（一）脑脊液检查

脑脊液检查为 MS 临床诊断提供的重要证据有可能是其他方法无法取代的。

（1）MS 患者 CSF-MNC 正常或轻度增高，一般在 $15 \times 10^6/L$ 以内；约 1/3 的急性期或恶化病例可有轻到中度增多，但通常不超过 $50 \times 10^6/L$，如超过此值则应考虑为其他疾病而不是 MS。约 40% 的 MS 患者 CSF、蛋白轻度增高。

（2）检测 IgG 鞘内合成：①检测 CSF-IgG 指数：约 70% 以上的 MS 患者 IgG 指数增高。CSF-IgG 指数表示为：［CSFIgG/S（血清）-IgG］/LCSF-Alb（清蛋白）/S-Alb。IgG 指数>0.7 提示有 CNS 内的 IgG 合成及 MS 可能。测定这组指标也可计算 CNS24 小时 IgG 合成率，其意义与 IgG 指数相似。②CSF 寡克隆 IgG 带：MS 患者 CSF 中 IgG 是 CNS 内合成的，是诊断 MS 的 CSF 免疫学常规检查。采用琼脂糖等电聚焦和免疫印迹技术，并用双抗体过氧化物酶标记及亲和素-生物素放大系统，可使 OB 阳性检出率达 95% 以上。应注意检测 CSF 和血浆必须并行，只有 CSF 中存在寡克隆 IgG 带而血浆中缺如才支持 MS 的诊断。还需强调，CSF-OB 并非 MS 的特异性改变，Lyme 病、神经梅毒、亚急性硬化性全脑炎（SSPE）、人类免疫缺陷病毒（HIV）感染和多种结缔组织病患者 CSF 也可检出 CSF-OB。

（3）MS 患者 CSF 可检出 MBP、PLP、MAG 和 MOG 等抗体或抗体生成细胞数明显增多。

（二）诱发电位检查

诱发电位检查包括视觉诱发电位（VEP）、脑干听觉诱发电位（BAEP）和体感诱发电位（SEP），据报道 50%～90% 的 MS 患者以上试验有一项或多项异常。

（三）磁共振成像（MRI）

磁共振成像具有识别临床不明显病损的高分辨能力，使 MS 诊断不再只依赖于临床标准。主要表现：①侧脑室周围类圆形或融合性斑块，呈长 T_1 长 T_2 信号，大小不一，常见于侧脑室前角与后角周围，融合性斑块多累及侧脑室体部；②半卵圆中心、胼胝体的类圆形斑块，脑干、小脑和脊髓的斑点状不规则斑块，呈长 T_1 长 T_2 信号；③多数病程长的患者可伴有脑室系统扩张、脑沟增宽等脑白质萎缩征象。

四、诊断和鉴别诊断

（一）诊断标准

目前国内尚无 MS 的诊断标准，Poser（1983）的 MS 诊断标准如下。

1. 临床确诊 MS（CDMS）

（1）病程中两次发作和两个分离病灶临床证据。

（2）病程中两次发作，一处病变临床证据和另一部位亚临床证据。

2. 实验室检查支持确诊 MS（LSDMS）

（1）病程中两次发作，一处病变临床证据，CSF OB/IgG（＋）。

（2）病程中一次发作，两个分离病灶临床证据，CSF OB/IgG（＋）。

（3）病程中一次发作，一处病变临床证据和另一病变亚临床证据，CSF OB/IgG（＋）。

3. 临床可能 MS（CPMS）

（1）病程中两次发作，一处病变临床证据。

（2）病程中一次发作，两个不同部位病变临床证据。

（3）病程中一次发作，一处病变临床证据和另一部位病变亚临床证据.

4. 实验室检查支持可能 MS（LSPMS）

病程中两次发作，CSF OB/IgG，两次发作需累及 CNS 不同部位，须间隔至少一个月，每次发作需持续 24 小时应注意不能根据任何单一症状或体征诊断 MS，应以提示中枢神经系统不同时间、不同部位病变的全部临床表现作为诊断依据。

（二）鉴别诊断

1. 急性播散性脑脊髓炎

表现为发热、昏睡或昏迷，呈自限性和单相性病程。

2. 其他

脑动脉炎、脑干或脊髓的血管畸形伴多次出血发作、系统性红斑狼疮、Sjogren 综合征、神经白塞综合征（Behcet 病）应通过详细的病史、MRI、DSA 等鉴别。

3. 脊髓型颈椎病

鉴别有赖于脊髓 MRI。

4. 热带痉挛性截瘫（TSP）

可通过放射免疫法或酶联免疫吸附法检测患者血清和 CSF 中 HTLV-I 抗体。

5. 大脑淋巴瘤

大脑淋巴瘤与 MS 有类似之处，但此病无缓解，CSF-OB 缺如。

五、治疗及预后

（一）治疗

目前 MS 治疗的主要目的是抑制炎症脱髓鞘病变进展，防止急性期病变恶化及缓解期复发；晚期采取对症和支持疗法，减轻神经功能障碍带来的痛苦。

（二）预后

MS 不同临床类型的病程及预后迥异。绝大多数 MS 患者预后较乐观，存活期可长达 20～30 年；少数于病后数月或数年内死亡；极少数急性型病情进展迅猛，于病后数周死亡。

第三节　副肿瘤综合征

机体各系统的恶性肿瘤或潜在肿瘤非转移或浸润所导致的神

经系统疾病称为副肿瘤综合征（paraneoplastic syndromes，PS），包括中枢神经系统、周围神经、神经－肌肉接头或肌肉病变，病变部位无癌肿细胞，也称癌性神经－肌肉病变或恶性肿瘤的远隔效应。该组疾病在临床、病理上不同于其他常见的癌症所致的非转移性疾病，如条件致病菌感染、放疗或化疗引起的不良反应以及营养及血管性疾病等。

一、病因及发病机制

关于 PS 的发病机制尚不十分明确，可能是多种因素综合影响所致，主要有以下几种。

（1）肿瘤组织成分引起的自身免疫抗体作用。

（2）致病病毒感染。

（3）癌肿分泌神经毒性物质的作用或产生具有类皮质酮等的生物活性物质的作用。

（4）有些肿瘤可引起高血钙、低血糖、低血钠和抗利尿激素增加等，导致电解质紊乱或内分泌、代谢及营养障碍。

（5）肿瘤细胞和宿主神经元竞争某一必需营养物质。

越来越多的证据表明，机体对潜在的恶性肿瘤产生的自身免疫反应可能是导致发病的重要因素，某些 PS 是自身免疫反应性疾病。文献报道伴有小细胞肺癌的 Lambert-Eaton 综合征患者体内存在与癌细胞和神经－肌肉接头处钙通道起反应的 IgG 抗体，而导致镜下钙通道部位电子紊乱现象，当这种异常的 IgG 用血浆置换法清除后，患者症状即消失，如将患者的 IgG 注入被试验动物，即产生 Lambert-Eaton 综合征症状。

此外，有证据表明，副肿瘤性小脑病变（PCD）、副肿瘤性脑脊髓炎（PEM）和副肿瘤性斜视性眼肌痉挛（POM）患者血清及脑脊液中均有自身抗体发现。这些抗体在致病机制中的作用可能为癌细胞和宿主中枢神经系统存在共同的抗原决定簇而导致自身交叉免疫反应。另外，病毒感染往往激发自身免疫应答，因此自身免疫和病毒的机会性感染两者在副肿瘤综合征的发病中所起的作用很难截然分开。其确切机制尚待进一步研究。

二、临床表现

病变症状可以出现在发现肿瘤之前、发现同时或发现之后，其病程和严重程度与癌肿大小及生长速度无关，神经系统的各个部位可同时或先后受累，精确分类比较困难。根据临床症状可分为以下几种类型。

（一）脑部病变

进行性多灶性白质脑病、边缘系统脑炎、亚急性小脑变性、弥散性灰质脑病、脑干脑炎、斜视眼阵挛－肌阵挛综合征。

（二）脊髓病变

亚急性坏死性脊髓病、癌性运动神经元病、后－侧索变性。

（三）周围神经病变

感觉性神经病、感觉运动性神经病、周围神经病合并浆细胞病。

（四）肌肉病变

癌性肌病（皮肌炎、多发性肌炎）、癌性肌无力综合征。

三、实验室检查和其他辅助检查

（一）实验室检查

（1）血清和 CSF 免疫学检查。

（2）血尿便常规检查。

（二）其他辅助检查

（1）神经系统 CT、MRI 检查。

（2）神经肌肉电生理学检查。

四、诊断和鉴别诊断

（一）神经系统副肿瘤综合征相关自身抗体

抗神经组织抗体的检测有利于神经系统副肿瘤综合征的诊断，同时也有利于癌肿的早期发现。目前已经明确的神经系统副肿瘤综合征相关抗神经组织抗体有抗 Hu、Yo、Ri、CV2、Ma、Ta、Amphiphysin 抗体。2004 年制订的最新副肿瘤综合征诊断标准指出，有神经系统综合征表现，具有肿瘤相关抗体，在神经系统症状出现5年内发现肿瘤，即可诊断为神经系统副肿瘤综合征；或者有神经系统综合征表现，已经明确的肿瘤相关抗体阳性，即使无相关肿瘤，亦可诊断为副肿瘤综合征。由此可见，神经系统自身抗体在副肿瘤综合征的诊断中具有重要意义。

1. 抗 Hu 抗体

1985年首次报道两例亚急性感觉神经病伴小细胞肺癌患者体内存在一种神经元抗核抗体，命名为抗 Hu 抗体。40%的小细胞肺癌患者抗 Hu 抗体阳性，其中16%仅有低滴度的抗 Hu 抗体而无副肿瘤综合征。合并副肿瘤综合征的小细胞肺癌患者70%～100%抗 Hu 抗体阳性。85%抗 Hu 抗体阳性的副肿瘤综合征患者潜在的肿瘤为小细胞肺癌，其余15%为成神经细胞瘤和前列腺癌。抗 Hu 抗体主要与副肿瘤性脑脊髓炎、亚急性感觉神经病、边缘叶脑炎、脑干脑炎相关。

2. 抗 Yo 抗体

1983年首次在两个卵巢癌相关性副肿瘤性小脑变性患者体内发现了一种与普肯耶细胞反应的循环抗体，称为抗 Yo 抗体。抗 Yo 抗体几乎毫无例外地都存在于女性患者体内。如果遇到小脑性共济失调的女性患者，抗 Yo 抗体阳性，需重点行妇科或乳腺方面的检查。

3. 抗 Ri 抗体

1988年首次在一组乳腺癌相关的斜视眼阵挛患者发现抗 Ri 抗体。抗 Ri 抗体是乳腺癌和小细胞肺癌的肿瘤标志物。抗 Ri 抗体主要存在于有小脑性共济失调、脊髓病、斜视眼阵挛-肌阵挛及其他脑干体征（包括腭痉挛、喉痉挛）的女性患者体内。

4. 抗 Ma 抗体

1999年报道，抗 Ma 抗体与副肿瘤性脑干脑炎或小脑变性相关，常见肿瘤为肺癌，亦可见于乳腺癌、腮腺癌、结肠癌。抗 Ma 抗体阳性的患者预后要比抗 Ta 抗体阳性的患者差。

5. Ta 抗体

1999年在13例睾丸癌合并副肿瘤性边缘叶脑炎及脑干脑炎患

者体内发现，有边缘叶脑炎或脑干脑炎症状的男性患者抗 Ta 抗体阳性，应首先考虑睾丸癌可能性大。

6. 抗 Amphiphysin 抗体

1993 年首先在乳腺癌相关的僵人综合征患者血清及脑脊液中发现，但抗 Amphiphysin 抗体可以存在于各种副肿瘤综合征中，所以该抗体阳性，只能提示肿瘤的存在，尚不能进一步划分肿瘤种类，但如果患者表现出骨骼肌强直伴痉挛样疼痛等症状时，则应考虑副肿瘤性僵人综合征，并高度怀疑乳腺癌，其次为小细胞肺癌。

（二）诊断

最重要的是神经科医师对该病的警惕性要高。当患者诉有严重、持续而无其他原因可以解释的神经系统症状时，应怀疑 PS 的可能。有些情况可提示本病的诊断：发病早、亚急性、进展数日或数周后渐趋平稳；就诊时症状往往较重；症状具有特征性，PCD、POM、LES 等症状常提示与肿瘤有关，但也有部分具有特征性改变者并不合并恶性肿瘤；患者脑脊液常有白细胞增多及蛋白含量增高，尤其是 IgG 增高；主要侵犯 CNS 的某一部位，同时伴有其他部位受侵的轻度症状，如亚急性小脑变性者除了共济失调、构音障碍和眼震外，尚可出现轻度痴呆和双侧伸性跖反射，提示病变广泛。

（三）鉴别诊断

包括肿瘤直接侵犯或转移、肿瘤所在器官或组织引起的全身内分泌代谢紊乱、放疗或化疗引起的神经系统损害等导致的多种临床表现。

五、治疗及预后

（一）治疗

尚无特效疗法。该病临床症状的进展和恶性肿瘤的发展不一定平行。有时肿瘤已经切除，但本综合征的症状仍继续进展，甚至导致死亡。有的肿瘤切除后，本综合征可停止发展或得到缓解。也可使用激素、免疫抑制剂、血浆置换等治疗。

（二）预后

与导致本综合征的全身肿瘤预后相关，也与神经系统损害部位及范围相关。预后各不相同。

第四节 急性炎症性脱髓鞘性多发性神经病

急性炎症性脱髓鞘性多发性神经病，又称吉兰-巴雷综合征（Guillain-Barresyndrome，GBS），是以周围神经和神经根的脱髓鞘及小血管周围淋巴细胞及巨噬细胞的炎症反应为病理特点的自身免疫性疾病。

一、病因及发病机制

（一）病因

GBS 患者病前多有非特异性病毒感染或疫苗接种史，最常见为空肠弯曲菌（CJ），约占 30%，此外还有巨细胞病毒（CMV）、EB 病毒、肺炎支原体、乙型肝炎病毒（HBV）和人类免疫缺陷病毒（HIV）等。以腹泻为前驱感染的 GBS 患者 CJ 感染率可高达 85%，CJ 感染常与急性运动轴索型神经病有关。

（二）发病机制

分子模拟机制认为，GBS 的发病是由于病原体某些组分与周围神经组分相似，机体免疫系统发生错误的识别，产生自身免疫性 T 细胞和自身抗体，并针对周围神经组分发生免疫应答，引起周围神经髓鞘脱失。周围神经髓鞘抗原包括以下几个方面。

1. P2 蛋白

常作为诱发实验性自身免疫性神经炎（experimentalautoimmuneneuritis，EAN）的抗原。

2. P1 蛋白

用 P1 免疫动物可同时诱发 EAN 和实验性自身免疫性脑脊髓炎（EAE）。

3. PO 蛋白

致神经炎作用较弱。

4. 髓鞘结合糖蛋白（MAG）

分布于神经元和轴索的质膜上，尤其在 Ranvier 结及其周围髓鞘，抗原性较弱。

5. 微管蛋白

具有维持神经组织结构、促进神经生长和再生及细胞器转运的功能。

6. 神经节苷脂（GM）

在人类神经系统主要有 4 类神经节苷脂，每一种神经节苷脂都含有相同的含四个糖的链，但唾液酸的数目不同。GM1 含 1 个唾液酸，GD1a、GD1b 含 2 个唾液酸，GT1a 含 3 个唾液酸。GM1 可能在免疫介导的周围神经病中起作用。

二、临床表现

（一）GBS 的临床表现

（1）多数患者可追溯到病前 1～4 周有胃肠道或呼吸道感染症状或有疫苗接种史。

（2）多为急性或亚急性起病，部分患者在 1～2 天内迅速加重，出现四肢完全性瘫痪及呼吸肌麻痹。

（3）发病时多有肢体感觉异常，如烧灼感、麻木、刺痛和不适，可先于瘫痪或与之同时出现。

（4）有的患者以脑神经麻痹为首发症状，双侧周围性面瘫最常见，其次是延髓麻痹。

（5）自主神经症状常见皮肤潮红、出汗增多、手足肿胀及营养障碍。

（6）所有类型 GBS 均为单相病程。

（二）GBS 的临床分型

Griffin 等（1996）根据临床、病理及电生理表现将 GBS 分成以下类型。

1. 经典吉兰-巴雷综合征

经典吉兰-巴雷综合征即 AIDP。

2. 急性运动轴索型神经病

急性运动轴索型神经病（AMAN）为纯运动型。

3. 急性运动感觉轴索型神经病

急性运动感觉轴索型神经病（AMSAN）发病与 AMAN 相似。

4. Fisher 综合征

Fisher 综合征被认为是 GBS 的变异型。

5. 不能分类的 GBS

不能分类的 GBS 包括全自主神经功能不全和复发型 GBS 等变异型。

三、实验室检查和其他辅助检查

（一）腰椎穿刺脑脊液蛋白细胞

腰椎穿刺脑脊液蛋白细胞分离，即蛋白含量增高而细胞数正常，是本病的特征之一。起病之初，蛋白含量正常，病后第 3 周蛋白增高最明显，少数病例 CSF 细胞数可达（$20 \sim 30$）$\times 10^6/L$。约 20% 的病例在整个病程中脑脊液中蛋白一直正常，无蛋白细胞分离现象，尤其见于轴索损害为主的病例。此外，脑脊液和血液的免疫常有异常，脑脊液中可见寡克隆区带，24 小时 IgG 合成率增高。

（二）心电图检查

严重病例可出现心电图异常，以窦性心动过速和 T 波改变最常见，如 T 波低平，QRS 波电压增高，可能是自主神经功能异常所致。

（三）神经传导速度（NCV）和 EMG 检查

神经传导速度（NCV）和 EMG 检查对 GBS 的诊断及确定原发性脱髓鞘很重要。发病早期可能仅有 F 波或 H 反射延迟或消失，F 波改变常代表神经近端或神经根损害，对 GBS 的诊断有重要意义。脱髓鞘电生理特征是 NCV 减慢、远端潜伏期延长、波幅正常或轻度异常。轴索损害以远端波幅减低，甚至不能引出为特征，但严重的脱髓鞘病变也可表现为波幅异常，几周后可恢复。NCV 减慢可在疾病早期出现，并可持续到疾病恢复之后，远端潜伏期延长有时较 NCV 减慢更多见。由于病变的节段性及斑点状特点，运动 NCV 可能在某一神经正常，而在另一神经异常，因此异常率与检查的神经数目有关，应早期做多根神经检查。

（四）腓肠神经活检

腓肠神经活检发现脱髓鞘及炎症细胞浸润可提示 GBS，但腓肠神经是感觉神经，GBS 以运动神经受累为主，因此活检结果仅可作为诊断参考。

（五）相关的自身抗体检测

相关的自身抗体检测血清和脑脊液中可以检测到多种髓鞘抗原的抗体，如抗神经节苷脂抗体、抗硫脂抗体、抗微管蛋白抗体等。血清抗神经节苷脂抗体检测在 GBS 的诊断中有重要意义。抗 GM1 抗体、抗 GM1b 抗体、抗 GQ1b 抗体、抗 GD1a 抗体、抗 GalNAc-GD1a 抗体均可在轴索型 GBS 中检测到。高滴度 GM1IgG 抗体支持 GBS 的诊断，相对特异的为抗 GD1aIgG 抗体。抗 GQ1b 抗体与 MFS 关系肯定，可在大多数 MFS 患者血清内检测到，特异性较高，在 MFS 急性期此抗体增高，缓解后其滴度明显下降，对 MFS 的患者具有重要的辅助诊断价值。

1. 抗神经节苷脂抗体

各种亚型存在不同的抗糖脂抗体。20% 的 AIDP 患者有巨细胞病毒感染，感染者 GM2 阳性率约为 20%。CJ 感染后的 AMAN 患者血清中发现高滴度的抗 GM1-IgG 抗体，多有轴索损伤。抗 GM1b 抗体阳性的病例，特别是 IgG 型阳性者，病前多有 CJ 感染，呈暴发性病程，有严重的远端肢体无力，恢复很慢，脑神经和感觉神经受累少见。

2. 抗硫脂抗体

25% 的 GBS 患者的血清中有高滴度的 IgG 和 IgM 型抗 SGPG 抗体。硫脂阳性的患者大多有感觉障碍。

3. 抗微管蛋白抗体

抗 β-微管蛋白抗体可以影响微管蛋白的聚合和分离，但它导致的神经病变可能代表一种继发的免疫反应，而不是明显的因果关系。20％的 GBS 患者血清中出现抗 β-微管蛋白抗体。但微管蛋白抗体在 GBS 的发病中作用的特异性仍不清楚，因为抗微管蛋白抗体在 CIDP 阳性者中比例更高。

四、诊断和鉴别诊断

（一）诊断

可根据病前 1～4 周有感染史，急性或亚急性起病，四肢对称性弛缓性瘫，感觉异常、末梢型感觉障碍、脑神经受累，CSF 常有蛋白细胞分离，早期 F 波或 H 反射延迟、NCV 减慢、远端潜伏期延长及波幅正常等电生理改变诊断本病。

（二）鉴别诊断

1. 脊髓灰质炎

脊髓灰质炎多在发热数天之后，体温尚未完全恢复正常时出现瘫痪，常累及一侧下肢，无感觉障碍及脑神经受累；病后 3 周 CSF 可有蛋白细胞分离现象，应注意鉴别。

2. 急性重症全身型重症肌无力

可呈四肢弛缓性瘫，但起病较慢，无感觉症状，症状有波动，表现为晨轻暮重，疲劳试验、腾喜龙试验阳性，CSF 正常。

五、治疗及预后

（一）治疗

治疗主要包括辅助呼吸及支持疗法、对症治疗、预防并发症和病因治疗。

（二）预后

预后取决于自然因素（如年龄、病前腹泻史、CJ 感染）以及人为因素（如治疗方法和时机），应强调早期有效治疗的意义。支持疗法对降低严重病例的死亡率也很重要，及时合理的辅助呼吸至关重要。

第七章
内分泌系统自身免疫性疾病

第一节 Graves 病

Graves 病是一种甲状腺自身免疫性疾病。由于遗传和环境因素共同作用，导致 T 细胞对甲状腺内自身抗原敏感性增加，刺激 B 细胞产生针对甲状腺抗原的自身抗体，特别是促甲状腺素受体抗体（thyrotropinreceptorautoantibodies，TRAbs）。TRAbs 与甲状腺上促甲状腺素受体结合，刺激甲状腺，引发甲状腺细胞增生、甲状腺激素合成、分泌过量，导致甲状腺功能亢进症。临床上以弥漫性甲状腺肿、甲状腺毒症、浸润性眼病和浸润型皮肤改变为特征。

Graves 病是导致甲状腺功能亢进症最常见的原因。人群患病率在 2％左右，可见于各个年龄组，但青壮年多见，女性为主，女性：男性为 10：1。

一、病因及发病机制

（一）遗传因素

多数认为该病与遗传基因有密切的关系。家族中常可见到先后发病的病例，且多为女性。约有 15％的患者有明显的遗传因素。患者的亲属约有一半血中存在甲状腺自身抗体。甲亢的发生与人白细胞抗原（HLAⅡ类抗原）显著相关，其检出率因人种的不同而不同。

（二）精神创伤

各种原因导致的精神过度兴奋，或过度抑郁，均可导致甲状腺激素的过度分泌，其机制可能是高度应激时肾上腺皮质激素的分泌急剧升高从而改变抑制性 T 淋巴细胞（Ts）或辅助性 T 淋巴细胞（Th）的功能，增强了免疫反应。

（三）免疫系统异常

T 淋巴细胞对甲状腺内的抗原发生致敏反应，刺激 B 淋巴细胞，合成针对这些抗原的抗体。T 细胞在甲亢中起重要作用。

二、临床表现

（一）甲状腺毒症相关临床表现

主要表现为怕热、多汗、皮肤潮湿；易饥、多食、大便次数增多、体重下降；心慌、心率加快、心律失常、心房纤颤、心力衰竭；脉压增大；烦躁、易激动、失眠、手抖；疲乏无力。部分患者可合并低钾周期性瘫痪和肌病。

（二）甲状腺肿大

弥漫性肿大，质地软，有弹性，甲状腺血管丰富，可闻及血管杂音或可触及震颤。

（三）甲状腺相关眼部表现

瞬目减少、上睑收缩、畏光、流泪、眼球突出、眼球活动受限、复视，甚至角膜溃疡、视神经受压、视力下降、失明等。

（四）甲状腺相关皮肤改变

淋巴细胞皮下浸润，出现胫前黏液性水肿、类杵状指等表现。

三、实验室检查和其他辅助检查

Graves 病相关实验室检查包括甲状腺毒症相关实验室检查和甲状腺自身抗体测定。甲状腺毒症相关实验室检查又包括下丘脑-垂体-甲状腺轴功能状态评估；血清甲状腺激素，特别是 FT_4 或 FT_3 水平测定和甲状腺激素生理功能测定。

（一）甲状腺毒症相关实验室检查

1. 甲状腺激素生理功能测定

甲状腺激素过多对全身各种组织、器官功能均可产生不同程度的影响。对常规和生化检测结果的影响包括：血白细胞总数和中性粒细胞数轻度减少；肝功能异常，多数轻度损害，如 ALT、TBIL 和 ALP 升高；血脂紊乱，CHO、TG 和 LDL-C 水平降低；糖耐量异常等。

2. 血清甲状腺激素测定

（1）总甲状腺素（TT_4）：循环中 T4 全部来自于甲状腺，循环中 99.9% 以上的 T4 与血浆蛋白，特别是甲状腺结合球蛋白（TBG）结合。血清 TT_4 为血清游离和结合甲状腺素的总和。凡是能引起血清 TBG 水平变化的因素均可影响 TT_4 测定结果。如妊娠、病毒性肝炎、遗传性 TBG 增多症和雌激素、口服避孕药、吩噻嗪、他莫昔芬等药物使 TBG 增高，TT_4 增高；而低蛋白血症、遗传性 TBG 缺乏症和雄激素、糖皮质激素、生长激素、利福平等药物则可降低 TBG，TT_4 减低。

当血中甲状腺素结合蛋白水平正常时，血清 TT_4 测定结果超过正常范围，则为符合甲状腺毒症。

（2）总三碘甲腺原氨酸（TT_3）：与 T_4 不同，循环中 T_3 1/5 来自甲状腺，其余 4/5 均由甲状腺外组织 T_4 脱碘而成。与 T_4 相同的是循环中 99% 以上的 T_3 与血浆蛋白，特别是甲状腺结合球蛋白（TBG）结合。血清 TT_3 同样为血清游离和结合三碘甲腺原氨酸的总和，凡是能引起血清 TBG 水平变化的因素同样能影响 TT_3 测定结果。同样当血中甲状腺素结合蛋白水平正常时，血清 TT_3 测定结果超过正常范围，则为符合甲状腺毒症。

（3）血清 T_3 摄取试验（T_3U）：通过测定血清中未与 T_4、T_3 结合的血清甲状腺结合球蛋白位点数目，评价血清甲状腺激素结合球蛋白与 T_4、T_3 结合的饱和程度。导致血清 TBG 水平增加或减少的因素可引起血清 T_3U 水平变化。血清 T_4 水平升高，未与 T_4 结合的 TBG 减少，血清 T_3U 升高。

当血中 TBG 水平正常，T_3U 水平高于正常，提示甲状腺毒症。

（4）游离 T_4（FT_4）：血清 FT_4 为不与血清甲状腺素结合蛋白结合部分，不足 TT_4 的 1%。为真正发挥生理作用的部分。血清

FT_4 水平超过正常范围，可确诊甲状腺毒症。

（5）游离 T_3（FT_3）：与 FT_4 相同，血清 FT_3 为不与血清甲状腺素结合蛋白结合部分，不足 TT_3 的 1%，为真正发挥生理作用的部分。血清 FT_3 水平超过正常范围，可确诊甲状腺毒症。

（6）反 T_3（rT_3）：血清 rT_3 为外周组织 T_4 脱碘产生的代谢产物，本身生物活性低或无生物活性。Graves 病时，甲状腺激素合成、分泌和代谢增加，血清 rT_3 水平高于正常范围。

3. 下丘脑-垂体-甲状腺轴功能状态评估

甲状腺激素的合成和分泌受下丘脑-垂体调节，同时甲状腺激素对下丘脑-垂体也存在负反馈调节。垂体促甲状腺素（TSH）分泌对血游离甲状腺激素浓度变化十分敏感，甲状腺疾病最先影响垂体 TSH 分泌。因此，评估下丘脑-垂体-甲状腺轴的功能状态对甲状腺毒症的诊断起极为关键的作用。下丘脑-垂体-甲状腺轴功能评价指标包括血清 TSH 水平测定、促甲状腺素释放激素（TRH）兴奋试验、T_3 抑制试验。目前血清 TSH 测定是评价甲状腺功能状态最敏感的指标。Graves 病时，血清 TSH 水平都最先出现改变，血清 TSH 水平低于正常范围，后两者临床极少应用。

（二）甲状腺自身抗体测定

甲状腺自身抗体有多种，最常见为 TRAbs、TPOAb 和 TgAb3 种。

1. 血清 TRAbs 测定

TRAbs 是一组异质性甲状腺自身抗体，为自身免疫性甲状腺疾病特有，也为人类所特有。它不但是自身免疫性甲状腺疾病标志性自身抗体，而且本身就具有直接的致病作用。TRAbs 通过刺激或抑制 TSH 受体，促进或抑制甲状腺的生长，影响甲状腺激素的合成和释放，引发 Graves 病或萎缩性自身免疫性甲状腺炎。

血清 TRAbs 测定方法分竞争测定法和生物分析法两类。竞争测定法是评估患者血清 TRAbs 竞争抑制放射性标记 TSH 或人重组 TSH 与 TSH 受体结合的能力。这种方法测定的 TRAbs 被称为 TSH 结合抑制免疫球蛋白（TBⅡ）。该法准确性好、费用低，为大多数临床实验室采用。但本法仅能检测到 TBⅡ 与 TSH 受体的结合,而不能区分这些抗体的生物活性,即不能区分是刺激性 TRAbs,还是阻断性 TRAbs,还是中性 TRAbs。生物分析法是利用细胞来检测刺激性 TRAbs 或抑制性 TRAbs 对细胞 cAMP 产生的影响。本法能区分 TRAbs 的生物活性和功能,但操作复杂,国内外仅有少数实验室能完成,通常仅用于研究工作中。

90%以上的 Graves 病及甲状腺功能正常的 Graves 眼病患者血清 TRAbs(TBⅡ)阳性。测定血清 TRAb 对预测抗甲状腺药物治疗后甲状腺功能亢进复发、胎儿或新生儿甲状腺功能亢进有一定意义。

2. 血清甲状腺过氧化物酶抗体和甲状腺球蛋白抗体测定

血清甲状腺过氧化物酶抗体(TPOAb)和甲状腺球蛋白抗体(TgAb)水平高低与甲状腺内淋巴细胞浸润程度呈正相关。Graves 病患者血清 TgAb 和 TPOAb 阳性率也可达 50%~80%。

四、诊断和鉴别诊断

(一)诊断要点

Graves 病的诊断主要依据患者的临床表现,有不同程度的甲状腺毒症表现,甲状腺弥漫性肿大,甲状腺相关眼部表现和(或)胫前黏液性水肿;血清 TSH 水平降低,FT_4 和 FT_3 水平升高;血清 TRAb 阳性等即可确诊。

(二)鉴别诊断

鉴别诊断包括两个方面。

(1)甲状腺毒症相关表现的鉴别诊断。

(2)甲状腺毒症之间的鉴别诊断:引起甲状腺毒症的原因有十余种,最常需要鉴别的包括:①临床上也有甲状腺毒症相关的临床表现和实验室检查结果,但不存在突眼或眼肌受累表现,也无胫前黏液性水肿,血清 TRAb 阴性,B 超甲状腺呈多结节性肿大。②甲状腺自主性高功能腺瘤:临床上也有甲状腺毒症相关临床表现,但不存在突眼或眼肌受累表现,也无胫前黏液性水肿,血清 TRAb 阴性,甲状腺核素显像显示高功能腺瘤改变。③亚急性甲状腺炎：除临床上出现甲状腺毒症表现外，常有颈痛、发热等表现，病前常有病毒感染史，血清 TRAb 阴性，甲状腺[131]I 摄取率降低或不吸收，部分患者血沉加快。

五、治疗及预后

（一）治疗

Graves 病的治疗是通过各种措施减少甲状腺激素的合成和释放。主要的治疗手段有 3 种：抗甲状腺药物、放射性[131]I 治疗和手术治疗。

（二）预后

经过上述治疗后，绝大多数患者病情能够得到控制，Graves 病可以治愈。极少数未及时治疗或治疗不规范、不能坚持治疗或中断治疗者，可合并甲状腺功能亢进性心脏病，直至出现甲状腺功能亢进危象，危及患者生命。

第二节　慢性淋巴细胞性甲状腺炎

慢性淋巴细胞性甲状腺炎，又称桥本甲状腺炎、桥本病或自身免疫性甲状腺炎，是指大量淋巴细胞浸润甲状腺内，形成淋巴滤泡及生发中心，甲状腺滤泡遭到破坏。本病是常见的自身免疫性甲状腺疾病。人群发病率在 $1\% \sim 2\%$，女性发病是男性的 10 倍，中老年女性更常见。

一、病因及发病机制

慢性淋巴细胞性甲状腺炎的病因尚不清楚。由于有家族聚集现象，常在同一家族的几代人中发生，并常合并其他的自身免疫性疾病，如恶性贫血、糖尿病、肾上腺功能不全等，故认为 CLT 是环境因素和遗传因素共同作用的结果。环境因素的影响主要包括感染和膳食中过量的碘化物。近年来，较多的研究表明，易感基因在发病中起一定作用。

二、临床表现

慢性淋巴细胞性甲状腺炎包括甲状腺和甲状腺功能改变 2 大方面的临床表现。

（一）甲状腺

绝大多数慢性淋巴细胞性甲状腺炎患者表现甲状腺弥漫性肿大、质地韧硬，多数不伴疼痛和压痛。少数甲状腺肿压迫周围组织，出现憋气、吞咽困难或声音嘶哑等。

（二）甲状腺功能改变对应的临床表现

慢性淋巴细胞性甲状腺炎患者甲状腺功能方面的改变呈多样性。甲状腺功能正常、甲状腺功能减退或甲状腺功能亢进。

1. 甲状腺功能正常的慢性淋巴细胞性甲状腺炎

临床上无甲状腺功能异常的相应临床表现。

2. 甲状腺功能减退的慢性淋巴细胞性甲状腺炎

临床上出现不同程度的甲状腺功能减退的相应临床表现。慢性淋巴细胞性甲状腺炎是导致甲状腺功能减退症最常见的原因。临床甲状腺功能减退患者典型表现包括乏力、怕冷、少汗、水肿、皮肤干燥、反应迟钝、动作迟缓、声音嘶哑、毛发稀疏、心动过缓、脉压减小、憋气、睡眠呼吸暂停、腹胀、便秘、肌肉酸痛、困倦、记忆力减退、痴呆和耳鸣、听力减退、月经增多、儿童生长发育受限等。亚临床甲状腺功能减退患者上述临床表现不明显。

3. 甲状腺毒症的慢性淋巴细胞性甲状腺炎

临床上可出现甲状腺毒症的相应临床表现。主要表现为怕热、多汗、皮肤潮湿；易饥、多食、大便次数增多、体重下降；心慌、心率加快、心律失常、心房纤颤、心力衰竭；脉压增大；烦躁、易激动、失眠、手抖；疲乏无力。

三、实验室检查和其他辅助检查

（一）实验室检查

实验室检查包括甲状腺功能状态方面的检查和自身免疫相关甲状腺抗体测定。

1. 甲状腺功能状态方面的检查

（1）甲状腺激素相关生理功能检查：慢性淋巴细胞性甲状腺炎患者合并甲状腺功能减退时，可出现贫血；血清胆固醇、甘油三酯水平升高；血尿酸水平升高。血肌酸激酶、乳酸脱氢酶水平升高。合并甲状腺功能亢进时则相反，可出现血清胆固醇、甘油三酯水平下降。

（2）血清甲状腺激素水平测定：慢性淋巴细胞性甲状腺炎患者合并甲状腺功能减退时，TT_4 和（或）TT_3 低于正常范围，血清 FT_4 和（或）FT_3 水平低于正常范围。

慢性淋巴细胞性甲状腺炎合并甲状腺功能亢进时，TT_4 和（或）TT_3 可高于正常范围，血清 FT_4 和（或）FT_3 水平高于正常范围。

2. 下丘脑－垂体－甲状腺轴功能状态评估

（1）血清 TSH 水平测定：血清 TSH 测定是评价甲状腺功能状态最敏感的指标。甲状腺功能异常时，血清 TSH 水平都最先出现改变，甲状腺功能减退时，血清 TSH 水平高于正常范围。

（2）TRH 兴奋试验：甲状腺功能减退时，注射 TRH 后，TSH 反应超强，TSH 增加值 $>30mU/L$。

由于超敏 TSH 测定和 TRH 兴奋试验相关性好，临床上多用超敏 TSH 测定代替 TRH 兴奋试验。目前 TRH 兴奋试验临床上极少使用。

3. 血清甲状腺过氧化物酶抗体和甲状腺球蛋白抗体测定

血清甲状腺过氧化物酶抗体（TPOAb）和甲状腺球蛋白抗体（TgAb）是自身免疫性甲状腺疾病的最常见的甲状腺自身抗体，对诊断慢性淋巴细胞性甲状腺炎有特殊意义。90%～100% 的慢性淋巴细胞性甲状腺炎患者血清 TPOAb 阳性，80%～90% 的患者 TgAb 阳性。其血清水平的高低与甲状腺内淋巴细胞浸润程度呈正相关。甲状腺微粒体抗体（TMAb）就是 TPOAb（甲状腺过氧化物酶是甲状腺微粒体的主要成分，是甲状腺微粒体的主要抗原）。

血清 TgAb 和 TPOAb 测定方法经过了几次变革。不同检测方法之间的差别主要是抗原的差别。以前采用甲状腺组织或 Tg、甲状腺微粒体（TM）的粗提物作为抗原，采用免疫荧光法、红细胞凝集法、放射免疫分析法进行半定量测定，对自身免疫性甲状腺疾病诊断的敏感度、特异度和准确度较低。目前多应用高度纯化的天然或重组的人 Tg 和 TPO 作为抗原，抗 TgAb 和抗 TPOAb 的单克隆抗体作为抗体，采用免疫化学发光法（ICMA）进行定量测定，显著提高了对自身免疫性甲状腺疾病诊断的敏感性和特异性。

目前测定 TPOAb 多应用高度纯化的天然或重组的人甲状腺过氧化物酶（TPO）作为抗原，采用放射免疫法（RIA）、酶联免疫吸附法（ELISA）、免疫化学发光法（ICMA）等方法进行测定，敏感性和特异性都明显提高。旧的不敏感的、半定量的 TMAb 测定已经淘汰。TPOAb 测定的阳性切点值（cutoffvalue）变化很大，由于各实验室使用的方法不同、试剂盒检测的敏感性和特异性不同而有差异。

其他甲状腺疾病也可出现两种抗体阳性，如 Graves 病患者血清 TgAb 和 TPOAb 阳性率可达 $50\% \sim 80\%$、亚急性甲状腺炎、散发性甲状腺肿、多结节性甲状腺肿、孤立性甲状腺结节和甲状腺癌患者 TgAb 和 TPOAb 阳性较一般人群常见。其他自身免疫性疾病和正常人群也有 TgAb$5\% \sim 20\%$ 和 TPOAb$8\% \sim 27\%$ 阳性存在。但血清水平显著低于慢性淋巴细胞性甲状腺炎患者，持续时间显著短于慢性淋巴细胞性甲状腺炎患者。

4. 甲状腺 B 超

甲状腺 B 超显示甲状腺回声不均，特别是回声减低，提示慢性淋巴细胞性甲状腺炎。

（二）其他辅助检查

1. 彩色多普勒声像表现

早期患者甲状腺内血流较丰富，有时几乎呈火海征，甲状腺上动脉流速偏高、内径增粗，但动脉流速和阻力指数明显低于甲亢，且频带宽，舒张期波幅增高，又无甲甲亢症状，可相鉴别。

晚期患者血流减少。

2. 其他检查

血沉增快，絮状试验阳性，γ球蛋白 IgG 升高，血 β 脂蛋白升高，淋巴细胞数增多。

四、诊断和鉴别诊断

（一）诊断

典型慢性淋巴细胞性甲状腺炎诊断不难。临床上有甲状腺不同程度肿大、质地韧，血清 TgAb 和 TPOAb 高滴度，长期阳性即可诊断。诊断困难者可行甲状腺穿刺活检，如果可见大量淋巴细胞，甚至出现生发中心，即可确诊。

（二）鉴别诊断

慢性淋巴细胞性甲状腺炎与其他甲状腺疾病鉴别诊断一般不困难。

Graves 病患者也可出现血清 TgAb 和 TPOAb 阳性，但两种抗体阳性持续时间较短，且临床多表现为甲状腺毒症，甲状腺质地软，TRAb 阳性。

亚急性甲状腺炎也可出现血清 TgAb 和 TPOAb 阳性，但血清水平较低，持续时间较短，且临床上起病相对较急，甲状腺有明显肿痛，血沉加快，血清 TgAb 和 TPOAb 阳性。

五、治疗及预后

（一）治疗

多数慢性淋巴细胞性甲状腺炎患者不需要特殊治疗。甲状腺肿大和（或）甲状腺功能减退时需用甲状腺素制剂——甲状腺干片或左甲状腺素钠治疗。甲状腺明显肿大或生长迅速或伴有明显疼痛的慢性淋巴细胞性甲状腺炎患者可采用皮质激素治疗，可迅速减轻症状，但部分患者停药后病情可反复。慢性淋巴细胞性甲状腺炎，甲状腺肿大，对周围组织和器官造成压迫并出现相应压迫症状者，如果甲状腺素抑制治疗后症状不缓解或甲状腺进一步增大，需要进行甲状腺手术。慢性淋巴细胞性甲状腺炎患者如果怀疑合并甲状腺癌，需行甲状腺切除手术。术后长期服用甲状腺素制剂治疗。

（二）预后

多数慢性淋巴细胞性甲状腺炎患者预后好，部分患者可发展为甲状腺功能减退症，需要甲状腺素治疗。极少数患者可合并甲状腺乳头状癌或发现甲状腺淋巴瘤，需要手术或放疗或化疗。

第三节　Ⅰ型糖尿病

Ⅰ型糖尿病的特征为胰岛 β 细胞破坏，胰岛素绝对缺乏。可发生于任何年龄，但以儿童和青少年为多。患者血糖水平明显高于正常，易发生酮症，临床上均需依赖外源性胰岛素，过去亦称为胰岛素依赖型糖尿病（IDDM）。

Ⅰ型糖尿病的分布有明显的种族和地区差别。Ⅰ型糖尿病的患病率在白种人和以白种为主的混血儿较高，在亚洲人、非洲黑人、因纽特人等很低。近年来的报道均指出，Ⅰ型糖尿病的发病率有增加趋势，并认为与环境中的一些致Ⅰ型糖尿病物质增多有关，但具体不明。王克安等（1999）报道我国是世界上已报道的Ⅰ型糖尿病发病率最低的国家之一，但不同民族和地区之间发病率差异很大。

一、病因及发病机制

Ⅰ型糖尿病的病因和发病机制仍未完全阐明。目前认为是某些外界因素（如病毒感染）作用于有遗传易感性的个体，激活了 T 淋巴细胞介导的一系列自身免疫反应，导致缓慢的、进行性的胰岛 β 细胞破坏和功能衰竭，体内胰岛素分泌不足进行性加重，最终导致临床Ⅰ型糖尿病的发生。人类白细胞抗原（humanleukocyte-antigen，HLA）的异常与Ⅰ型糖尿病的易感性及胰岛 β 细胞损伤有密切关系。自身免疫性Ⅰ型糖尿病按起病急缓分为急发型和缓发型。

也有部分Ⅰ型糖尿病患者不存在自身免疫反应，故列为特发性Ⅰ型糖尿病。这部分患者有很明显的遗传倾向，但缺乏免疫依据及 HLA 相关性，多见于非洲及亚洲人种。

二、临床表现

Ⅰ型糖尿病的临床表现形式变化很大，可以是轻度非特异性症状、典型"三多一少"症状或昏迷，取决于病情发展的不同阶段。多数青少年患者起病较急，持续高血糖症引起渗透性利尿和多尿，夜尿可以是疾病发作的信号，在幼儿常表现为遗尿；水、电解质和葡萄糖一起从尿中丧失，高渗状态引起口渴、多饮，可出现视力模糊；尽管食欲增加，体重减轻通常比较明显，伴头晕、乏力，并可能出现感觉异常或痛性痉挛；未及时诊断治疗，当胰岛素严重缺乏或病情进展较快时，可出现糖尿病酮症酸中毒，厌食、恶心、呕吐使脱水和高渗状态加重，病情迅速进展，可能发展为循环衰竭和昏迷，危及患者生命。有的患者起病很急，以糖尿病酮症酸中毒（昏迷）为首发临床表现，因缺乏糖尿病病史，易导致误诊。某些成年患者起病缓慢，早期临床表现不明显，经历一段或长或短的非胰岛素依赖型糖尿病（NIDDM）阶段，即所谓成人隐匿性自身免疫性糖尿病（latentautoimmunediabetesinadults，LADA）。

三、实验室检查和其他辅助检查

（一）尿糖测定

尿糖阳性是诊断糖尿病的重要线索，但尿糖阴性不能排除糖尿病的可能。每日 4 次尿糖定性检查（三餐餐前和晚上 9—10 时或分段检查）和 24 小时尿糖定量可作为判断疗效的指标，并供调整降糖药物剂量参考。

（二）血糖测定

血糖升高是目前诊断糖尿病的主要依据。用于诊断时主张用静脉血浆测定，正常范围为 3.9～5.6 mmol/L。血糖测定又是判断糖尿病病情和控制情况的主要指标。在身体不适、剧烈运动前后及可能发生低血糖时应增加检测次数。

（三）口服葡萄糖耐量试验（OGTT）

目前 OGTT 仍被视为针对糖尿病诊断不明确患者最可行的确定诊断的检测方法。

（四）糖化血红蛋白 A1 和糖化血清蛋白测定

HbA$_1$ 有 a、b、c 三种，以 HbA$_{1c}$ 为主，正常人 HbA$_{1c}$ 约为 3％～6％。HbA$_{1c}$ 测定可反映取血前 4～12 周血糖的总水平，以弥补空腹血糖只反映瞬时血糖值的不足。由于需要长期控制血糖，因此可将 HbA$_{1c}$ 含量接近正常作为控制目标。糖化血清蛋白可反映糖尿病患者近 2～3 周内血糖总的水平，亦为糖尿病患者近期病情监测的指标，正常值为 1.7～2.8 mmol/L。但一般认为，不能把糖化血红蛋白 A1 和糖化血清蛋白作为诊断糖尿病的依据。

（五）血浆胰岛素和 C 肽测定

血胰岛素水平测定对评价胰岛 β 细胞功能有重要意义，其检测可采用放射免疫法和酶联免疫吸附法，正常人空腹基础血浆胰岛素水平约为 35～145 pmol/L（5～20 mU/L）。正常人基础血浆 C 肽水平约为 0.4 nmol/L。

（六）自身免疫抗体

Ⅰ型糖尿病由细胞介导的自身免疫反应破坏胰岛 β 细胞所致。反映这一损伤的血清标志物有胰岛细胞自身抗体（ICA）、胰岛素自身抗体（IAA）、谷氨酸脱羧酶自身抗体（GAD65）等。用免疫荧光法检测胰腺组织切片中的胰岛细胞抗体，其他抗体用酶联免疫法检测。约 85％～90％ 新诊断的Ⅰ型糖尿病患者的血清中可出现其中一种或多种自身抗体。在Ⅰ型糖尿病的一级亲属中筛查 GAD65、ICA、IAA 等抗体，结合 HLA 易感基因筛查，可预测Ⅰ型糖尿病的发生和发展。

（七）其他

糖尿病患者应监测血脂、血压、肝肾功能等，以早期发现和治疗并发症。合并酮症、酮症酸中毒时，血酮体升高，出现酮尿，并引起电解质、酸碱平衡失调，二氧化碳结合力改变。

四、诊断和鉴别诊断

（一）诊断

主要通过临床和生化检测特征进行诊断，目前仍以血糖异常升高作为诊断依据。检测到血清胰岛细胞抗体（ICA，出现在30%～60%的患者中）可以明确诊断。必要时可进行 HLA 亚型鉴定及其他免疫学与分子生物学方面的检查。

（二）鉴别诊断

1. Ⅱ型糖尿病

（1）Ⅰ型糖尿病的发病与 HLA 抗原有关，Ⅱ型糖尿病则与之无关。

（2）Ⅰ型糖尿病体内可检出 GAD 等特异性抗体，Ⅱ型糖尿病抗体阴性。

（3）Ⅰ型糖尿病体内胰岛素绝对不足，因此需要终身使用外来胰岛素治疗，Ⅱ型糖尿病则不需要胰岛素维持生命。

（4）Ⅰ型糖尿病往往发病较急，容易发生酮症酸中毒，Ⅱ型糖尿病则不然。

2. 青年人成年发病型糖尿病

青年人成年发病型糖尿病（MODY）诊断的先决条件包括常染色体显性遗传家族性病史，年龄在 25 岁以下，多不需要胰岛素治疗。

3. 其他原因所致的尿糖阳性

血糖及 OGTT 正常。急性应激状态时也可出现一过性血糖升高，尿糖阳性。

4. 药物对糖耐量的影响

抑制胰岛素释放或对抗胰岛素的药物，可引起糖耐量减低，血糖升高，尿糖阳性。

5. 继发性糖尿病

某些疾病可对抗胰岛素而引起继发性糖尿病或糖耐量异常。

五、治疗及预后

对于Ⅰ型糖尿病患者，在饮食建议和常规糖尿病教育的同时，必须使用胰岛素治疗。治疗强调个体化，应根据患者的进食时间、饮食结构、活动强度以及并发症、其他用药情况等调整治疗方案，可选择常规或强化胰岛素治疗甚至胰岛素泵等。有证据表明，血糖水平正常并得以维持可使胰岛功能得到恢复和延长。Ⅰ型糖尿病治疗的主要目标是尽可能地使血糖达到或接近正常水平，保障儿童生长发育，维持良好健康和劳动（学习）能力，纠正代谢紊乱，防止或延缓并发症，延长寿命，降低病死率。胰腺移植已被广泛应用于治疗Ⅰ型糖尿病，随着外科技术和免疫抑制方法的改进及对排斥反应的认识，胰腺移植的存活率明显提高。多数患者采用胰腺肾脏联合移植。

血糖控制不良的糖尿病患者易并发各种感染并导致急性并发症。Ⅰ型糖尿病患者可反复出现自发酮症酸中毒，在起病5～10年后可出现肾病和视网膜病变，引起尿毒症和（或）失明。血糖控制良好的患者出现上述慢性并发症的危险性也较正常人增加，但出现时间相对较晚。

第四节　艾迪生病

艾迪生病，即原发性慢性肾上腺皮质功能减退症，指由于自身免疫，结核分枝杆菌、真菌等感染或肿瘤、白血病等原因破坏双侧肾上腺的绝大部分，导致肾上腺皮质激素分泌不足所造成的疾病。艾迪生病多见于成年人，老年和幼年较少见。结核性者男性多见，自身免疫所致"特发性"者女性多见。在欧美国家，艾迪生病的发病率为每百万人口40～60人。我国尚无确切的流行病学资料。

一、病因及发病机制

以往结核病为艾迪生病最常见的病因，结核病破坏肾上腺皮质，代之以干酪性肉芽肿而使肾上腺功能减退，但现在已随着结核病逐渐控制而减少。以淋巴细胞浸润和肾上腺皮质损害为特征的自身免疫性肾上腺炎已成为艾迪生病的病因之首，约占 70%。约 50% 的艾迪生病患者伴有其他内分泌腺体和脏器的自身免疫性疾病。

二、临床表现

肾上腺皮质功能减退包括醛固酮和皮质醇分泌不足。醛固酮缺乏表现为潴钠、排钾功能减退，可引起体液丢失、低钠血症、轻度代谢性酸中毒，对儿茶酚胺的升压反应减弱，导致直立性低血压，严重时可发生昏厥、休克。皮质醇缺乏表现为乏力、纳差、体重下降、糖原异生能力减弱、肝糖原耗竭及对胰岛素敏感性增加、不耐饥饿、易出现低血糖、应激能力下降。垂体 ACTH 大量分泌可引起皮肤黏膜色素沉着，以暴露部位及易摩擦部位更明显。

危象为本病急骤加重的表现，常发生于感染、创伤、手术、分娩、过劳、大量出汗、呕吐、腹泻、失水或突然中断治疗等应激情况下。表现为恶心、呕吐、腹痛或腹泻、严重脱水、血压降低、心率快、脉细弱、精神失常，常有高热、低血糖症、低钠血症，血钾可低可高。如不及时抢救，可发展至休克、昏迷、死亡。

三、实验室检查和其他辅助检查

(一) 血液生化

可有低血钠、高血钾。少数患者可有轻度或中度高血钙（糖皮质激素有促进肾、肠排钙作用）。脱水明显时有氮质血症，可有空腹低血糖，糖耐量试验示低平曲线。

(二) 血常规检查

常有正细胞正色素性贫血，少数患者合并恶性贫血。白细胞分类示中性粒细胞减少、淋巴细胞相对增多、嗜酸性粒细胞明显增多。

（三）影像学检查

胸片检查可示心脏缩小，呈垂直位。肾上腺区 X 线摄片及 CT 检查于结核病患者可示肾上腺增大及钙化阴影。其他感染、出血、转移灶病变在 CT 扫描时也示肾上腺增大，而自身免疫性疾病所致者肾上腺不增大。

（四）基础血皮质醇

一般认为血清皮质醇水平低于 82.5 nmol/L（3 μg/dL）则患者可诊断为肾上腺皮质功能减退；如果高于 550 nmol/L（20 μg/dL）且下丘脑－垂体－肾上腺轴正常，则可排除诊断。但通常患者基础皮质醇水平在正常范围内。急性应激时，与之不平行的低皮质醇水平高度提示该病。

（五）血 ACTH 水平

正常人 ACTH 低于 18 pmol/L。艾迪生病患者血 ACTH 明显增高，超过 55 pmol/L，常介于 88～440 pmol/L。上午 9 点同时测皮质醇和 ACTH，与皮质醇水平相比，ACTH 水平明显升高，此方法对诊断艾迪生病敏感。继发性肾上腺皮质功能减退者，血 ACTH 水平下降。故可用血 ACTH 水平鉴别原发性和继发性肾上腺功能减退。

（六）ACTH 兴奋试验

ACTH 兴奋试验是肾上腺功能减退最可靠的筛选试验。快速 ACTH 兴奋试验，静脉注射 250μg ACTH$_{1-24}$，分别于 0 分钟、30 分钟和（或）60 分钟时采血测定血清皮质醇水平。正常人基础或兴奋后血清皮质醇>550 nmol/L（20 μg/dL），原发性肾上腺皮质功能减退症患者刺激后血清皮质醇很少上升或不上升。为鉴别原发性及继发性肾上腺皮质功能减退，需连续静脉滴注 ACTH 3 天，前者尿 17-羟皮质类固醇和（或）皮质醇无明显变化，后者逐天增加。

（七）抗肾上腺抗体

这些抗体存在于接近 70% 的自身免疫引起的艾迪生病患者中，但抗体浓度逐渐下降。每年，此抗体阳性者发展为肾上腺皮质功能减退的比例可达 20％。抗 21-羟化酶抗体是肾上腺皮质抗体的主要组成部分。测定自身抗体最经典的方法是用牛或人肾上腺切片进行间接免疫荧光染色。有报道用放射标记的重组人 21-羟化酶简单结核分析法测定肾上腺自身抗体，敏感性和特异性均较间接免疫荧光法高。其他自身免疫性内分泌病患者中抗肾上腺抗体的检出率小于 2％。另外，自身免疫性肾上腺功能减退症患者中常存在针对其他内分泌腺的抗体，如甲状腺微粒体抗体、抗胃壁细胞抗体等。

四、诊断和鉴别诊断

（一）诊断

确诊最好行快速 ACTH 兴奋试验。基础血清皮质醇水平＞550 nmol/L（20 μg/dL）可除外该诊断。由于激素日间分泌的波动较大，与正常值有重叠的部分，一般不应根据随机血清皮质醇水平诊断。只有危重患者的随机皮质醇水平才有意义。

对急症患者有以下情况应考虑肾上腺危象：所患疾病不太重而出现严重循环虚脱、脱水、休克、衰竭，不明原因的低血糖、难以解释的呕吐、体检时发现色素沉着、白斑病、体毛稀少、生殖器发育差、原有体质衰弱、慢性消耗。对这类患者应补充葡萄糖盐水和糖皮质激素，待病情好转再进行检查；或同时治疗，并进行 ACTH 兴奋试验。

（二）鉴别诊断

1. 继发性肾上腺皮质功能减退症

继发性肾上腺皮质功能减退症指下丘脑 - 垂体病变引起 ATCH 不足所致的肾上腺皮质功能减退。通常没有色素沉着、高血钾、低血压等。常伴发生殖腺功能减退。血 ACTH 水平是区分原发性和继发性肾上腺皮质功能减退症的重要指标。

2. 慢性消耗性疾病

经 ACTH 兴奋后，血、尿皮质类固醇明显上升。

3. 其他伴有色素沉着的疾病

如 Riehl 黑变病、血色病、皮肤卟啉病、Nelson 综合征等。

五、治疗及预后

（一）治疗

1. 教育患者

使其了解疾病的性质，应终生使用肾上腺皮质激素替代补充。

2. 糖皮质激素替代治疗

艾迪生病患者须长期坚持糖皮质激素替代治疗，必要时须加用盐皮质激素。

3. 病因治疗

因肾上腺结核所致的艾迪生病应积极给予抗结核治疗，特别是糖皮质激素治疗后可能使陈旧结核变活动或使活动结核扩散。

4. 抢救危象

Addison 危象为内科急症，应积极抢救。

（二）预后

一般自身免疫性肾上腺萎缩较肾上腺结核病变的预后略好，但结核病引起的患者经过早期系统的抗结核治疗，极少数可获"痊愈"。如因恶性肿瘤转移或白血病引起，则预后不佳。如伴有糖尿病、慢性感染或心血管病等并发症，则预后较差。

第八章
生殖系统自身免疫性疾病

第一节　免疫性不育

从免疫学观点来看，凡是胶体分子，分子量超过 10000，表面具有一定化学结构的异体或自体蛋白质，均可成为抗原，诱发机体的免疫应答。自然赋予人类对接触到的每一个外来抗原多会发生免疫应答，从而保护自己，同时也可以被自身抗原引起的自身免疫反应（称为自身免疫性疾病）所伤害。但是，人类也有防止这种自身免疫反应发生的机制，以避免对自体的系列病态反应。人类的免疫系统自身有着非常复杂和精细的调节系统，并与神经内分泌系统相互制约、协调，共同形成神经、内分泌、免疫调节网络，在维持机体的稳态和健康方面起着重要作用。

一、病因及发病机制

因免疫性因素造成不育的原因可能来自于男女双方。研究早已发现，精子具有抗原性，与机体免疫系统接触后可引起自身或同种免疫反应，在男性或女性不育者体内均可发现抗精子抗体（antispermantibody，AsAb）的存在，并可导致不育，这类情况占不育患者的 10% ～ 30%。1988 年，世界卫生组织（WHO）对 6407 例男性不育研究发现，2.9% 的患者的病因为免疫性因素。在 2005 年欧洲泌尿外科学会制订的男性不育症指南中，免疫性因素占男性不育病因的 3.1%。随着生殖免疫学的发展，免疫性不育越来越引起重视，研究免疫性不育将有助于探索不育的发生机制，为有效治疗不育症提供依据，还可为免疫避孕和避孕疫苗（contraceptivevaccine，CV）的研制奠定理论基础。

（一）与精子有关的免疫性不育机制

1. 男性生殖系统中的抗原

男性生殖系统中的抗原主要来自于精液内的精浆和精子，还可以来源于睾丸、精囊和前列腺，其中对精子抗原的研究最为广泛和深入，抗精子免疫成为免疫性不育的主要病因。

目前已知的精浆抗原有数十种，可能来源于生殖道腺体的分泌物，其中的大多数可以在血清中检测到，包括精子膜抗原（SCA-antigens）、HLA 抗原、清蛋白、免疫球蛋白、乳铁蛋白、转铁蛋白等，某些抗原可以与其他组织发生交叉，例如乳铁蛋白、PAS 阳性蛋白与乳汁交叉，亮氨酸氨肽酶与肾组织交叉。

精子抗原结构复杂、种类繁多，到目前为止已涉及 100 多种。按其部位分为核抗原、胞浆抗原、膜固有抗原、包被抗原；按其来源特异性分为精子特异性抗原和精子非特异性抗原；按其与生育力的关系分为生育相关精子抗原和生育非相关精子抗原。精子抗原有些为精子特异性抗原，且与不育关系密切，如受精抗原-1（fertilizationantigen-1，FA-1）、卵裂信号-1（cleavagesignal-1，CS-1）等，在血清中已发现了它们的抗体；有些抗原，如参与细胞膜信号传导系统的膜蛋白等，尽管不一定是精子特异的，但它们可直接或间接影响生育。由于精子抗原结构上的多形性、功能上的复杂性，加之缺乏有效的分离和纯化手段，精子抗原的研究进展一直很缓慢。近年来，随着杂交瘤技术、免疫印迹技术以及DNA 重组技术的发展，人们对精子抗原的认识显著提高，与受精和早期胚胎发育有关的精子抗原引起了人们的重视，这些抗原包括 LHD-C4、PH-20、RSA、SP-10、MSA-63、FA-1、FA-2、CS-1、STX-10、PH-30、GA-1、M-29、MLR、CPK 等。寻找抗生育作用的特异的精子抗原已成为免疫避孕和免疫性不育领域的重要课题。

2. 机体对自身抗原的免疫反应

（1）抗精子免疫的产生：尽管精子具有多种抗原，但正常情况下，机体具有防止发生精子免疫反应的机制，因此并不会对精子产生免疫应答反应。一旦这种免疫保护机制被破坏，则引起自身免疫反应，并可引起免疫性不育。主要包括：①机体的血－睾屏障遭到破坏：例如睾丸活检、炎症、损伤、感染等。②局部的免疫抑制功能障碍：例如精液中抗补体物质的活性下降，精浆免疫抑制物的含量或活性下降。③个别患者的抗精子自身免疫可能与遗传及其他原因有关。

通过性活动，大量的精子得以进入女性生殖道，但女性一般不会产生针对精子的免疫反应，只有少数敏感的女性可能产生 As-Ab。造成这种敏感性不同的原因还不清楚，可能与个体差异有关，也可能与丈夫精液内的免疫抑制因子缺乏有关。此外，女性生殖道的炎症、损伤、肛交等不利因素也可能参与 AsAb 的产生过程。

（2）抗精子免疫反应：机体的抗精子免疫反应包括细胞免疫和体液免疫，其中对体液免疫的研究较多。

血液内的 B 淋巴细胞在受到精子抗原的刺激下转化为浆细胞，并产生 AsAb。人体内的 AsAb 主要为 IgG、IgM、IgA 和 IgE，血清中主要有 IgG 和 IgM，而精浆中主要有 IgA（主要为分泌型IgA）。根据与抗原结合后表现出的不同反应，可以将 AsAb 区分为过敏素、沉淀素、血凝素、细胞毒素、补体结合抗体、精子凝集抗体、精子制动抗体、调理抗体和免疫荧光抗体素。

研究发现，当患者淋巴细胞接触到抗原（冻融的精液）后，17%有阳性的母化反应。采用可的松类药物抑制免疫反应和恢复精子数，被治疗者中有一半精子发生暂时增加，而免疫反应呈阴性的无精症者精液质量并无改善。有 AsAb 和少精症的不育男性，比无 AsAb 而精子数正常的男性，其淋巴细胞转化率高。表明细胞免疫也参与抗精子免疫过程。

（二）其他免疫性不育机制

1. 卵巢自身免疫

卵巢功能的改变与自身免疫性疾病之间有关联，将卵巢组织作为抗原而引起的自身免疫反应定义为自身免疫性卵巢炎（autoimmuneoophoritis，AO），AO 患者可表现为体液免疫和细胞免疫反应过强，包括外周血 AOA（抗透明带抗体、抗颗粒细胞抗体等）滴度升高，活性 T 淋巴细胞百分比增加，卵巢内生长和成熟卵泡及黄体数减少，闭锁卵泡增多，生长卵泡、内膜层和颗粒细胞层大量淋巴细胞浸润。AO 患者体内的 AOA 可多方面影响卵巢功能，包括包裹卵细胞（影响排放及阻止精子穿入）、（在透明带抗体及补体作用下）直接细胞毒作用、（抗内膜细胞及颗粒细胞抗体引发）内分泌紊乱、T 淋巴细胞浸润导致局部类促性腺样物质增多。

2. 子宫内膜异位症

子宫内膜异位症与女性不孕密切相关，而免疫机制在其发生和发展的各个环节中均起重要作用，具有自身免疫性疾病的特征，是免疫抑制与免疫促进作用失衡导致的免疫失控所致，产生广泛的细胞免疫和体液免疫异常，表现在具有免疫监视和免疫杀伤功能的细胞（NK 细胞、巨噬细胞等）的细胞毒性作用减弱，黏附分子协同促进异位内膜的移植和定位，免疫活性细胞释放的细胞因子促进异位内膜的存活和增殖。

3. 透明带免疫与不育

透明带（zonapellucida，ZP）是围绕哺乳动物卵细胞外的一层细胞外结构，是精子与卵子结合前必须首先与之结合并穿透的结构，精子与 ZP 特异受体位点结合在精－卵相互作用中起重要作用。ZP 免疫对生育力的影响已经得到大量的动物实验和体外授精－胚胎移植（IVFET）临床实践的证明，尤其是在 ZP 免疫检测方法不断改进后，使得人们认识到，以往诊断的相当部分的不明原因性不育症应该属于免疫异常范畴。免疫生育调节的研究也进一步确认了 ZP 免疫对生育的影响。

（三）ABO 血型不合

研究发现，不明原因的不育夫妇中，ABO 血型不合的发生率明显高于正常生育力和有原因的不育夫妇。ABO 血型抗体滴度增高可以使精子表面吸附这类抗体，对精子活力特性有不良影响，表明 ABO 血型因素可能参与不育的病因和发病机制。但目前对其研究结果还存在争议。

二、临床表现

(一) 抗精子免疫反应

尽管 AsAb 在免疫性不育中的确切作用还不清楚，但 AsAb 可在体内发挥一系列生物学效应，并影响生殖过程。例如，可能具有妨碍精子的正常发生、干扰精子获能和顶体反应、直接引起精子的凝聚和制动、细胞毒性作用、抑制精子穿透宫颈黏液、阻止精卵结合而干扰受精过程、干扰胚胎着床并影响胚胎存活等多种作用，并且这种作用与 AsAb 的滴度相关，滴度越高，则越难以生育。

(二) 其他免疫反应

1. 卵巢自身免疫

免疫功能异常可直接或间接影响卵巢内卵泡的生长、发育和成熟，使卵巢性激素分泌异常，临床表现为月经紊乱、继发性闭经、卵巢早衰、不育等。临床表现为患者年龄小于 40 岁而闭经。

2. 子宫内膜异位症

由于异位的子宫内膜组织可诱导自身免疫反应，导致免疫失调，使得腹腔液微环境改变，可能干扰了生殖过程的各个环节，导致不育，主要包括抑制排卵、干扰精子和卵子的运送、阻碍精卵结合、影响早期胚胎发育和干扰胚胎着床。

三、实验室检查和其他辅助检查

(一) 抗精子免疫的实验室检查

理想的 AsAb 检测方法应该既可确定免疫球蛋白的类型，又可对抗体进行定量和判断抗体在精子上的结合部位。

1. 新鲜精液精子表面抗体的检测

能够进入精浆的免疫球蛋白主要为 IgG 和 IgA。IgA 类精子抗体极少单独存在。因而对新鲜精液的精子表面附着精子抗体的检测，必须能够检出 IgG 类精子抗体，也可同时检测 IgG 和 IgA 类精子抗体。主要检测方法包括：①混合抗球蛋白反应试验：又称混合凝集试验，以 10％以上活动精子表面附着标记颗粒作为阳性。②免疫珠试验：以 10％以上活动精子与免疫珠结合并一起游动作为阳性。③精子宫颈黏液接触试验：以 50％以上活动精子与正常生育妇女排卵期宫颈黏液作用后表现为原位震颤，考虑精子表面带有精子抗体。

2. 体液标本精子抗体的检测

体液标本精子抗体检查，对于男性不育的意义仅限于了解无精子症或重度少精症、弱精子症患者有无抗精子免疫因素的参与，以及作为男性免疫性不育的辅助性诊断试验。由于精浆标本检测的阴性结果并不能排除男性免疫性不育的诊断，因而实际价值不大。以下介绍的检测方法主要是针对血清标本的检测方法，主要包括：①血清凝集试验，常用方法包括明胶凝集试验、试管凝集试验、浅盘凝集试验和毛细管凝集试验等。②血清制动试验。③间接免疫珠试验和间接混合抗球蛋白反应试验。④放射标记的抗球蛋白反应试验。

3. 使用精子提取物或死精子抗原的方法

上面用于体液标本精子抗体检测的方法一定需要正常供体精液，这给临床实验室增加了正常精液来源的难度。20 世纪 70 年代中期，人们已开始使用精子提取物替代新鲜供体精子，主要包括：①酶联免疫吸附试验（ELISA）；②免疫印迹分析试验。

（二）其他免疫性不育的测定

1. 卵巢自身免疫

外周血测得抗卵巢抗体（AOA）升高，血清 FSH、LH 升高。

2. 子宫内膜异位症

外周血和腹腔液中可出现多种非器官特异性抗体（抗多核苷酸类抗体、抗组蛋白抗体、抗磷脂抗体、抗心脂类抗体等）和器官特异性抗体（抗子宫内膜抗体和抗卵巢抗体）。

3. 透明带免疫异常

由于透明带的抗原含量甚少，故多用卵巢组织作为制备抗原的免疫原，测定对卵巢组织的异种或同种异体抗体。

四、诊断和鉴别诊断

免疫性不育的诊断需要以病史、体格检查、实验室诊断等综合分析结果判断，其中对 AsAb 等特异性免疫指标的检查最为关键，并成为鉴别诊断的主要依据。

五、治疗与预后

（一）抗精子免疫性不育的治疗

适合于免疫性不育治疗指征的患者要有抗精子抗体而无生殖道梗阻，同时其配偶也已经过了完备的检查。临床上应全面衡量所观察到的免疫缺陷与患者全身情况，并考虑到治疗可能的不良反应，进行综合分析后才能制订正确的治疗方针。

1. 病因治疗

理论上讲去除诱发 AsAb 产生的原发疾病或异常，例如损伤、炎症、感染、肛交等因素，均有助于 AsAb 滴度的降低或消失。

2. 局部隔绝法

避孕套是最古老和最安全的抗免疫治疗措施，可减少女性重复与精子抗原接触的机会，性生活时应用避孕套 6 个月以上，可使部分女性患者体内的 AsAb 水平下降，但它在减低女性抗精子抗体的滴度、提高其妊娠率方面的疗效还很难肯定。

3. 免疫抑制剂治疗

对免疫性不育最常用的治疗方法是免疫抑制剂，主要应用糖皮质激素。它的机制尚未完全阐明，但下列作用是肯定的：①阻止细胞因子和淋巴生长因子释放；②减少抗体产生；③弱化抗体抗原结合；④阻碍炎症细胞趋化性；⑤影响体液免疫和细胞免疫。目前，尽管对糖皮质激素有许多临床研究，但至今未对给药途径、剂量、给药间歇及治疗持续时间有统一标准。糖皮质激素的用法有许多方案，有在短期内使用大剂量的，也有在较长期内使用小剂量的。大剂量用药的意图是安置在配偶排卵期内，使抗精子抗体的滴度降低而增加受精机会，而在排卵期外小剂量用药则主要是出于减少身体对糖皮质激素类药物不良反应的考虑。

4. 中医中药治疗

采用中医中药的辨证施治，也有助于 AsAb 的消失或使其滴度降低。

5. 精子体外处理与宫腔内人工授精（IUI）

有很多技术可从精子表面或精浆中去除抗体，但其结果有所差别。用快速稀释的洗涤法可以去除精浆中的游离抗体，但不能去除与精子表面紧密结合或与之呈高度亲和力的抗体。用调节 pH 或利用游离处理技术可离解抗原－抗体复合物，却同时会导致精子失活。使用特异性的 IgA 蛋白酶体外处理精子，可以使结合抗体的精子数由 90％降低至＜10％，但对 IgG 类抗体无效。

IUI 可以避开宫颈黏液屏障，使精子直接进入宫颈。在授精前必须对精液进行洗涤，去除精浆前列腺素成分，防止前列腺素导致的子宫肌强直性收缩。在人工授精前对精子进行获能培养，除可以筛选高活力精子进行人工授精外，还可以使附着在精子头部的抗体脱落。

6. 体外授精胚胎移植和单精子卵胞浆内注射技术

体外授精胚胎移植（IVF-ET）和单精子卵胞浆内注射（ICSI）技术通过体外获能培养可能去除部分精子头部带有的精子抗体。在体外授精中，带有精子抗体使卵细胞受精率降低，但仍有 9％～19％的卵细胞可以受精，ICSI 可显著提高受精率。此外，在 IVF-ET 和 ICSI 治疗时，均可采用超排卵治疗，使周期内卵细胞数量显著增加，因此可能抵消由于精子抗体附着所导致的受精率降低。由于治疗费用较高，而且有较高的早期妊娠失败率，这类方法仅用于经 IUI 反复失败的病例。

（二）其他免疫性不育的治疗

1. 卵巢自身免疫性不育

治疗应用免疫抑制剂，同时促进卵泡的生长和成熟，是使卵巢功能恢复的重要措施。

2. 子宫内膜异位症

可以采用具有免疫调节作用的达那唑治疗子宫内膜异位症，并取得了满意的临床效果。

第二节　免疫性流产

自然流产连续发生 3 次或 3 次以上，称为复发性自然流产（RSA），或习惯性流产（HA）。在可识别的妊娠中，早孕期大约 15% 发生自发性流产，其中 1%～2% 为复发性自然流产，60%～70% 可以查到明确的原因，如遗传因素、内分泌因素、解剖因素、感染、免疫因素及环境等。约 30%～40% 的 RSA 原因不明，越来越多的证据表明，不明原因的 RSA 可能与母－胎间免疫耐受异常有关。

免疫因素引起的复发性自然流产分为两种类型。一种为自身免疫性疾病，患者有甲状腺功能亢进、系统性红斑狼疮（SLE）等免疫性疾病。体内可以检出多种自身抗体，自身抗体阳性率为 18.4%。抗磷脂抗体［主要是狼疮抗凝因子（LAC）和抗心磷脂抗体（ACL）］多见，为 13.5%，抗核抗体（ANA）为 6.9%，抗核可抽提抗原抗体（抗 ENA 抗体）为 2.9%。其他，如抗甲状腺抗体、甲状腺 TPO 抗体阳性率在复发性流产患者中较高。另外，常见母－胎间血型不合，如 ABO 血型及 RH 血型不合抗体。另一种为同种免疫病型，胎儿有 1/2 基因来自父系，正常妊娠可认为是一种成功的半同种移植。如孕妇对胚胎半同种抗原识别低下和反应性低下，孕期无法产生适当的封闭性抗体和保护性抗体，则可使胚胎遭受排斥、流产。

目前还没有合适的诊断方法用于鉴别自身免疫和同种免疫引起的自然流产。对自身免疫性疾病，对于同种免疫引起的 RSA，临床上有关免疫学检测、免疫性治疗存在争议，目前还缺乏明确、有效的治疗措施。

一、病因及发病机制

(一) 自身免疫性疾病型

自身免疫性疾病患者体内存在多种自身抗体，其中抗磷脂抗体 (APA) 是 RSA 的重要因素。APA 是一组自身免疫性抗体，包括狼疮抗凝抗体 (LA) 和抗心磷脂抗体 (ACA)。APA 引起 RSA 的机制主要有两方面：①ACA 损伤血管内皮，形成血管内血栓；②ACA 干扰钙依赖磷脂结合蛋白-V 作用，钙依赖磷脂结合蛋白-V 是一种具有抗凝特性的磷脂结合蛋白，存在于合体滋养细胞，覆盖绒毛表面，保证绒毛间隙血流通畅，ACA 阳性患者胎盘绒毛表面钙依赖磷脂结合蛋白-V 明显减少。由于 ACA 引起胎盘血管微血栓形成，胎盘循环障碍，使胚胎血供不足、缺氧损伤而流产。

(二) 同种免疫病型 (原因不明性型)

妊娠期胎儿是一种半同种异体移植物，必须具备不被母体免疫排斥的能力才能维持妊娠继续。母—胎间免疫耐受主要表现为滋养细胞膜抗原-人白细胞抗原 D (HLA-D) 表达上调。$CD56^+$$CD16^-$ 自然杀伤细胞 (NK) 亚群占优势，Ⅰ型 T 淋巴细胞和Ⅱ型 T 淋巴细胞比值失衡，Th_2 升高。母胎界面保护性抗体和封闭性抗体上升及共刺激途径 CD28/CD86 占优势等。一旦某些环节发生异常，胚胎会受到免疫攻击而流产。

1. 滋养细胞膜上 HLA-G 表达异常

滋养细胞膜上存在非经典 HLA-Ⅰ类抗原 HLA-G，其通过与 NK 细胞和 T 细胞上的抑制性受体结合，传导抑制信号，阻断或抑制细胞毒效应。保护或抑制细胞免受蜕膜 NK 细胞或 $CD8^+$ 细胞杀伤作用。国外研究发现，原因不明的复发性流产患者绒毛滋养细胞上 HLA-G 表达水平明显降低。

2. NK 细胞亚群平衡失调

NK 细胞根据膜表面标记，分为两个亚群，$CD56^+CD16^+$，$CD56^+CD16^-$。前者对胚胎细胞起免疫杀伤和排斥作用，后者对胚胎起免疫保护和营养作用。

子宫内膜和蜕膜中存在 NK 样细胞亚群，在细胞表面 CD 表达

上，这些细胞与外周典型的 NK 细胞存在着表型差异。妊娠早期蜕膜中 DGLs（蜕膜颗粒淋巴细胞）比例升高，占子宫内膜全部淋巴细胞群的 $70\% \sim 90\%$，目前这些细胞的来源、作用尚不明确，但它们大量存在于着床部位，有待进一步深入研究其在维持妊娠方面的作用。原因不明的习惯性流产患者蜕膜中 $CD56^+ CD16^+$ DGL 细胞明显增多，而 $CD56^+ CD16^-$ DGL 细胞与正常妊娠期妇女相比明显减少。

3. Th_1 与 Th_2 比例失调

$CD4^+$ T 细胞分为 Th_1 与 Th_2 亚群，Th_1 细胞分泌 IL-2、干扰素、肿瘤坏死因子，有免疫杀伤作用，可抑制胚胎着床、滋养细胞生长和胚胎发育，对妊娠不利。Th_2 细胞分泌 IL-4、IL-5、IL-10，主要介导 B 细胞增殖、抗体产生和同种排斥反应的免疫耐受，对妊娠有利。同时 Th_2 细胞有免疫营养作用，对妊娠胎盘的生长是必需的。研究表明，正常妊娠时 Th_1/Th_2 平衡向 Th_2 型细胞因子为主的模式转化。但当这一模式向 ThⅠ型转化时，可能损伤胎盘滋养细胞和胎儿，引起流产。临床研究表明，主动免疫可促使 Th_1/Th_2 平衡向 Th_2 型细胞因子为主的模式转化，有利于获得妊娠成功。外源性抗原诱导妊娠免疫耐受机制可能与 Th_1 向 Th_2 转化，减少胚胎的吸收率有关。

4. NKT 细胞的作用

最新的研究表明，在人类外周血和蜕膜中存在第 4 种淋巴细胞——NKT 细胞，它表达 T 细胞的表面受体 Vαβ 和 NK 细胞受体 NK1.1，包括 $CD4^+ CD8^+$ 和 $CD4^- CD8^-$。NKT 细胞在蜕膜中表达明显高于外周血，早孕期间高水平表达，晚孕期低水平表达。同时 NKT 分泌 INF-γ 和 IL-4 及相应的细胞因子，参与 Th_1/Th_2 平衡调节。NKT 细胞可能在正常妊娠和流产中有重要作用，需进一步深入研究。

5. 巨噬细胞分泌细胞因子

妊娠期巨噬细胞产生一系列细胞因子，包括 IL1、IL-6、TNF-α、CSF-1、转化因子 β、前列腺素 E_2、一氧化氮及吲哚胺 2，3 二氧化酶（IDO）等，参与子宫细胞因子网络系统，调节细胞生长、分化，抑制局部免疫反应，子宫处于安静状态。IDO 在保护胚胎免受母体免疫攻击中有重要作用，已在动物实验中证实，IDO 表达下调可能导致自然流产的发生。

6. 保护性抗体和封闭性抗体的异常

封闭性抗体可通过与母体反应性淋巴细胞结合或通过与抗原结合，达到阻断细胞免疫反应的目的。该类抗体的产生取决于胎儿抗原的识别。妊娠期血清中存在的封闭性抗体有以下几种：非特异性封闭性抗体、特异性细胞毒抗体、特异性非细胞毒抗体、抗独特型抗体。研究报道，对习惯性流产患者经主动免疫治疗后，细胞毒抗体（HLI-Ⅰ类抗体）和淋巴细胞相对刺激率及封闭性抗体测定提示，患者经免疫后淋巴细胞抗体阳性率及淋巴细胞相对抑制率均明显提高。提示习惯性流产患者体内缺乏封闭性抗体和保护性抗体。

7. 共刺激途径异常

抗原呈递细胞表面 B7 分子（CD80、CD86）和 T 细胞表明共刺激分子受体 CD28 及 CTLA4 是体内重要的共刺激途径，是 T 细胞活化的第 2 信号。研究发现，CD_{28}/B_7 可促使 Th_1/Th_2 平衡向 Th_2 为主转化，而 $CTLA_4/B_7$ 可使 Th_1/Th_2 平衡向 Th_1 方向偏离，在习惯性流产患者蜕膜中，共刺激受体 CTLA4 表达占优势。动物实验中流产小鼠蜕膜抗原呈递细胞表明 CD80 表达上调，CD86 表达下调。

8. 补体系统异常

当人类胚胎植入子宫内膜后并未发生炎症反应，这与补体系统存在正常调节机制有关。其中两种补体调节因子，即衰变加速因子（DAF）和膜辅助因子蛋白（MCP），在保护胎儿和维持妊娠方面起重要作用。在胎盘发育过程中，DAF 表达始终呈上调趋势，贯穿整个妊娠期。动物实验中，与人类 DAF 类似的 Crry 基因表达下调，可引起小鼠流产。

9. 凋亡因子表达异常

母胎界面存在凋亡因子受体 FasL 和 Trail-R，两者可以分别与激活的淋巴细胞表面存在的凋亡因子（Fas 和 Trail）结合，诱导细胞凋亡，使胚胎逃逸免疫打击。文献报道，FasL 表达下降，可导致流产发生。

10. 基因表达异常

（1）易感基因及单元型：与免疫有关的病理妊娠可能和母体特异的 HLA 基因位点有关。

（2）调控胚胎发育的基因异常。

（3）与凝血功能有关的基因异常。

二、临床表现

（1）一旦阴道出血增多，腹疼加重，检查宫颈口已有扩张，甚至可见胎囊堵塞颈口时，流产已不可避免。

（2）早期仅可表现为阴道少许出血，或有稍微下腹隐疼，出血时间可持续数天或数周，血量较少。

（3）习惯性流产其临床表现与一般流产相同，亦可阅历先兆流产-难免流产-不完全或完全流产几个阶段。

（4）如妊娠物全部排出，称为完全流产；仅部分妊娠物排出，尚有部分残留在子宫腔内时，称为不全流产，需立即清宫处理。

三、实验室检查和其他辅助检查

（一）特殊检查

（1）对疑有遗传性疾病者，夫妇双方均应做染色体核型检查，或进一步做夫妇的家系遗传学调查和系谱绘制。

（2）激素测定，包括雌激素和孕激素、绒毛膜促性腺激素等的定量检测。

（3）尿、宫颈粘液培养了解有无微生物感染。

（4）对于流产后妊娠物的病理解剖及细胞遗传学的研究。

（5）怀疑患自身免疫性疾病者要检测 APA。

经以上全面检查，逐一排除常见原因而病因仍不明者，应疑为免疫性习惯性流产，需做免疫学检查。

（二）免疫学检查

1. 混合淋巴细胞培养反应和淋巴细胞毒性抗体测定

首先应用混合淋巴细胞培养反应（MLR）及淋巴细胞毒性抗体测定，鉴别原发性与继发性流产。原发性流产多发生在妊娠 20 周以内，丈夫和妻子比正常配偶共有更多的 HLA 抗原，妻子不具有抗配偶免疫，对丈夫表现出较微弱的混合淋巴细胞培养反应，血清不含有混合淋巴细胞培养阻断因子，白细胞治疗有效。继发性流产配偶间不共有 HLA 抗原，妻子有补体依赖或补体非依赖抗配偶淋巴细胞毒性细胞，对一组细胞显示多性抗体，肝素治疗有效。

2. 抗精子抗体的测定

可用精子凝集试验检测精子凝集抗体，精子制动试验检测精子制动抗体，免疫珠试验检测精子结合抗体。

3. 血型及抗血型抗体测定

丈夫血型为 A 或 B、或 AB 型，其妻子为 O 型又有流产史者，再怀孕时应进一步检查丈夫是否属于 A2 型，A2 型不引起 ABO 血型不合。反之丈夫为 A 或 B 或 AB 型时则应考虑检测妻子有无抗 A，抗 B 或抗 AB 抗体，并作好妊娠监测以防止流产、死产。

4. 绒毛膜促性腺激素测定

妊娠后，母血及尿中 HCG 即上升，可以确定有无妊娠。

四、诊断和鉴别诊断

（一）病史

患者有 3 次或 3 次以上自然流产史；夫妻双方染色体核型正常；胚胎染色体核型正常；其他检查除外内分泌、生殖道畸形以及感染等因素引起的流产。

（二）实验室检查

1. 自身免疫性疾病型

酶联免疫法测定：狼疮抗凝因子（LAC）和抗心磷脂抗体（ACL），LAC 检验目前主要采用白陶土部分凝血酶试验，ACL 检验采用酶联免疫吸附试验（ELISA）。鉴于抗磷脂抗体在体内水平处于波动，可出现假阴性，在发热、感染等情况下可出现假阳性，所以临床确诊要求是连续 2 次试验结果均为阳性，且时间间隔为 3 个月。

2. 同种免疫病型（原因不明性型）

抗父系细胞毒抗体试验、混合淋巴细胞培养反应性试验、胚胎毒性判断、免疫细胞表型、外周血细胞因子表型和 HLA 谱等。上述试验在临床上已开展，但没有一项在临床上被证实完全有效。

目前还没有合适的诊断方法用于鉴别自身免疫和同种免疫引起的自然流产。同正常妊娠期妇女相比，复发性流产患者 NK 细胞活性明显升高。NK 细胞数量及活性的测定可用于同种免疫流产原因的鉴别。

五、治疗及预后

（一）自身免疫性疾病型

治疗主张采用肾上腺皮质激素和阿司匹林联合治疗，也可单纯采用阿司匹林治疗。

1. 肾上腺皮质激素疗法

应用泼尼松，妊娠开始即用药，直至妊娠结束。剂量国外多数主张用泼尼松每天 15 mg 口服，但常伴有明显的不良反应，如肥胖、继发感染、溃疡病复发等。采用小剂量泼尼松 5 mg/d 口服，无上述不良反应，可获得同样的疗效。

2. 阿司匹林疗法

国外多数主张从妊娠开始用药，分娩前几天停药，且用量在 75～100 mg/d，但此种用量易发生出血倾向。国内林其德等采用小剂量，即 25 mg/d，自妊娠确定后开始服用，直至妊娠结束。用药过程中定期进行血小板凝集（PagT）检测以调节阿司匹林剂量，大多数患者服药中 PagT 保持在正常范围（38%～78%）；少数患者服药后 PagT 低于 38%，应及时停药。尚有个别病例服药期间 PagT 仍高于 79%，则需增加剂量至 50 mg/d。

肝素和阿司匹林已成功地用于治疗血清 LAC 或 ACA 阳性的复发性流产妇女。两者在治疗中的作用机制尚不清楚，但主要的作用最有可能是其抗凝特性。肝素在体外有调节免疫的特性，小剂量阿司匹林可减少血小板聚集，使血栓素/依前列醇比值出现有益的变化。对于既往无动静脉血栓性疾病史的妇女，治疗 RSA 肝素的剂量为预防血栓形成的剂量，15 000～20 000 IU 混合肝素，口服 60～100 mg 阿司匹林。阿司匹林在孕前 3 个月开始口服，而肝素应在妊娠后使用。长期使用肝素可出现骨质疏松和血小板减少的不良反应，应补充钙剂及维生素 D，并加强凝血功能检测。

（二）同种免疫病型

针对免疫因素引起复发性流产的机制，目前临床上已开展应用免疫刺激或免疫抑制干预免疫性流产。如输入白细胞、静脉内注射免疫球蛋白、孕酮补充疗法及泼尼松治疗。

细胞免疫方法是将父系淋巴细胞或者混合的供者白细胞转给母体，此为免疫刺激性，目的是促进母体产生保护性封闭因子，但尚未显示出确切性作用。国内多数文献报道有效性大于 80%，但国外大规模、多中心、随机、安慰剂对照、双盲性试验证实，白细胞输注法增加了不明原因流产妇女的流产率。主动免疫的免疫原可采用丈夫淋巴细胞或无关个体的淋巴细胞、单个核细胞或滋养细胞等，其中较多采用的是淋巴细胞。疗程从孕前开始，国外起初多数采用每疗程 4 次免疫，每次剂量为 12×10^7 个淋巴细胞，间隔 3 周。疗程结束后鼓励患者在 3 个月内妊娠，如获妊娠则再进行 1 个疗程治疗。如未妊娠则应进行输卵管通液，并在排除不育症的情况下重新进行 1 个疗程主动免疫治疗。国内林其德等采用的早期主动免疫方案基本与国外相同，但剂量较小，每次免疫淋巴细胞数仅为 $2 \times 10^7 \sim 3 \times 10^7$ 个，妊娠成功率达 86.4%；后来改为每疗程 2 次，妊娠成功率达 87.0%。而采用丈夫淋巴细胞的效果与采用无关第三个体的效果无差异。对于主动免疫疗法安全性问题，尚无对母体及后代有明显不良反应的报道。他们观察到免疫疗法的后代出生体重、出生后生长发育和智力，与正常对照组子代无差异，证实免疫疗法是安全、有效的。

静脉内注射免疫球蛋白有多种免疫调节作用。其作用机制尚不完全清楚，但它们可能减少了自身抗体的产生，并提高了抗体清除率，增加了 T 细胞及 Fc 受体的调节作用、补体的灭活、T 抑制细胞的功能，减少了 T 细胞与胞外基质的黏附以及抑制了 Th_1 细胞因子的产量。各种关于 IVIg 在复发性流产患者治疗中的作用呈现矛盾的结果。针对多数研究的一项荟萃分析揭示，IVIg 疗法对复发性流产缺乏有效性，并被一项多中心临床试验结果所证实。

补充孕酮在妊娠早期很安全，孕酮具有确切的免疫调节作用，但机制尚未明确。有关免疫性检测、免疫治疗的临床效果报道不一。需要更大样本、前瞻性、随机对照试验进一步评价免疫性治疗效果。

随着生殖免疫学研究的深入，期待揭示免疫系统功能紊乱与生殖系统病理之间的关系，为 RSA 患者开发出更多、更有效的治疗方法。

第九章

其他自身免疫性疾病

第一节 天疱疮

天疱疮是一组少见的自身免疫性皮肤病,以皮肤黏膜反复发生松弛性水疱、大疱为特征,组织病理可见棘层松解及表皮内水疱,血清中可检测出抗表皮棘细胞间的自身抗体。这组疾病包括以下几种类型:寻常型(PV)、增殖型(PVE)、落叶型(PF)、红斑型(PE)、副肿瘤性天疱疮(PNP)、IgA 天疱疮、药物诱发的天疱疮(DIP)、疱疹样天疱疮。

天疱疮平均发病年龄为 50～60 岁,儿童亦可发生。男性与女性发病率相等。在不同的种族和地区,其发病率有区别:在以犹太和地中海血统为主的地区,寻常型天疱疮较常见而落叶型则较少;如在耶路撒冷,PV 年发病率为 1.6/100 万,而在芬兰 PV 年发病率只有 0.76/100 万,在法国 PV 年发病率为 1.3/100 万,PF 年发病率为 0.5/100 万;巴西落叶型天疱疮在南美地区,尤其是巴西发病率很高。

一、病因及发病机制

天疱疮被认为是一种自身免疫性疾病,其抗原主要集中在角质形成细胞的桥粒。桥粒的细胞间成分包括桥粒芯糖蛋白(Dsg)及桥黏素(Dsc),前者又分为 dsg1、dsg2、dsg3 和 dsg4。桥粒的细胞内成分是桥斑蛋白和桥斑珠蛋白。

自身抗体破坏桥粒导致细胞间连接破坏,产生棘层松解及表皮内水疱。各种类型的天疱疮,其抗原各不相同,如 PV 与 PVE

主要以 dsg3 （130kD）为主，IgG 型自身抗体识别 dsg3 的 N-端氨基酸构象表位而造成细胞离解。PF 和 PE 则主要以 dsg1 （160kD）为主，且由于 dsg1 和 dsg3 在皮肤与黏膜的分布差异，导致其临床表现各异，在皮肤全层 dsg1 均有表达，越靠近角质层越丰富，dsg3 仅表达于棘层下方，在黏膜全层 dsg3 均有表达，尤其是下2/3更多，而 dsg1 仅表达于黏膜上层，因此自身抗原为 dsg1 的 PF仅引起表皮浅层的松解，而自身抗原主要为 dsg3 的黏膜为主型PV 引起黏膜的松解，而自身抗原为 dsg1 和 dsg3 黏膜皮肤型 PV则引起表皮棘层下方及黏膜的松解。自身抗体产生的机制目前还不清楚。有些药物也可诱发天疱疮，如青霉胺及苯巴比妥等。肿瘤也可导致天疱疮，肿瘤致天疱疮称为副肿瘤性天疱疮。

二、临床表现

天疱疮基本损害表现为薄壁松弛性大疱，尼氏征阳性，极易破溃形成糜烂，且不断扩大，不易愈合。由于渗出多，表面湿润，常继发感染，糜烂面可有疼痛，瘙痒不明显。皮疹可见于皮肤黏膜任何部位，患者常伴有口腔黏膜损害。天疱疮可分为寻常型、增殖型、落叶型、红斑型、IgA 天疱疮、药物诱发的天疱疮、疱疹样天疱疮及副肿瘤性天疱疮，各型天疱疮临床表现各有不同。

三、实验室检查和其他辅助检查

（一）间接免疫荧光检查（ⅡF）

可用于检测患者血清中的抗棘细胞间抗体，且其滴度和疾病严重程度和活动性相关，可用于判断病情与预后。

最常用的底物为猴或豚鼠的食管及兔唇，猴食管对 PV 的诊断更敏感，而兔唇对 PF 的诊断更敏感，可能与其分别表达较高的dsg3 和 dsg1 有关。人的新鲜皮肤（如包皮、头部、颈部、前腹部皮肤）也可用于 PV 及 PF 的诊断，却不如猴食管敏感。对于巴西天疱疮，以皮肤做底物较猴食管、鼠食管、牛舌等更敏感。PNP患者的血清中含有多种抗体，不仅能与鳞状上皮反应，也能与移行上皮、单层或柱状上皮、心肌、肝细胞反应。

1. PV 及 PVE

其 IgG 型自身抗体主要识别 dsg3，有 97.5% 的 PV 患者血清中可检测到抗 dsg3 抗体，但有 1/2～2/3 的患者血清中有抗 dsg1 及 dsg4 抗体，抗体识别的其他抗原包括桥斑珠蛋白、桥黏素、桥斑蛋白、BP180、角质细胞乙酰胆碱受体膜联蛋白 α9、膜联蛋白样分子 pemphaxin 及高亲和力 IgE 受体的 α 链。ⅡF 中以猴食管上皮为底物表现为特征性的鸡爪样外观，以棘层下部为主。ⅡF 是诊断 PV 敏感性很高的技术，Zagorodniuk 等以猴食管为底物研究了 32 例 PV 患者，敏感性为 81%，特异性为 100%。Harman 等以人皮肤和猴食管为底物，敏感性分别为 83%、90%，而联合猴食管及人皮肤则能提高敏感性到 100%。病情活动期常常表现为阳性，其滴度与病情活动性相关，且皮肤病变的严重程度与抗 dsg1 抗体水平相关，而口腔病变的严重程度与抗 dsg3 抗体水平相关。

2. PF 及 PE

IgG 型自身抗体主要为识别 dsg1，97.9% 的患者血清可检测到抗 dsg1 抗体。Kazerounian 等发现，在 PF 血清中还可检测到 envoplakin 及 periplakin，部分 PE 血清还可检测到 BP230，可解释基底膜带荧光沉积类似狼疮带。在上皮基质中表现为鸡爪样外观，主要位于棘层上部，与上层 dsg1 表达更多有关。可能由于含有更丰富的 dsg1，用豚鼠食管、正常人皮肤为底物检测 PF 较猴食管更为敏感，Harman 等以正常人皮肤为底物，敏感性可达 84%，而 Zagorodniuk 等以猴食管为底物，敏感性仅为 60%。NgPP 等人研究发现，猴食管较正常人皮肤检测 PF 更敏感，其解释为可能由种族差异引起。

3. PNP

血清中有多种 IgG 型自身抗体，分别识别 dsg1、dsg3、非特征性的 170kd 蛋白、plakin 家族蛋白（desmoplakin1、desmoplakin2、BPAG1、envoplakin、periplakin 和 plectin）。抗原多样性亦可用来解释临床表现的多样性，有观念认为 PNP 血清中自身抗体先与桥粒芯糖蛋白（1，3）反应，损伤细胞膜并暴露出 plakin

家族蛋白。患者血清不仅能与复层鳞状上皮（如猴食管）反应，还能与单层、柱状和移行上皮及心肌、肝细胞反应。用来筛查 PNP 的最好底物为膀胱上皮，因为其含有丰富的桥斑蛋白，而不含有能与 PV 及 PF 反应的 dsg；其荧光模式表现为棘细胞间着色或基底膜带着色或两者同时着色，亦可有棘细胞胞浆着色。Joly 等以鼠膀胱为底物测得敏感性为 86%，特异性可达 98%；通过 C3 补体固定间接免疫荧光法可将敏感性提高到 89%。因此，确定诊断还得依赖敏感性及特异性更高的方法，如免疫沉淀法。

4．IgA 天疱疮

这种少见疾病包括 2 型：角层下脓疱性皮病（SPD）、表皮内嗜中性皮病（IEN）。SPD 型 IgA 自身抗体主要识别 dsc1；IEN 型自身抗体识别的抗原尚不清楚，虽有部分病例可检测到 dsg1 和 dsg3，但在有些不典型病例能检测到 dsc1、dsc2、dsc3，极少数可检测到 IgG 型自身抗体。以猴食管及人皮肤为底物加入荧光标记的抗 IgA 抗体，约有半数为阳性。IEN 患者表现为表皮全层着色，而 SPD 表现为表皮上方着色。

5．疱疹样天疱疮

血清中可检测到 IgG 型抗 dsg1 和 dsg3 抗体，ⅡF 表现为棘细胞间荧光。

（二）直接免疫荧光检查（DIF）

取水疱周围红斑或外观正常皮肤进行直接免疫荧光检查，可见表皮棘细胞间荧光，为 IgG、C3 的沉积。寻常型和增殖型天疱疮 IgG、C3 沉积于棘层下方，而红斑型及落叶型天疱疮则沉积于棘层上方。

（三）组织病理

取新发水疱进行组织病理检查示表皮内水疱，疱液中有棘刺松解细胞。寻常型和增殖型天疱疮于基底细胞层上发生棘刺松解，而红斑型及落叶型天疱疮则在颗粒层或角层下发生棘刺松解。

（四）电镜检查

张力丝从桥粒附着板处脱落，桥粒消失。

（五）常规实验室检查

无异常，继发感染可有相应感染的表现。

（六）细胞学检查

用钝刀轻刮糜烂面涂于玻片，经固定和瑞氏染色，可发现天疱疮细胞。

（七）免疫遗传学

犹太人中 HLA-DR4 和 DQ8 阳性率高，而非犹太人中 HLA-DR6 和 DQ5 阳性率高。

四、诊断和鉴别诊断

（一）诊断要点

皮肤上有松弛性大疱，尼氏征阳性，常伴有黏膜损害，水疱基底涂片可见天疱疮细胞，组织病理有表皮内棘刺松解，间接免疫荧光检查血清中有抗表皮棘细胞间物质的自身抗体，直接免疫荧光检查示表皮细胞间 IgG 和 C3 沉积。根据临床表现、组织病理和免疫荧光检查可确诊。

（二）副肿瘤性天疱疮的诊断标准

1. 主要指标

（1）多形性皮肤黏膜皮损。

（2）同时合并内脏肿瘤。

（3）特殊的血清免疫沉淀反应。

2. 次要指标

（1）棘层松解的组织学证据。

（2）DIF 示细胞间和基底膜带着色。

（3）ⅡF 对鼠膀胱上皮染色。

符合 3 个主要指标或 2 个主要指标加 2 个次要指标即可诊断 PNP。

（三）鉴别诊断

天疱疮需与下列疾病相鉴别。

1. 大疱性类天疱疮

大疱性类天疱疮多见于老年人，临床表现为厚壁紧张性大疱，尼氏征阴性，黏膜损害少，病理表现为表皮下疱、疱内及疱下真皮内可见嗜酸性粒细胞浸润。DIF为基底膜带IgG和C_3沉积，ⅡF可检测出抗基底膜带抗体。

2. 疱疹样皮炎

疱疹样皮炎多见于青年人，皮损为多形性、成群的厚壁张力性绿豆大小水疱，自觉瘙痒，尼氏征阴性。组织病理为表皮下水疱，直接免疫荧光检查为真皮乳头层颗粒状IgA沉积。

3. 大疱性多形红斑

大疱性多形红斑多见于儿童及青年，多由药物引起，皮疹好发于躯干、四肢，大疱周围有红斑，易破，形成溃疡，尼氏征阴性，有较重的黏膜症状，但DIF及ⅡF不能检测到棘细胞间抗体。

五、治疗及预后

治疗原则为早诊断、早治疗。规律服药、长期随访。首选糖皮质激素，常采用泼尼松，用量视病变范围和病变严重程度而定，起始剂量要足够，一般对皮损面积占体表不足10%的轻症病例，首剂以30～40 mg/d为宜；占30%左右的中症病例，以60 mg/d为宜；占50%以上的重症病例，则以80 mg/d为宜。给药后应密切观察病情变化，若3～5天内未控制，则应增加泼尼松的剂量，增加剂量为原剂量的40%～50%，待皮损控制后逐渐减量，并需长期维持治疗。

免疫抑制剂与激素合用可以减少激素用量和减轻激素不良反应。可选用雷公藤多苷，每天60 mg，或环磷酰胺，每天100 mg，或硫唑嘌呤，每天100 mg，或甲氨蝶呤10～25 mg，每周1次肌内注射，或环孢素，每天2～3 mg/kg。免疫抑制剂常在应用1个月后出现疗效，出现疗效后，一般先减激素，再减免疫抑制剂至维持量。其他治疗方法还包括血浆置换与局部外用激素药膏、高锰酸钾药浴等。

由于治疗过程所用的皮质激素量较大，加上免疫抑制剂的作用，易产生各种并发症，如感染、类固醇性糖尿病、血常规改变、肝肾损害等。

皮质类固醇问世之前，约 75% 的天疱疮患者在 1 年内死亡。应用激素治疗后病死率下降至 30%。20 世纪 60 年代后期开始联合应用免疫抑制剂，使死亡率下降至 5.9% 左右。影响天疱疮预后的因素不尽相同，可能与年龄、疾病严重程度、最大控制量、并发症和激素累积总量有关。副肿瘤性天疱疮凡伴有恶性肿瘤者，预后不良。

第二节　类天疱疮

类天疱疮包含 3 种疾病：①大疱性类天疱疮（BP）；②妊娠性类天疱疮（PG）；③瘢痕性类天疱疮（CP）。这 3 种疾病在临床上都有疱壁紧张的水疱、大疱，尼氏征阴性，组织病理改变为表皮下水疱不伴棘刺松解，免疫病理均表现为表皮基底膜带 IgG 和 C_3 呈线状沉积。

一、大疱性类天疱疮（BP）

大疱性类天疱疮多见于 60 岁以上老人，很少发生于儿童，发病无明显种族、地域及性别差异，在法国与德国年发病率约为 7/100 万，在亚洲则相对较低。

（一）病因及发病机制

大疱性类天疱疮抗原（BPAG）有 2 种，即 BPAG1（230kD）和 BPAG2（180kD），BPAG1 位于胞浆内，为 plakin 家族成员，而 BPAG2，即 XVII 型胶原，为跨膜蛋白，胞外区能产生胶原。其自身抗体主要为 IgG_4，IgG_1 亚型相对少见。

类天疱疮自身抗体与 BPAG1 表位终末端的-COOH 或 BPAG2 的非胶原样区（NC16A）结合，激活补体，形成过敏毒素 C_{3a} 和 C_{5a}，引起肥大细胞脱颗粒，释放嗜酸性粒细胞趋化因子，吸引嗜酸性粒细胞并黏附到基底膜上，释放溶酶体酶，导致基底细胞膜半桥粒和锚丝等断裂及消失，基底膜在透明板分离，形成水疱。

（二）临床表现

基本损害为紧张性的厚壁大疱，在正常皮肤或红斑基础上发生，尼氏征阴性，疱液澄清，有时为血性，水疱破溃后形成糜烂面，不扩大，且愈合较快。皮疹好发于躯干及四肢屈侧，约半数患者可有口腔黏膜损害，但较天疱疮要轻得多，自觉皮损处有瘙痒。

（三）实验室检查和其他辅助检查

1. 间接免疫荧光检查（ⅡF）

可用于检测患者血清或疱液中的抗基底膜带抗体，其滴度与皮损严重程度和病情活动性之间无平行关系，因此抗体的滴度不能预示疾病的严重性。常用底物为猴食管、完整的正常人皮肤或盐裂皮肤。

ⅡF表现为基底膜连续线状荧光，以盐裂皮肤为底物敏感性高于完整人皮肤或其他底物，如猴食管，阳性率可达92%，其中92%的阳性病例出现表皮侧着色，表皮侧、真皮侧均着色的占4%，单纯真皮侧着色的占4%；儿童或采血困难的患者可直接抽疱液行ⅡF检查，敏感性可达92%，且与血清检查结果无显著性差异，而在某些血清检查为阴性的患者疱液亦可能为阳性，联合检测可进一步提高敏感性。有约40%的患者血清中能检测到IgA型自身抗体。

2. 直接免疫荧光检查（DIF）

取水疱周围红斑或外观正常皮肤进行直接免疫荧光检查，可见基底膜带IgG、C_3线状沉积的荧光。盐裂皮肤表现为表皮侧IgG和（或）C_3线状沉积。

3. 电镜检查

表皮基底膜模糊、增厚和断裂，水疱形成部位在表皮基底膜带透明板，同时可观察到浸润的白细胞与肥大细胞在表皮基底膜附近有脱颗粒。免疫电镜检查发现C3和IgG呈线状沉积于皮肤基底膜的透明板和半桥粒上，与大疱发生的部位一致。

4. 组织病理

取新发水疱进行组织病理检查示表皮下水疱，在疱内及疱下方的真皮内有淋巴细胞及数量不等的嗜酸性粒细胞浸润。

5. 免疫印迹及免疫沉淀检查

60%～100%的患者血清中能检测到分子量分别为 180kD（BPAG2）和 230kD（BPAG1）的抗原。根据不同的研究，患者的血清识别 BPAG1 或 BPAG2 或两者分别占 35%～50%、25%～30%、17%～25%。

6. 酶联免疫吸附试验（ELISA）

利用重组 BP180 或 BP180 蛋白的不同片段（如 NC16A 区、-COOH端或整个外功能区）进行检测，具有高度敏感性及特异性。

7. 常规实验室检查

50%的患者有外周血嗜酸性粒细胞增高，1/2～2/3 的患者血清 IgE 增高。

（四）诊断和鉴别诊断

1. 诊断要点

（1）老年人红斑或正常皮肤上出现紧张性大疱，尼氏征阴性.

（2）黏膜损害少而轻微。

（3）病理变化为表皮下水疱，直接免疫荧光检查为基底膜带 IgG 呈线状沉积。

（4）血清中有抗基底膜带抗体。

2. 鉴别诊断

主要需与获得性大疱性表皮松解症（EBA）相鉴别，这两个病的共同之处是老年发病，形成张力性水疱，病理均为表皮下疱，DIF 为基底膜带 IgG 和（或）C_3 沉积所致荧光。鉴别要点在于：①BP 好发于四肢屈侧，而 EBA 好发于受摩擦、外伤的部位；②BP 的浸润以嗜酸性粒细胞为主，而 EBA 以中性粒细胞为主；③以"盐裂皮肤"进行 DIF，BP 的荧光染色在盐裂皮肤的表皮侧，而 EBA 的荧光在盐裂皮肤的真皮侧。

（五）治疗及预后

治疗需根据患者的病情权衡利弊，炎症是类天疱疮的关键致病因素，治疗的目的是减轻炎症，减少抗体生成，而不是完全抑制。

治疗首选皮质类固醇，根据病情的严重程度选择剂量，个体差异较大，一般为泼尼松 0.5～1 mg/（kg·d），必要时根据病情需要按照 50% 左右的幅度递增剂量，直至控制病情，然后逐渐减少剂量。对于重症患者当大剂量激素不能控制病情，或患者有糖尿病、结核等不能使用激素时，可使用免疫抑制剂，如环磷酰胺、甲氨蝶呤、环孢素等。其他包括磺胺嘧啶、氨苯砜、米诺环素与烟酰胺也可用来控制病情。

本病呈慢性病程，预后很好。具有自限性，可在 5～10 年内缓解，3 年内有 50% 的患者缓解。第 1 年病死率估计为 10%～40%，影响预后的因素主要为年龄和药物产生的不良反应。

二、瘢痕性类天疱疮

瘢痕性类天疱疮很少见，每年发病率为 1/100 万，多见于老年人，平均发病年龄为 58～65 岁，女性是男性的 1.5～2 倍。发病无明显的种族及地域差别，但具有免疫遗传学特征，如在北欧 HLA-DQ7 与男性相关，但与女性不相关，也不适用于中国和日本；HLA-DQB1 * 0301 等位基因则与口眼及泛发的类天疱疮有关。

（一）病因及发病机制

瘢痕性类天疱疮抗原有多种，包括 BP180、BP230、Laminin-5、integrin 的 β4 亚基、M168、Ⅶ型胶原等。其自身抗体为 IgG4、IgG1 和 IgA 亚型，众多自身抗体中抗 BP180 抗体是最主要的，既能与 BP180 的 NC16A 区结合，也能与其胞外远端区结合。其他抗体则分别与 BP230、Laminin-5、laminin-6、integrin 的 β4 亚基、M168、Ⅶ型胶原、LABD1 结合，形成对基底膜不同层次的破坏。

还有一种"抗表皮整联配体蛋白瘢痕性类天疱疮（AECP）"，其自身抗体 epiligrin 与 laminin-5 同源，常与 α 亚单位结合，由于此亚单位与 laminin-6 的 α 亚单位能交叉反应，因此，自身抗体亦与 laminin-6 蛋白反应。

（二）临床表现

主要侵犯口腔和眼黏膜，鼻腔、咽喉、食管、尿道口、阴道、肛门黏膜也可波及。主要特点是水疱愈合后有瘢痕形成。可初发口腔黏膜损害，常见于颊黏膜和腭部，或者是在齿龈、腭垂和扁桃体隐窝等处，原发皮损为水疱或大疱，破裂后糜烂面引起的症状较天疱疮重，愈合缓慢，形成瘢痕，若发生于管腔部位，则可引起管腔狭窄等功能障碍。眼结膜发病常先是一侧，而在 2 年内累及对侧，常以卡他性结膜炎开始，逐渐发展成慢性病变，瘢痕形成。

25%～35% 的患者出现皮肤损害，分为两型：一种泛发类似于大疱性类天疱疮，好发于四肢及腹股沟等处，经过短暂，愈后可留或不留瘢痕；另一种为 Brunsting-Perry 型，皮损局限于黏膜附近皮肤和头颈部，在红斑基底上起水疱，而后形成瘢痕，多见于男性，一般不侵犯黏膜。

（三）实验室检查和其他辅助检查

1. 间接免疫荧光检查（ⅡF）

以正常人表皮为底物只能在很少的患者中检测到抗基底膜的循环抗体。由于这些抗体有器官和患者特异性，故需用人的黏膜或患者的皮肤作为底物才能检测出来。传统ⅡF阳性率仅为 10%，而以盐裂皮肤为底物则阳性率可达到 80%，主要表现为表皮侧着色。

2. 直接免疫荧光检查（DIF）

大多数患者口腔黏膜损害基底膜带补体和免疫球蛋白呈线状沉积，最常见的为 C_3 和 IgG（以 IgG_4 为主），有些病例只见 C_3，25%～57% 的病例可见 IgA 沉积，少数病例见 IgM 沉积以及 C1q、C_4、备解素和 B 因子，显示补体的两种途径均被活化。

3. 电镜检查

表皮基底膜带透明板有局限性裂隙形成。免疫电镜示免疫反应物位于透明板的下部近致密板处，位置较大疱性类天疱疮偏下。

4. 组织病理

表皮下水疱，表皮内无棘刺松解现象，真皮内有淋巴细胞和炎症细胞浸润，黏膜部位常可见浆细胞，而皮肤则常可见中性粒细胞和嗜酸性粒细胞浸润，后期真皮浅层纤维化明显。

（四）诊断和鉴别诊断

诊断要点：①老年人发病；②黏膜（尤其眼结合膜）、皮肤上反复发生的水疱、大疱，愈后留下萎缩性瘢痕；③病理变化为表皮下水疱，直接免疫荧光检查为基底膜带 IgG 和 C_3 线状沉积，需与天疱疮的黏膜病变相鉴别。

（五）治疗及预后

瘢痕性类天疱疮虽然多年局限于某一部位（如结膜、口腔），但本病为慢性渐进性疾病，很少自发缓解，其治疗主要根据其累及部位及严重程度而定。

皮质类固醇仅适用于泛发性皮损和有显著咽喉和食管黏膜损害者，泼尼松每天 40～60mg。其他药物包括氨苯砜、硫唑嘌呤或环磷酰胺，也对部分患者有效。瘢痕引起的狭窄可在缓解期进行整形手术治疗。

局部治疗：口腔可清除坏死组织，双氧水漱口，局部用皮质类固醇；眼部可用抗感染软膏，补充人工泪液。

三、妊娠性类天疱疮

妊娠性类天疱疮发生于妊娠期或产褥期。自妊娠 2 周至产褥期均可发病，但最常见为妊娠期 4～7 个月，也可发生在妊娠早期和晚期，极少患者在分娩后发病，多见于第 1 次或第 2 次妊娠。发病率低，为 1/60 000～1/10 000。可发生于各种族，但白种人比黑人更常见。发病与年龄及胎儿性别无关。HLA-DR3 和 HLA-DR4 多见。

（一）病因及发病机制

妊娠性类天疱疮与大疱性类天疱疮具有相同的抗原 BP180，少数情况下为 BP230，在 75% 的患者血清中能检测到一种补体结合抗体 IgG，称为妊娠疱疹因子（HG 因子），以 IgG1 和 IgG3 为主，是一种 IgG 抗基底膜抗体，并能结合补体 C3。抗体可与 BP180 胞外段靠近跨膜区相结合，激活补体级联反应，进而产生广泛的炎症反应，出现相应的皮肤表现。有人推测其自身抗体为妊娠特有，可能由羊膜的抗原刺激产生。妊娠因子能通过胎盘，使出生 1～2

个月的婴儿皮肤发生水疱。

（二）临床表现

前驱症状有乏力、恶心、头痛甚至高热。常由脐周开始出现剧烈瘙痒的丘疱疹，扩展至腹部及其他部位，包括四肢、掌跖、胸、背及面部，一般以腕、下腹、腹股沟、脐周和臀部为重。皮损具有多形性，为红斑、丘疹、水疱及大疱。可在水肿性丘疹、水肿性红斑基底上发生散在或成群的水疱和大疱，亦可在正常皮肤上发生水疱，有时出现多形性红斑及风团样损害。约 20％ 的病例发生口腔黏膜损害。可有早产、流产和死产。有少于 5％ 的新生儿可出现荨麻疹、水疱或大疱样皮损，可于出生后几周内自行消退。

（三）实验室检查和其他辅助检查

1. 间接免疫荧光检查

常规间接免疫荧光法以正常人皮肤为底物，只能在 20％ 的患者血清中检测出抗基底膜带抗体（ELISA 法及免疫沉淀法检测阳性率可达 71％），当应用单克隆抗体时，几乎所有患者血清中均可检测到 IgG Ⅰ 型抗基底膜带自身抗体。PG 循环的 IgG_1 和 IgG_3 型自身抗体（即 HG 因子）能使正常人的补体固定到正常人皮肤基底膜，可用补体固定间接免疫荧光法检测，即首先将患者的血清加到底物（正常人皮肤）上并孵育（56℃ 30 分钟，破坏固定的补体的活性），冲洗后再与新鲜的补体孵育（如人血清），再加入荧光标记的抗补体抗体。此方法检测到 IgG 自身抗体的阳性率可达 91％。HG 因子能与羊膜上皮基底膜反应，也能在脐带血清中检测到。其抗体滴度与病情经过及程度无平行关系。

2. 直接免疫荧光检查

取红斑及周围皮肤检查，可见表皮基底膜带 C_3 和 IgG 呈线状沉积，并几乎都有 C_3，约 30％～40％ 的患者伴有 IgG 沉积，当以 IgG_1 单克隆抗体检查时可见于所有患者基底膜带，偶有 IgA 和 IgM。另外可见备解素和 B 因子以及 C_1q、C_4 和 C_5。取婴儿病变和正常皮肤检查，亦可见表皮基底膜带 C_3 沉积，或有 C_4 和 C_5，而无 IgG。

3. 电镜检查

示水疱周围表皮细胞损伤,最显著的是表皮基底细胞坏死,其细胞器消失并散在于基底细胞浆膜和基底板间的间隙内。在无明显损害的皮肤标本内,也可见到基底细胞浆膜真皮面破坏。免疫电镜检查发现 C_3 和 IgG 沉积于表皮基底膜带透明板内。

4. 组织病理

随所取标本不同而不同,如取大疱损害处检查,可见乳头顶部由于基底细胞坏死所形成的表皮下水疱,疱液及周围组织内均有较多嗜酸性粒细胞;取水肿性红斑和丘疹检查,可见表皮细胞内水肿、海绵形成和基底细胞坏死,真皮乳头显著水肿,血管周围较多嗜酸性粒细胞和少许淋巴细胞浸润。

5. 免疫遗传学

HLA-B8、HLA-DR3、HLA-DR4,尤其是 DRB1 * 0301 和 DRB1 * 0401/040X 阳性率增高。

(四)诊断和鉴别诊断

1. 诊断要点

(1)孕妇出现多形性皮肤损害,尤其是大疱性损害伴瘙痒。

(2)病理变化为表皮下水疱。

(3)直接免疫荧光检查表现为基底膜带 C_3 和 IgG 线状沉积。若于产后皮损消失,再次妊娠又复发,则更有助于诊断本病。

2. 鉴别诊断

(1)大疱性类天疱疮:发病与妊娠无关,多见于老年人。组织病理及直接免疫荧光检查具有特异性。

(2)妊娠痒疹:是孕妇常见的皮肤病之一,除皮肤剧烈瘙痒外,可有小丘疹,而无水疱发生,主要分布于四肢,躯干较少,无全身症状,组织病理有助于鉴别。

(3)疱疹样皮炎:其临床表现和治疗反应与本病有时相似,但发病经过、组织病理、免疫学检查、与雌激素的关系则不相同。

(五)治疗及预后

本病常常持续数周至数月,平均为 6 周,但亦有持续数年者。

对母体健康一般无大影响，一般在产后 1～2 个月缓解，也有产后
加重的病例，有在分娩后第 1 次、第 2 次月经时出现少许皮疹，有
的患者服用避孕药可以复发，再次妊娠复发率较高，并进行性
加重。

治疗目标为抑制大疱形成，控制瘙痒症状。轻症患者可给予
抗组胺药物或小剂量镇静药物治疗，病情严重者可给予小剂量皮
质激素治疗。此外，应注意营养，可补充钙剂和维生素 C 等。根
据不同皮损应用不同剂型的药物，避免再次妊娠或服用含雌激素
及黄体酮的避孕药以免复发。

第三节　Goodpasture 综合征

Goodpasture 综合征是一种以急进性肾炎、肺出血为临床特征
的自身免疫性疾病，可累及全身多系统。1919 年由 ErnestGood-
pasture 首次报道。1958 年 Stanton 和 Tange 正式将其命名为
"Goodpasture 综合征"。1967 年 Lerner 等证实此类患者中相当一
部分是由抗肾小球基底膜（Glomerular BasementMembrane，
GBM）抗体致病。本病亦可单独累及肾脏，称为抗肾小球基底膜
抗体肾炎。

一、病因及发病机制

本病是一种自身免疫性疾病，病因尚未完全明确。病毒感染，
尤其是流感病毒可能是引起本病的重要原因。也有文献报道接触
某些药物（青霉胺等）和化学物质（吸入松节油、汽油、羟类及
烷制剂等）亦可诱发本病。除以上环境因素以外，部分患者还有
遗传背景的参与。HLA-DRB1 * 1501 和 DRB1 * 1502 阳性者提示
有较高的 Goodpasture 综合征的易感性，而 HLA-DR7 及 HLA-
DR1 阳性者易感性则明显较低。

本病的致病抗原存在于肾小球、肾小管、肾小囊、肺泡以及
其他组织的基底膜内，大多为Ⅳ型胶原 α3 链羧基端的 NC1 区，仅

有少部分位于 IV 型胶原 α_1 或 α_4 链羧基端的 NC1 区。患者血清中存在针对此抗原的自身抗体，可同时引起肾病变及肺病变。

本病的人群发病率约为 1/108，国外文献中本病占肾活检病例的 $1\%\sim2.4\%$，占新月体性肾炎的 $10\%\sim20\%$；国内的报道中本病占全部肾活检病例的 0.14%，占新月体性肾炎的 12.5%。

二、临床表现

本病可发生于各种年龄、性别，但以青年男性居多。发病前部分患者有流感病毒感染或挥发性烃化物（如汽油）吸入史。多数患者肺部症状在先（可先于尿检异常数周至数年，平均约 3 个月），或肺、肾病变同时出现，仅少数患者首先出现肾脏病变。

（一）肺部表现

咯血常见，常为本病最早表现。上呼吸道感染、吸烟及吸入刺激性化学气体可诱发肺出血。轻者仅痰中带血丝，重者可大咯血，甚至窒息死亡。常伴咳嗽、气促、胸闷，可出现发热，常为吸收热或继发肺部感染。痰液实验室检查可见含铁血黄素细胞。X线胸片提示双肺由肺门向肺野放散的蝶性阴影（肺泡浸润影），不伴结节和空腔形成，肺尖及肺底很少受累。咯血控制后，此阴影能在 1~2 周内完全吸收。部分反复出血的晚期病例，可呈现弥漫性网格状阴影（肺间质纤维化）。

（二）肾部表现

肾部表现多表现为急进性肾炎综合征，即血尿、蛋白尿、水肿、高血压、进行性肾功能损害。尿检常有不同程度的镜下血尿，肉眼血尿不少见，蛋白尿为少到中量，大量蛋白尿及典型肾病综合征者较少。多伴有轻中度高血压。少数患者不伴尿检及肾功能异常，肾活检组织的结构基本正常。

（三）其他系统表现

贫血常见，为小细胞低色素性贫血，贫血严重程度常与咯血及肾功能不平行。部分患者可出现消化道并发症。极少数患者出现皮肤白癜风样改变，是否与抗 GBM 抗体的作用有关尚不能肯定。

三、实验室检查和其他辅助检查

（一）抗 GBM 抗体

血清抗 GBM 抗体的检测对本病的诊断至关重要，约有90％的患者阳性。起病后，大部分患者的抗 GBM 抗体血清浓度迅速上升，并在短期内达高峰，然后逐渐下降。但血清抗体滴度高低与肺肾病变轻重并不平行。起病 6 个月后，其滴度自发逐渐下降至转阴，平均约持续 14 个月。仅少数患者在起病数年后仍有持续性抗 GBM 抗体阳性。部分患者在起病一段时间后可检测不出血清抗 GBM 抗体，而肾组织中依然存在抗 GBM 抗体所形成的线状复合物沉积。尽管抗体滴度与病情的严重程度及预后并不平行，但对其进行动态观察仍有助于判断疗效。

抗 GBM 抗体是针对基底膜Ⅳ型胶原分子的多克隆抗体，多属于 IgG 类，极少数患者存在 IgA 类及 IgM 类的抗 GBM 抗体。检测抗 GBM 抗体常用如下 3 种方法：间接免疫荧光法、放射免疫法、酶联免疫吸附法，其中酶联免疫吸附法敏感性及特异性均高，操作简单，目前应用最为广泛。除血清外，肺、肾组织洗脱液也能检测出抗 GBM 抗体。

（二）抗 GBM 抗体与 ANCA 双阳性

近年的研究发现，同时伴有血清抗 GBM 抗体及 ANCA 的患者比例越来越大，最高可达 25％。ANCA 可出现在抗 GBM 疾病的任何时期，甚至出现在抗 GBM 疾病发生之前。ANCA 同时阳性的患者多为核周型，胞膜型相对少见。其临床经过与单纯抗 GBM 疾病不同，女性患者多见，特别是老年女性，进展至尿毒症、需要维持性透析者相对较少，对治疗反应较好，通常有较多类似血管炎的症状及体征。此外，有学者认为 ANCA 滴度较高、抗 GBM 滴度较低者，肾脏病理改变相对较轻，肾功能恢复的可能性较大，不过缓解后仍可反复；而 ANCA 滴度较低或阴性、抗 GBM 滴度较高者，临床经过更接近于传统 Goodpasture 综合征，病情严重，对治疗反应不佳，预后差。

四、诊断和鉴别诊断

（一）诊断要点

Goodpasture 综合征的确诊必须同时具备下列 3 个条件：①肺出血；②肾炎，尤其是肾脏病理表现为新月体性肾炎及免疫荧光 GBM 可见 IgG 呈连续线样沉积；③血清抗 GBM 抗体阳性。

肾脏病理检查是诊断 Goodpasture 综合征与抗肾小球基底膜抗体肾炎的重要手段，应积极创造条件进行肾活检。少数临床上高度怀疑肺出血而咯血并不明显的病例，建议行支气管肺泡灌洗、放射性核素铁肺闪烁扫描、放射性核素一氧化碳吸入等检查以进一步明确。免疫荧光 GBM 见到 IgG 呈连续线样沉积并不仅见于本病，糖尿病肾病及尸体肾亦可呈类似改变，需注意排除，必要时可做肺、肾组织洗脱液的抗 GBM 抗体检查。

（二）鉴别诊断

临床上肺出血合并肾炎可见于多种情况，包括各种原发或继发性血管炎、风湿免疫性疾病（如系统性红斑狼疮、类风湿关节炎等）、心血管疾病（如二尖瓣狭窄、左心功能不全、深静脉血栓并发肺栓塞等）以及部分感染性疾病（如军团菌病等）。应从临床病史、肺部表现及胸部 X 线平片、血清自身抗体、肾活检病理的光镜及荧光检查等进行鉴别诊断。其中较为重要的是原发性血管炎，主要包括显微镜下多血管炎及韦格纳肉芽肿等，此病血清抗 GBM 抗体阴性，而抗中性粒细胞胞浆抗体（ANCA）阳性，肾组织免疫荧光检查无 IgG 及 C3 线样沉积是主要的鉴别要点。

五、治疗及预后

（一）治疗

多数患者病程进展迅速，可因大咯血及尿毒症死亡。由于确切病因和发病过程尚未完全查明，至今尚无特异疗法。目前公认的疗法为强化血浆置换或免疫吸附治疗，以有效清除血中致病抗体而缓解病情，同时需要配合应用皮质类固醇激素及细胞毒药物以抑制免疫、减少抗体生成及抑制体内炎症反应。如治疗及时常能迅速控制大咯血，肾功能也能有不同程度的好转。治疗无效的尿毒症患者可长期维持性透析。循环抗 GBM 抗体转阴及病变静止后做肾移植。掌握移植时机很重要，若循环中仍有高滴度抗 GBM 抗体存在，本病则可能复发。若患者发生致命性弥漫肺泡出血并引起严重肺功能不全，还可应用膜氧合器进行肺的替代治疗。

（二）预后

早期诊断及治疗是改善预后的关键。绝大多数病例的自然预后非常严重，约有 90％ 的患者进入终末期肾衰竭。自从采用血浆置换配合激素及细胞毒药物治疗后，约 50％ 的患者临床病情能够得到明显改善。仅有极个别病例自发缓解，主要见于某些不再接触相关化学制剂的患者。

判断预后的主要指标有：起病时的肾功能状态、血清其他自身抗体（特别是 ANCA）、肾脏病理中急慢性成分的比例、治疗的早晚及其对治疗的反应等。起病即表现为尿毒症者，肾功能往往不易恢复。同时合并 ANCA 阳性的患者治疗反应较快、较好，但可能呈现复发趋势。肾脏病理对治疗方案的选择十分重要，肾脏病理以细胞性新月体为主、间质慢性化成分少者对治疗反应较好，肾功能可部分或全部恢复。